100 Diagnósticos clave en
Neurología

Características principales • Sinopsis • Ilustraciones •
Preguntas de revisión y fácil retención

100 Diagnósticos clave en Neurología

Características principales • Sinopsis • Ilustraciones •
Preguntas de revisión y fácil retención

Ilya Kister, MD, FAAN

Associate Professor
Department of Neurology
Neuroimmunology Fellowship Director
NYU Grossman School of Medicine, New York

José Biller, MD, FAAN, FACP, FAHA, FANA

Professor and Chair
Department of Neurology
Loyola University, Chicago
Stritch School of Medicine

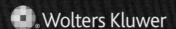 Wolters Kluwer

Philadelphia • Baltimore • New York • London
Buenos Aires • Hong Kong • Sydney • Tokyo

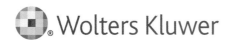

Av. Carrilet, 3, 9.ª planta, Edificio D - Ciutat de la Justícia
08902 L'Hospitalet de Llobregat, Barcelona (España)
Tel.: 93 344 47 18   Fax: 93 344 47 16   e-mail: consultas@wolterskluwer.com

Revisión científica
Dra. Adriana Patricia Martínez Mayorga
Neurología clínica, Subespecialidad en Neurofisiología Clínica. Jefe del Departamento de Neurofisiología del Hospital Central Dr. Ignacio Morones Priesto, San Luis Potosí, México

Traducción
Nancy Yasmin Sánchez Zelayeta
Médico cirujano por la Universidad Nacional Autónoma de México, México

Dirección editorial: Carlos Mendoza
Editora de desarrollo: María Teresa Zapata
Gerente de mercadotecnia: Simon Kears
Cuidado de la edición: Doctores de Palabras
Diseño de portada: Jesús Esteban Mendoza
Impresión: C&C Offset Printing Co. Ltd. / Impreso en China

Dedicatoria

Dedico este libro a mi familia, especialmente a mis padres, que me criaron con el sentido de la curiosidad, el amor por el aprendizaje y el deseo de intentar, como dijo el poeta, «en todo, llegar al núcleo interior»; y a mi tío, que me abrió nuevos horizontes. También quiero dar las gracias a mis queridos hijos, «Sh-Y., A., R., Y. y R.», por la egoísta razón que me dará el placer mostrarles sus iniciales impresas en un libro, y especialmente agradecer a mi hijo A., que expresaba su preocupación por la lentitud de la escritura y me impulsaba gentilmente preguntando «¿Ya cuántos capítulos escribiste?». Mi esposa pidió que no se le reconociera, y esto es fortuito, ya que no sabría cómo expresar adecuadamente mi gratitud hacia ella.

Ilya Kister

Este libro está dedicado a mis pacientes, que me han dado el privilegio de mantener una formación médica permanente.

A mi familia con amor.

José Biller

Prefacio

Para obtener un diagnóstico clínico, piense en los cinco datos que se observan con mayor frecuencia (ya sea en la anamnesis, en los hallazgos durante la exploración física o en los estudios de laboratorio) en una enfermedad determinada. Si al menos tres de estos cinco elementos no están presentes en un determinado paciente, es probable que el diagnóstico sea erróneo.

C. MILLER FISHER

Siguiendo el consejo de C. Miller Fisher, hemos tratado de identificar los cinco hallazgos más frecuentes para cien de los diagnósticos neurológicos más frecuentes e importantes. Estas cinco características son el núcleo en torno al cual puede cristalizar y crecer el conocimiento de las enfermedades neurológicas. La elección de «cinco» es congruente con la idea de que la capacidad de almacenamiento de la memoria central humana está limitada a cinco elementos significativos.

Esta obra no es un libro de texto en el sentido tradicional, sino que está diseñada para proporcionar a los estudiantes de neurología una amplia base de conocimientos que puedan retener y ampliar. El libro también puede servir como referencia para los clínicos ocupados, «tanto neurólogos como no neurólogos», que pueden leer el capítulo correspondiente para refrescar rápidamente su memoria respecto a un diagnóstico específico y determinar si la presentación de su paciente satisface la regla de Fisher de «tres de cinco». Se espera que este libro conciso sea útil tanto para los estudiantes como para los profesionales.

Al identificar un pequeño número de características cardinales de las afecciones neurológicas más relevantes, esperamos proporcionar a nuestros lectores la confianza necesaria para realizar diagnósticos neurológicos convincentes y evitar la presencia de la «neurofobia», una afección peligrosa y demasiado frecuente, cuya manifestación cardinal es el miedo y la confusión sobre todo lo neurológico.

Esperamos que disfrute de nuestro libro y agradeceremos sus comentarios y sugerencias en ilya.kister@nyulangone.org y jbiller@lumc.edu.

Cowan N. The magical mystery four: how is working memory capacity limited, and why? *Curr Dir Psychol Sci*. 2010;19(1):51-57.

Jozefowicz RF. Neurophobia: the fear of neurology among medical students. *Arch Neurol*. 1994. 51(4):328-329.

C. Miller Fisher (1913-2012), neurólogo canadiense-estadounidense, hizo contribuciones fundamentales a la neurología vascular y describió muchas afecciones neurológicas importantes (síndrome de Miller Fisher y amnesia global transitoria con hidrocefalia normotensiva). La cita de la regla de Fisher es de Caplan LR. Fischer's rules. *Arch Neurol*. 1982;39(7):389-390.

Contenido

Cómo utilizar este libro

Este libro está dividido en secciones anatómicas (enfermedades de la médula espinal), etiológicas (trastornos vasculares) y semiológicas (trastornos paroxísticos no epilépticos). Esta división, aunque lógica, es hasta cierto punto arbitraria, ya que muchas enfermedades podrían situarse en más de una sección. Cada sección comienza con una «Breve introducción», cuyo objetivo es proporcionar al lector un contexto clínico esencial para la revisión posterior de los diagnósticos específicos.

Se puede dedicar un capítulo a una enfermedad específica (arteritis de células gigantes) o a un síndrome (síndrome del seno cavernoso) y, rara vez, a categorías clínicas más amplias (hemorragia cerebral). En ocasiones, un capítulo incluye dos trastornos si la yuxtaposición puede facilitar recordarlos (polimiositis y dermatomiositis). El título del capítulo viene seguido de un subtítulo que define ampliamente cada entidad y a menudo especifica la etiología y la población especial afectada. La prevalencia de cada enfermedad se codifica con la ayuda de un ícono de barra a la izquierda del título del capítulo. «Tres barras» indican que la afección es relativamente frecuente, presente en al menos uno de cada cientos de individuos; «dos barras» implica que es relativamente infrecuente, del orden de uno de cada mil; y «una barra» implica una afección muy rara, uno de miles de pacientes. El ícono de «ambulancia» que aparece junto a algunos diagnósticos advierte al lector que esta afección debe ser evaluada y tratada de forma urgente para evitar una discapacidad neurológica irreversible.

A diferencia de las canciones del «Top 100» de las listas musicales, que se eligen en función de criterios objetivos (ventas, difusión radiofónica, etc.), la elección de los «100 diagnósticos clave» dependió totalmente del criterio de los autores. Se dio preferencia a las afecciones neurológicas de los adultos con las que es más probable que se encuentren los clínicos de los países occidentales. Los trastornos muy raros solo se incluyeron si eran tratables o si ilustraban un concepto neurológico importante. Así, se incluye el síndrome miasténico de Lambert-Eaton porque es un trastorno paraneoplásico clásico y porque el reconocimiento del síndrome puede conducir a un diagnóstico más temprano de la malignidad oculta. La encefalopatía de Wernicke, también muy rara, se incluye porque el tratamiento rápido con tiamina evita sus secuelas neurológicas devastadoras.

El núcleo de cada capítulo está formado por cinco **características principales**, formuladas de forma concisa para permitir una revisión breve y una retención rápida. Las advertencias, adiciones y aclaraciones importantes figuran en los subtítulos de cada sección de características principales. Las **sinopsis** tratan de interconectar las características principales, aparentemente dispares, para encajarlas como partes de un rompecabezas y proporcionar material de fondo adicional. Las **figuras** muestran los conceptos y hallazgos clave para hacerlos más fáciles de recordar. Las **preguntas para estudiar por cuenta propia** están diseñadas para poner a prueba la comprensión del tema por parte de los lectores y también introducen material importante no cubierto en el capítulo. Se alienta a los lectores a que elaboren sus propias respuestas, ya sea individualmente o en un grupo de estudio, antes de cotejarlas con las referencias estándar y las revisiones sugeridas (al final de cada capítulo se incluye una referencia de alta calidad y de libre acceso, y al final del libro se enumeran otros recursos de alta calidad en la sección **Recursos en línea de alta calidad y de libre acceso**). La sección de **desafío**, de naturaleza más conceptual, puede suponer un reto incluso para los profesionales más experimentados.

Sistema nervioso periférico e inervación de los miembros superiores

Breve introducción al sistema nervioso periférico y la inervación de los miembros superiores

El sofista Pausanias, oriundo de Siria, que llegó a Roma, refería entumecimiento en los dedos quinto y cuarto, y en la mitad del dedo medio de la mano izquierda. [...] Le pregunté todo lo que le había sucedido anteriormente y me enteré, entre otros detalles, de que en su camino a Roma, habiéndose caído de su carro, se había golpeado en la parte superior de la espalda en la región de la columna vertebral; y que aparentemente el sitio de impacto había sanado, mientras que el entumecimiento de sus dedos estaba progresando... Ordené que los medicamentos que se habían aplicado a sus dedos se aplicaran en su lugar al punto del golpe y el hombre sanó rápidamente. Los médicos ni siquiera saben que existen raíces específicas de los nervios que se distribuyen en la piel del miembro superior permitiendo la sensibilidad, y otras raíces que forman ramos que mueven los músculos.

Galeno[*]

El sistema nervioso se divide tradicionalmente en los compartimentos anatómicos *central* (cerebro, tronco encefálico, cerebelo y médula espinal) y *periférico* (raíces, plexos, nervios, uniones neuromusculares y músculos). Las primeras cinco secciones de este libro abarcan los trastornos del sistema nervioso periférico (SNP), comenzando con una sección sobre las alteraciones más frecuentes de los miembros superiores.

Es necesario un conocimiento básico de la inervación de los miembros superiores para formular un diagnóstico diferencial lógico. La inervación del brazo se realiza a través de cinco raíces nerviosas espinales (C5, C6, C7, C8 y T1). Cada raíz nerviosa abastece una zona específica denominada «dermatoma».

---

[*]Claudio Galeno de Pérgamo (alrededor del siglo ɪɪ), extraordinario anatomista y fisiólogo griego, autor de más de 100 libros de medicina, muchos de los cuales representaron el texto de referencia en medicina hasta el Renacimiento. En la anécdota del «sofista caído» que aparece en el epígrafe se ilustra tanto la aguda comprensión de la neuroanatomía por parte de Galeno como su incapacidad para evitar las trampas de las falacias *post hoc* y la falsa generalización (citado de Awad IA. Galen's anecdote of the fallen sophist: on the certainty of science through anatomy. *J Neurosurg.* 1995;83(5):929-932).

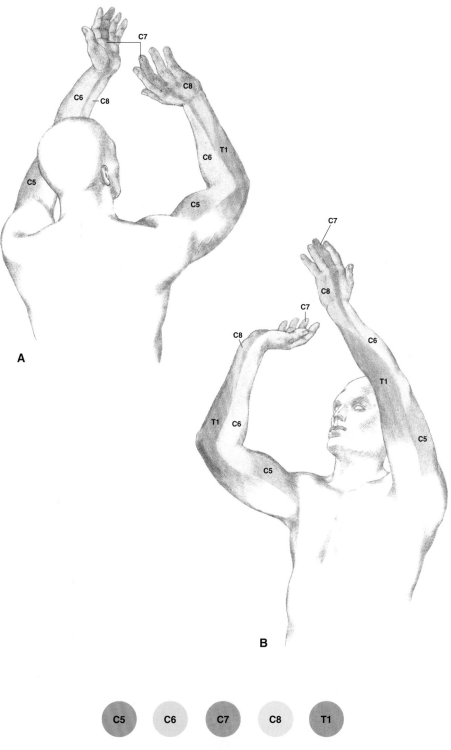

Dermatomas del brazo.

Los dermatomas de los miembros superiores son fáciles de recordar si se tiene en cuenta que la «raíz media» de las cinco raíces nerviosas cervicales, «C7», abastece al dedo medio (y no mucho más). Las dos raíces nerviosas cervicales «superiores» suministran sensibilidad a la superficie «superior» (lateral) del brazo, mientras que las dos raíces nerviosas cervicales «inferiores» suministran sensibilidad a la superficie «inferior» (medial) del miembro superior de forma más o menos simétrica con los dermatomas superiores.

Estas cinco raíces nerviosas cervicales forman el plexo braquial, tradicionalmente dividido en troncos, divisiones, fascículos y ramos como se muestra a continuación:

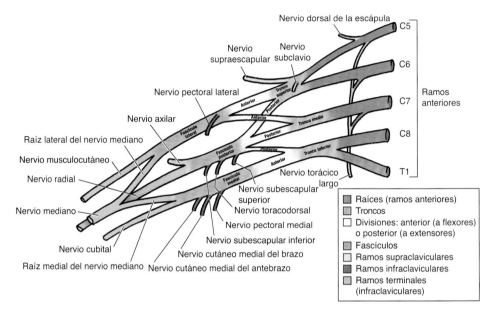

Esquema del plexo braquial (reproducido con autorización de Agur AMR, Dalley AF. *Grant's Atlas of Anatomy*. 15th ed. Philadelphia, PA: Wolters Kluwer; 2020: Fig. 6.25).

Debido a que pocos médicos pueden recordar la imagen del plexo braquial con todas sus ramificaciones cuando están frente al paciente, proponemos un esquema simplificado que relaciona cada una de las cinco raíces con sus cinco ramos terminales respectivos y sus principales funciones motoras. Los «5 elementos clave» del plexo braquial son los siguientes:

Raíz	Nervio	Músculo	Función
C5	Axilar	Deltoides	Extensión del hombro
C6	Musculocutáneo	Bíceps	Flexión del codo
C7	Radial	Tríceps	Extensión del codo
C8	Mediano/cubital	Flexor de los dedos	Flexión de los dedos
T1	Mediano/cubital	Interóseos dorsales	Extensión de los dedos

Este esquema asocia cada raíz con un nervio «principal» y un músculo inervado por esa raíz. En realidad, más de una raíz nerviosa aporta fibras a cada nervio, y cada nervio abastece a más de un músculo. Cabe esperar que este esquema se conserve en la memoria implícita (motora) si la prueba motora del brazo sistemáticamente pone a prueba las cinco funciones motoras de las cinco raíces nerviosas, como se muestra a continuación:

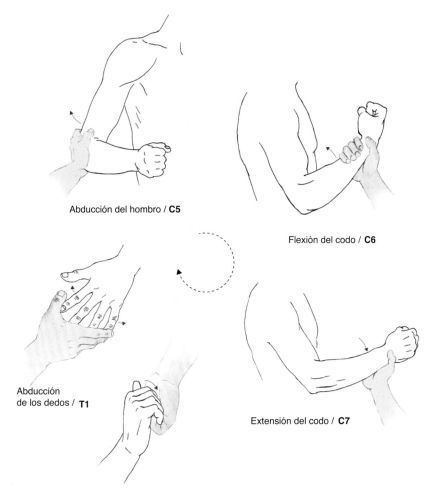

Abducción del hombro / **C5**

Flexión del codo / **C6**

Abducción de los dedos / **T1**

Extensión del codo / **C7**

Guía práctica de las pruebas de fuerza de los miembros superiores.

Cuando se proporciona atención médica a pacientes con déficits motores o sensitivos de un miembro superior, los médicos primero deben tratar de determinar la localización de la lesión: ¿los déficits se deben a una afectación muscular, nerviosa, del plexo o raíz, de la médula espinal o del encéfalo? Las causas más frecuentemente implicadas son las mononeuropatías debidas a síndromes de compresión nerviosa, que se mencionan con mayor detalle en los capítulos 1-3, y las radiculopatías que se analizan en el capítulo 4. El plexo braquial es una localización relativamente infrecuente de las lesiones. Los déficits derivados de las lesiones del plexo braquial se ilustran con ejemplos de lesiones neonatales del plexo braquial (cap. 5). Es bastante raro que los déficits neurológicos limitados a un miembro superior sean el resultado de una lesión en la médula espinal o el encéfalo, ya que las lesiones en el sistema nervioso central (SNC) suelen causar un patrón de déficits que se extienden más allá de un solo miembro.

Síndrome del túnel carpiano

La mononeuropatía por compresión del nervio mediano en la muñeca es el síndrome de atrapamiento nervioso más frecuente.

CARACTERÍSTICAS PRINCIPALES

1. Dolor que afecta la muñeca y la cara radial (pulgar) de la mano.
   El dolor suele ser nocturno, despertando al paciente del sueño; puede irradiarse más allá de la zona de distribución del nervio mediano y afectar todo el brazo.
2. Hormigueo y adormecimiento en la distribución del nervio mediano distal.
   Esta zona comprende las puntas de los dedos pulgar, índice y medio, así como la mitad radial del dedo anular.
3. El hormigueo puede reproducirse mediante la flexión de la muñeca a 90° durante 60 s con los codos extendidos (signo de Phalen) o la percusión en el sitio donde el nervio mediano entra en el túnel carpiano (signo de Tinel).
4. Debilidad de la ABducción del pulgar.
   A continuación se muestra la prueba del músculo abductor corto del pulgar. La atrofia de la eminencia tenar (músculos inervados por el nervio mediano en la base del pulgar) puede estar presente en casos avanzados.
5. Los estudios de conducción nerviosa (ECN) del nervio mediano muestran respuestas sensitivas retrasadas o ausentes.
   Se estimula el nervio mediano distal al túnel carpiano sobre el dedo índice y se registra la respuesta proximal al túnel carpiano a nivel de la muñeca.

SINOPSIS

La prevalencia de por vida del síndrome del túnel carpiano es de aproximadamente un 5%. El nervio mediano distal conduce la sensibilidad de las puntas de los dedos 1 a 4 y suministra la función motora a varios músculos pequeños de la mano, de los cuales el más probado es el ABductor corto del pulgar. Para identificar la zona de pérdida sensitiva, solicite a los pacientes que dibujen una mano indicando las zonas en donde experimenten hormigueo y entumecimiento. Cabe esperar que haya cierta variabilidad, pero cuando la zona afectada está muy fuera de la distribución del nervio mediano (si afecta el quinto dedo o la cara cubital del antebrazo), el diagnóstico es dudoso. La presión y el estiramiento del nervio dentro del túnel carpiano pueden reproducir el dolor y el hormigueo (signos de Tinel y Phalen) y explicar los despertares nocturnos si las muñecas están dobladas hacia dentro durante el sueño. Las velocidades en los ECN son lentas porque el nervio mediano está desmielinizado dentro del túnel carpiano. En casos más extremos, también se produce una pérdida axonal que puede hacer que las señales electrofisiológicas se bloqueen por completo.

FIGURAS

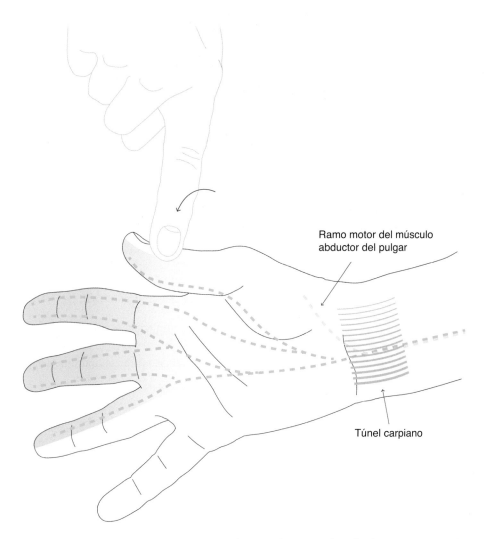

Ramo motor del músculo abductor del pulgar

Túnel carpiano

El nervio mediano y sus ramos se muestran como *líneas azules punteadas*, y la ubicación aproximada del túnel carpiano se indica con *líneas grises*. El área correspondiente a la pérdida sensitiva en el síndrome del túnel carpiano está *sombreada en azul*. El abductor corto del pulgar suele ser débil en el síndrome del túnel carpiano (el examinador presiona el pulgar hacia la palma para evaluar la abducción del pulgar).

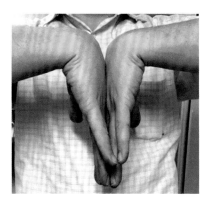

Posición de la mano en la prueba de Phalen; si es positiva, es altamente sugerente del síndrome.

PREGUNTAS PARA ESTUDIAR POR CUENTA PROPIA

1. En su muñeca señale el sitio donde se encuentra el túnel carpiano y nombre las diferentes estructuras anatómicas que lo atraviesan.
2. Explique cómo diferenciar el síndrome del túnel carpiano de la tenosinovitis de De Quervain.
3. Explique por qué el síndrome del túnel carpiano puede causar atrofia tenar, pero rara vez entumecimiento en la eminencia tenar.
4. ¿Cuál es el abordaje conservador para el tratamiento de las manifestaciones sensitivas del síndrome del túnel carpiano?
5. ¿Cuáles son las afecciones médicas más frecuentemente asociadas con el síndrome del túnel carpiano?

DESAFÍO

Explique el motivo anatómico por el cual ocasionalmente el síndrome del túnel carpiano se relaciona con la debilidad de los músculos inervados por los nervios cubital y mediano.

BIBLIOGRAFÍA

Chammas M, Boretto J, Burmann LM, Ramos RM, Dos Santos Neto FC, Silva JB. Carpal tunnel syndrome – part I (anatomy, physiology, etiology and diagnosis). *Rev Bras Ortop*. 2014;49(5):429-436. [recurso en línea gratuito]

Olney RK. Carpal tunnel syndrome: complex issues with a "simple" condition. *Neurology*. 2001;56:1431-1432.

Padua L, Coraci D, Erra C, et al. Carpal tunnel syndrome: clinical features, diagnosis, and management. *Lancet Neurol*. 2016;15(12):1273-1284.

2 Neuropatía cubital

La compresión del nervio cubital en el codo es la segunda neuropatía por atrapamiento del miembro superior más frecuente.

CARACTERÍSTICAS PRINCIPALES

1. Dolor sobre la cara medial del codo y del antebrazo.
   El dolor empeora tras un período prolongado de flexión o presión del codo.
2. Sensación de «pinchazo» en el cuarto y quinto dedos.
   También puede haber hormigueo en el lado cubital del dorso de la mano y en la palma.
3. Signo de Tinel positivo.
   La punción o palpación de la cara medial del codo provoca hormigueo y sensibilidad local en la distribución del nervio cubital. La sensibilidad de este signo clínico es limitada, ya que también puede haber parestesias leves en los individuos no afectados.
4. Debilidad para alejar los dedos de la línea media (ABducción de los dedos).
   A continuación se muestra la prueba del abductor del dedo meñique. La abducción del pulgar no se ve afectada, ya que está mediada por el nervio mediano.
5. El signo de Froment indica debilidad de la ADucción del pulgar.
   Cuando se pide al paciente que sujete un papel entre los dedos pulgar e índice, flexionará el pulgar para compensar su aducción (signo de Froment).

SINOPSIS

Durante la flexión del codo, el nervio cubital se estira entre el cóndilo medial del húmero y el olécranon y puede comprimirse sobre el cóndilo medial del codo o más distalmente, dentro del conducto cubital. La compresión del nervio cubital provoca dolor referido en el codo y el antebrazo, pérdida de sensibilidad y hormigueo en las zonas de la mano y los dedos inervados por el nervio cubital, y debilidad en los músculos inervados por el nervio cubital (abductores de todos los dedos excepto el pulgar y el aductor del pulgar). Las lesiones de larga duración del nervio cubital pueden provocar la atrofia de los músculos hipotenar y primer interóseo dorsal.

FIGURAS

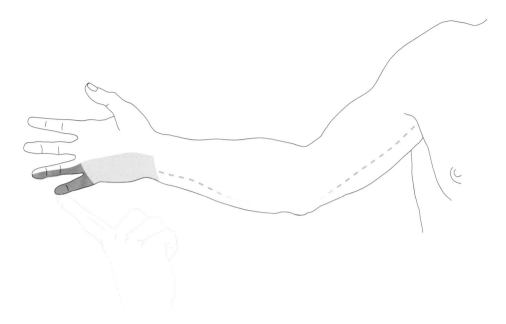

El nervio cubital se traza desde su origen en el plexo braquial (*línea punteada*). El patrón de pérdida sensitiva cuando el nervio cubital se comprime en el codo se muestra en *azul*. El abductor del dedo meñique suele estar alterado en los casos de parálisis cubital (el examinador empuja el meñique hacia el anular para evaluar su abducción).

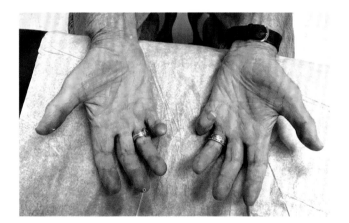

Neuropatía cubital bilateral en un paciente con diabetes mellitus de tipo 1, injerto de derivación arterial coronaria y enfermedad renal en etapa terminal. Obsérvese la atrofia hipotenar y las contracturas bilaterales de Dupuytren de los quintos dedos. Los estudios electrodiagnósticos fueron compatibles con neuropatía cubital bilateral superpuesta a una polineuropatía.

PREGUNTAS PARA ESTUDIAR POR CUENTA PROPIA

1. Identifique en su codo la ubicación del cóndilo medial y el olécranon. ¿Puede reproducir los síntomas sensitivos en una distribución cubital mediante una suave presión sobre el cóndilo medial?

2. ¿Cuál es el abordaje conservador para el tratamiento de las manifestaciones sensitivas de la neuropatía cubital en el codo?

3. Un ciclista profesional desarrolla síntomas de neuropatía cubital. ¿Dónde es más probable que se comprima el nervio cubital? ¿Qué hallazgos neurológicos podrían ser útiles para diferenciar una neuropatía cubital en el codo de una neuropatía cubital en la muñeca? (Pista: considere el sitio de donde sale el ramo del nervio cubital que suministra la inervación sensitiva del dorso de la mano.)

4. ¿Qué hallazgos neurológicos podrían ser útiles para diferenciar la neuropatía cubital en el codo de la radiculopatía en C8?

5. ¿Qué posición del codo es más sensible para registrar una disminución de las velocidades del nervio cubital a través del codo: la flexión o la extensión? ¿Por qué?

DESAFÍO

Tanto el abductor del meñique (abducción del quinto dedo) como el primer interóseo dorsal (abducción del segundo dedo) están inervados por el nervio cubital. ¿Qué alteración debe considerar si hay atrofia del primer interóseo dorsal (debilidad en la abducción del dedo índice), pero no de la región hipotenar (no hay debilidad en la abducción del dedo meñique)? (Pista: este patrón inusual de atrofia muscular de la mano se conoce como «signo de la mano partida».)

BIBLIOGRAFÍA

Caliandro P, La Torre G, Padua R, Giannini F, Padua L. Treatment for ulnar neuropathy at the elbow. *Cochrane Database Syst Rev.* 2012;(7):CD006839. [recurso en línea gratuito]

Staples JR, Calfee R. Cubital tunnel syndrome: current concepts. *J Am Acad Orthop Surg.* 2017;25(10):e215-e224.

3 Parálisis del nervio radial

Neuropatía por compresión del nervio radial en el surco espiral del húmero («parálisis de sábado por la noche»).

CARACTERÍSTICAS PRINCIPALES

1. Historia clínica compatible con la compresión del nervio radial en el surco espiral del húmero. Las situaciones más frecuentes que causan esta parálisis son dormir con el brazo estirado en estado de embriaguez, la colocación incorrecta del brazo durante la anestesia y la fractura del húmero.
2. Incapacidad para extender la muñeca y los dedos.
3. Conservación de la capacidad de flexión de la muñeca y los dedos.
   La abducción de los dedos y la prensión de la mano pueden parecer afectados porque algunos de los músculos no inervados por el nervio radial responsables de estos movimientos funcionan mejor en la posición de extensión de la muñeca (es posible comprobar este hallazgo intentando separar los dedos con la muñeca flexionada y luego extendida).
4. Pérdida sensitiva en la cara extensora del antebrazo, el dorso de la mano y el pulgar.
5. Extensión normal del codo.
   La extensión del codo puede verse afectada si el nervio radial se comprime proximal al surco espiral, como en los casos de «parálisis de la muleta», ya que la lesión del nervio se encuentra proximal al punto de partida del ramo al músculo tríceps.

SINOPSIS

La parálisis del nervio radial en el surco espiral del húmero ocasiona la caída de la muñeca y del dedo, fácilmente reconocible. El hallazgo de déficits sensitivos limitados a la superficie extensora del antebrazo y la mano confirma la sospecha de parálisis del nervio radial. La lesión del nervio radial o de sus ramos proximales al surco espiral del húmero puede causar debilidad en la extensión del codo y disminución del reflejo del tríceps. La lesión del nervio radial distal al surco espiral puede provocar la caída del dedo sin la caída de la muñeca. La lesión del nervio cerca de la muñeca, a menudo a causa del empleo agresivo de esposas, provoca una pérdida sensitiva en la cara radial del dorso de la mano y en la base del pulgar (quiralgia parestésica), pero sin déficit motor.

FIGURAS

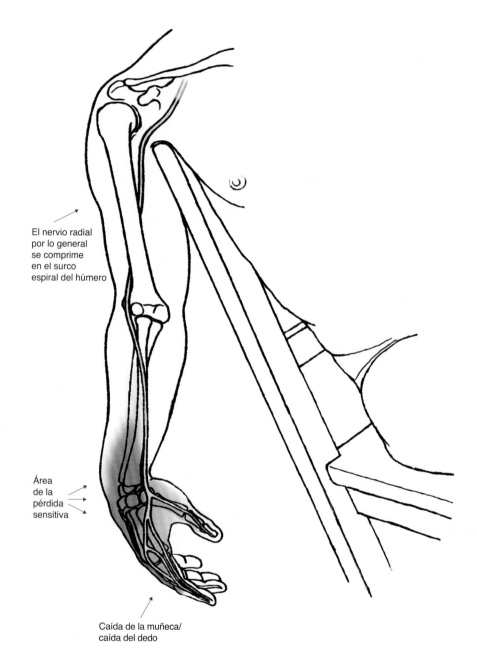

El nervio radial
por lo general
se comprime
en el surco
espiral del húmero

Área
de la
pérdida
sensitiva

Caída de la muñeca/
caída del dedo

El nervio radial se traza desde su origen: el plexo braquial (*amarillo*). El patrón de pérdida sensitiva cuando se lesiona el nervio radial en el surco espiral se muestra en color *púrpura*.

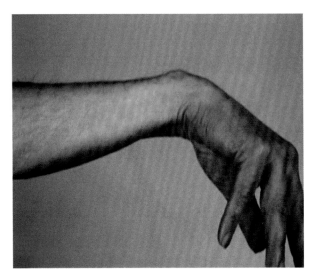

Caída de la muñeca derecha en un paciente con parálisis del nervio radial.

PREGUNTAS PARA ESTUDIAR POR CUENTA PROPIA

1. ¿Qué hallazgos ayudan a diferenciar una caída de la muñeca debida a un accidente cerebrovascular de una caída de la muñeca debida a una parálisis del nervio radial?
2. Un paciente presenta caída del dedo sin caída importante de la muñeca. La exploración sensitiva es normal. ¿Cuál es el lugar más probable de compresión del nervio? ¿Cuál es el nombre del síndrome?
3. ¿Cuáles son los déficits sensitivos esperados como resultado de la compresión del nervio radial en (1) la axila, (2) el húmero y (3) la muñeca?
4. Fundidor de 50 años de edad desarrolla anemia microcítica, dolor abdominal y caída bilateral de la muñeca. ¿Qué diagnóstico podría explicar mejor todos estos hallazgos?
5. Relacione cada síndrome de atrapamiento nervioso con una actividad comúnmente asociada con la respectiva mononeuropatía:

Neuropatía	Actividad
A. Nervio mediano de la muñeca (síndrome del túnel carpiano)	Ciclismo profesional
B. Neuropatía cubital de la muñeca	Tejer
C. Neuropatía cubital del codo	Lanzamiento de «molino de viento» en el sóftbol
D. Parálisis del nervio radial	Mantener un taladro en posición

DESAFÍO

Describa tres de las lesiones nerviosas más frecuentes ocasionadas por las inyecciones intramusculares mal colocadas (pista: dos de estas lesiones afectan a los nervios del brazo y uno al nervio de la pierna).

BIBLIOGRAFÍA

Bumbasirevic M, Palibrk T, Lesic A, Atkinson HDE. Radial nerve palsy. *EFORT Open Rev.* 2017;1(8):286-294. [recurso en línea gratuito]
Hobson-Webb LD, Juel VC. Common entrapment neuropathies. *Continuum (Minneap Minn).* 2017;23(2, Selected Topics in Outpatient Neurology):487-511.

Lesiones neonatales del plexo braquial

Lesiones del plexo resultantes de un fallo en la salida del hombro durante el parto (distocia de hombros).

CARACTERÍSTICAS PRINCIPALES

En la siguiente tabla se resumen tres de los patrones mejor descritos de la lesión del plexo braquial. La parálisis de Erb, con o sin afectación de la raíz C7, representa aproximadamente el 85% de las lesiones neonatales del plexo.

		Parálisis de Erb («superior»)	Parálisis de Klumpke («inferior»)	Todas las plexopatías
1	Raíces	C5, C6, C7	C8, T1	C5, C6, C7, C8, T1
2	Déficits motores	Abducción del hombro, flexión del codo, rotación interna del brazo (extensión de la muñeca si C7 está afectada)	Músculos intrínsecos de la mano	Parálisis completa de brazos y manos
3	Déficits sensitivos	Brazo y antebrazo laterales	Brazo y antebrazo mediales	Brazo entero
4	Postura del brazo	«Mano del camarero recibiendo propina» cuando está implicada la raíz C7 (como se ve en la siguiente figura)	«Mano en garra» porque los músculos inervados por el nervio cubital están predominantemente afectados	Apariencia de brazo adherido hacia el tronco
5	Síndrome de Horner	Ausente	Puede estar presente	Puede estar presente

SINOPSIS

La lesión neonatal del plexo braquial superior es el resultado de la tracción del plexo braquial cuando se separa el hombro de la cabeza. La lesión del plexo braquial inferior ocurre por la tracción del plexo cuando el brazo se separa del cuerpo, como se muestra en la siguiente figura. El patrón de debilidad motora puede reconstruirse si se recuerda que la postura de «mano del camarero recibiendo propina» es el resultado de una lesión del plexo braquial superior (codo extendido, muñeca flexionada y brazo en rotación externa). Por lo tanto, este tipo de lesión del plexo superior provoca la debilidad de los músculos que flexionan el codo, extienden la muñeca y rotan internamente el codo. La postura de «mano en garra» es el resultado de una lesión del plexo braquial inferior, ya que los músculos inervados por el nervio cubital están predominantemente afectados. La identificación precoz de los neonatos y niños con lesiones del plexo braquial y la derivación a una rehabilitación multidisciplinaria y (rara vez) a cirugía pueden mejorar sustancialmente los resultados a largo plazo.

FIGURAS

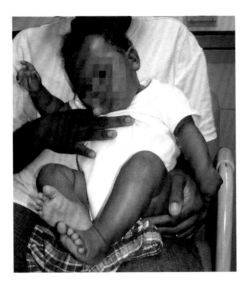

Un bebé con parálisis de Erb: el brazo izquierdo está en aducción y rotación interna y el antebrazo en pronación («mano de camarero recibiendo propina») (cortesía de Joseph Piatt, MD).

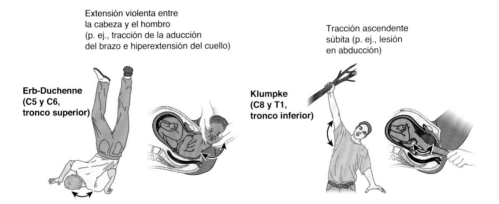

Patrones de lesión en las parálisis del plexo braquial superior e inferior (reproducido con autorización de Moore KL, Dalley AF, Agur AMR. *Clinically Oriented Anatomy*. 7th ed. Philadelphia, PA: Wolters Kluwer Health/Lippincott Williams & Wilkins; 2014:729: Fig. 20.3B).

PREGUNTAS PARA ESTUDIAR POR CUENTA PROPIA

1. Quedarse dormido en una banca del parque con un brazo sobreestirado y presionado contra el respaldo del banco tras una borrachera puede ocasionar una parálisis del nervio radial («parálisis del sábado por la noche», *véase* el capítulo anterior) o una lesión del plexo braquial superior («parálisis del viernes por la noche», Sathornsumetee et al., 2016). ¿Cómo se pueden diferenciar estas dos entidades con base en el patrón de debilidad motora?

2. Paciente de 40 años de edad presenta dolor agudo y debilidad muscular irregular en el brazo y el hombro derechos. No hay antecedentes de traumatismos. La exploración neurológica sugiere una lesión del plexo braquial. ¿Qué síndrome raro debe considerarse en este contexto?

3. Hombre de 70 años de edad con antecedentes de cáncer de pulmón tratado con radioterapia acude a consulta con dolor en la axila derecha y debilidad de los músculos intrínsecos de la mano derecha. ¿Cuáles son las dos causas más probables de la lesión del plexo braquial en este paciente? ¿Qué antecedentes pueden ayudar a diferenciar una causa de la otra?

4. Mujer sana de 50 años de edad presenta dolor y debilidad en el brazo izquierdo. La debilidad empeora al levantar el brazo izquierdo. En la exploración, hay debilidad y atrofia de los músculos intrínsecos de la mano izquierda. Los estudios electromiográficos y los ECN apoyan el diagnóstico de plexopatía braquial. ¿Qué causa potencialmente tratable de la plexopatía braquial del tronco inferior debe considerarse? ¿Qué pruebas auxiliares adicionales deben realizarse para confirmar el diagnóstico?

5. Un defensa de fútbol americano experimentó un «pinchazo» durante una entrada y ahora refiere dolor en el hombro y el brazo derechos y debilidad en el brazo. Se recupera completamente en el transcurso de varios días. ¿Cuál es la base neuroanatómica probable de estos síntomas? ¿Cuál es el presunto mecanismo de la lesión? (Compare su respuesta con la de Kuhlman et al., 1999.)

DESAFÍO

Cuando se evalúa a un paciente con una posible lesión del plexo braquial, es importante examinar cualquier asimetría en el tamaño de las pupilas y el ancho de las fisuras palpebrales. Explique cómo una lesión del plexo braquial puede ocasionar la caída del párpado y miosis. ¿Por qué estos hallazgos solo se observan en las plexopatías braquiales inferiores, pero nunca en las superiores?

BIBLIOGRAFÍA

Ferrante MA. Brachial plexopathies: classification, causes, and consequences. *Muscle and Nerve*. 2004;30:547-568.

Kuhlman GS, McKeag DB. The "burner": a common nerve injury in contact sports. *Am Fam Physician*. 60(7):2035. https://www.aafp.org/afp/1999/1101/p2035.html. [recurso en línea gratuito]

Sathornsumetee S, Morgenlander JC. Friday night palsy: an unusual case of brachial plexus neuropathy. *Clin Neurol Neurosurg*. 2006;108(2):191-192.

Smith BW, Daunter AK, Yang LJ, Wilson TJ. An update on the management of neonatal brachial plexus palsy-replacing old paradigms: a review. *JAMA Pediatr*. 2018;172(6):585-591. [recurso en línea gratuito]

5 Radiculopatías cervicales agudas: C6 y C7

La compresión de las raíces de los nervios cervicales se debe con mayor frecuencia a la enfermedad degenerativa de la columna cervical.

CARACTERÍSTICAS PRINCIPALES

En la siguiente tabla se comparan las características clínicas de las dos radiculopatías cervicales más frecuentes: radiculopatía de C6 (raíz nerviosa afectada comprimida entre las vértebras C5 y C6) y radiculopatía de C7 (raíz nerviosa afectada comprimida entre las vértebras C6 y C7).

		Radiculopatía de C6	Radiculopatía de C7
1	Motor	Flexión del codo	Extensión del codo
2	Déficit sensitivo	Antebrazo lateral, pulgar, dedo índice	Dedo medio (no presente de forma fiable)
3	Reflejo de estiramiento muscular deprimido o ausente	Reflejo braquiorradial y bíceps	Reflejo del tríceps
4	Patrón de irradiación del dolor	A lo largo de la cara lateral superior del brazo hasta los dos primeros dedos; el dolor puede reproducirse con la maniobra de Spurling	A lo largo de la cara dorsal del brazo, a través del codo y hasta el tercer dedo
5	Resonancia magnética (RM) de la columna cervical	Hernia discal lateral en C5/C6 o protrusión ósea en el agujero intervertebral en C5/C6	Hernia discal lateral en C6/C7 o protrusión ósea en el agujero intervertebral en C6/C7

SINOPSIS

Cuando se comprime una raíz nerviosa, se ven afectadas las funciones motoras, sensitivas y reflejas a las que sirve la raíz implicada. En teoría, una simple lesión de la raíz nerviosa debería producir una pérdida sensitiva dermatómica y un patrón miotómico de debilidad muscular (un *miotoma* es un grupo de músculos inervados por una sola raíz nerviosa). Sin embargo, en la práctica clínica, la relación entre el nivel de la raíz nerviosa y los hallazgos clínicos no siempre es directa, ya que los «pequeños ramos» de una raíz nerviosa pueden unirse a la raíz nerviosa vecina, de modo que la compresión de una raíz nerviosa provocará déficits sensitivomotores parciales en la distribución de una raíz vecina. Además, una hernia discal posterior puede afectar la médula espinal, así como la raíz, provocando síntomas de disfunción medular.

La hernia discal cervical aguda sin debilidad se trata con analgésicos no opiáceos, relajantes musculares y fisioterapia. Los síntomas se resuelven en semanas hasta en el 90% de los casos. Los déficits motores significativos, la inestabilidad de la columna cervical y el fracaso del tratamiento conservador son indicaciones para la cirugía.

FIGURAS

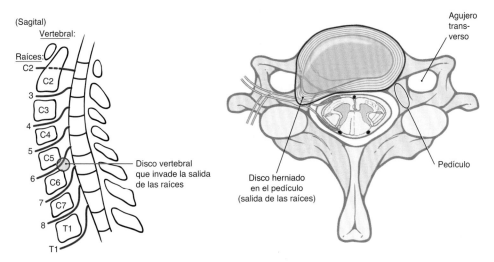

Esquema de hernia discal C5-C6 derecha (reproducido con autorización de Haines DE. *Clinical syndromes of the CNS*. Part I: herniation syndromes of the brain and spinal discs. En: Haines DE, Willis MA, Lambert HW, eds. *Neuroanatomy Atlas in Clinical Context: Structures, Sections, Systems, and Syndromes*. 10th ed. Philadelphia, PA: Wolters Kluwer; 2019:297-308: Fig. 9.16).

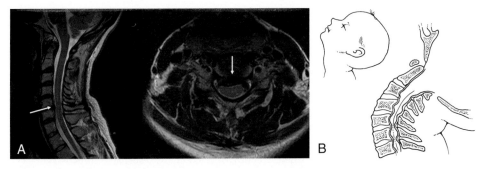

A. Mujer de 31 años de edad con hernia discal de C5/C6 en la línea media (*flechas*) vista en RM sagital y axial a nivel de T2 de la columna cervical. **B.** En la ilustración se muestra cómo la extensión del cuello puede empeorar los síntomas de la radiculopatía al estrechar el conducto espinal (modificado de Regenbogen VS, Rogers LF, Atlas SW, Kim KS. Cervical spinal cord injuries in patients with cervical spondylosis. *AJR Am J Roentgenol*. 1986;146(2):277-284. Copyright © 1986 American Roentgen Ray Society).

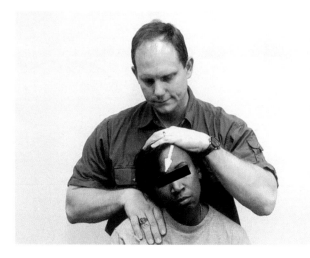

La prueba del compresión de Spurling se realiza flexionando, rotando y comprimiendo lateralmente la cabeza del paciente hacia el lado de los síntomas. La prueba del espolón hace que el agujero afectado comprima la raíz nerviosa y reproduzca el dolor radicular. Esta prueba es específica, pero no sensible, para la radiculopatía cervical (reproducido con autorización de Wainner RS, Fritz JM, Irrgang JJ, Boninger ML, Delitto A, Allison S. Reliability and diagnostic accuracy of the clinical examination and patient self-report measures for cervical radiculopathy. *Spine (Phila Pa 1976)*. 2003;28(1):52-62).

PREGUNTAS PARA ESTUDIAR POR CUENTA PROPIA

1. Existe una superposición en los patrones de dolor debidos a la radiculopatía C6 y al síndrome del túnel carpiano, pero los patrones de déficit sensitivo y motor son diferentes. Nombre dos pruebas motoras que puedan diferenciar el síndrome del túnel carpiano de la radiculopatía de C6.
2. Explique por qué la maniobra de Spurling reproduce los síntomas radiculares. ¿Qué otras pruebas de provocación pueden utilizarse para comprobar la existencia de una radiculopatía cervical?
3. Hombre de 65 años de edad que experimenta síntomas de radiculopatía crónica en C6. En la exploración se observa hiperreflexia difusa, signos de Babinski bilaterales y una marcha ligeramente rígida. ¿Qué enfermedad se debe sospechar en este escenario clínico?
4. Complete la tabla anterior indicando el músculo apropiado, la anomalía de los reflejos y las pruebas sensitivas para las radiculopatías C5 y C8 poco frecuentes.
5. ¿Cuáles son las causas no compresivas de la radiculopatía cervical?

DESAFÍO

¿Espera que los estudios de conducción nerviosa sensitiva se alteren por una hernia discal lateral proximal al ganglio de la raíz dorsal? Explique su respuesta.

BIBLIOGRAFÍA

Carette S, Fehlings MG. Clinical practice. Cervical radiculopathy. *N Engl J Med*. 2005;353(4):392-399.
Caridi JM, Pumberger M, Hughes AP. Cervical radiculopathy: a review. *HSS J*. 2011;7(3):265-272. [recurso en línea gratuito]
Rubinstein SM, Pool JJM, van Tulder MW, Riphagen II, de Vet HCW. A systematic review of the diagnostic accuracy of provocative tests of the neck for diagnosing cervical radiculopathy. *Eur Spine J*. 2007;16(3):307-319. [recurso en línea gratuito]

Inervación
de las piernas

Breve introducción a la inervación de las piernas

El agua cefalorraquídea… penetra en las vainas durales de las raíces nerviosas; por lo tanto, es propensa a acumularse en las vainas del nervio ciático y así ocasionar dolor a lo largo de su trayecto. Estos dolores, la debilidad y la cojera pueden curarse; si es necesario, con vesicantes y cáusticos para extraer la hidropesía.

Domenico Cotugno*

Las piernas están inervadas por raíces nerviosas lumbares (L1-L5) y sacras (principalmente S1 y S2). Las raíces nerviosas lumbares sensitivas suministran la mayor parte de la sensibilidad a las caras anterior, medial y lateral de las piernas, comenzando a nivel de la región inguinal y extendiéndose hasta el dorso del pie. Las raíces nerviosas del sacro irrigan la mayor parte de la planta del pie y la cara posterior de la pierna. Cada raíz nerviosa abastece una zona específica denominada «dermatoma».

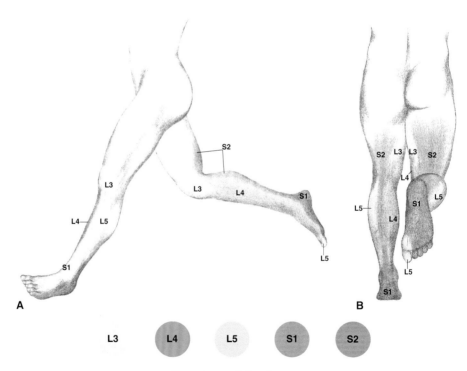

Dermatomas de las piernas.

*Domenico Felice Antonio Cotugno (1736-1822), médico italiano, fue el primero en atribuir el dolor ciático a una alteración de la raíz de la columna vertebral y en diferenciarlo del dolor artrítico de la cadera. Aunque la propuesta de Cotugno de que el dolor ciático se debía a la acumulación de líquido cefalorraquídeo ya no se acepta, su descubrimiento de este líquido (en un tratado sobre la ciática) tuvo una importancia singular. Durante un largo período posterior a su muerte, la «ciática» se denominó «síndrome de Cotugno» y el líquido cefalorraquídeo «licor Cotugni». La cita es de Pearce JM. A brief history of sciatica. *Spinal Cord*. 2007;45(9):592-596.

Las raíces nerviosas lumbosacras salen de los agujeros vertebrales y entran en el músculo psoas para formar el plexo lumbosacro. Todos los nervios que inervan la pierna derivan del plexo lumbosacro. Algunos de los nervios salen de la pelvis en sentido anterior (nervio femoral y nervio obturador), otros en sentido posterior (nervio ciático y nervio glúteo inferior) y otros no salen de la pelvis (nervio glúteo superior).

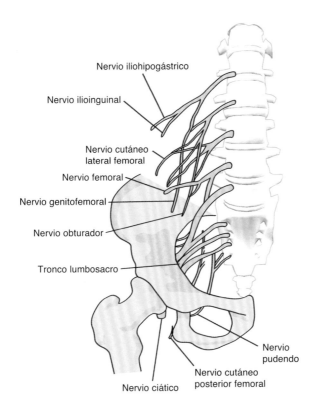

Esquema simplificado del plexo lumbosacro (reproducido con autorización de Brody T, Hall C. *Therapuetic Exercise: Moving Toward Function*. 4th ed. Philadelphia, PA: Wolters Kluwer; 2017: Fig. 19.37).

Un método simplificado para recordar las principales funciones de los nervios de las piernas es el siguiente: los «nervios anteriores» mueven el muslo anteriormente o hacia adelante (nervio femoral) y medialmente o hacia adentro (nervio obturador), mientras que los «nervios posteriores» tiran de la cadera posteriormente o hacia atrás (nervio glúteo inferior). El nervio ciático es un nervio «posterior», que inerva todos los músculos por debajo de la rodilla. El nervio tibial, una continuación del nervio ciático, discurre por la parte posterior y suministra a los músculos del compartimento posterior de la pierna. El nervio peroneo pasa alrededor de la cabeza del peroné y se divide en ramos profundos y superficiales que inervan los músculos del compartimento anterior de la pierna. Para recordar mejor dónde va cada ramo, considere la siguiente mnemotecnia: el nervio tib-**I**-al discurre por la parte **i**nterior de la pierna (posteriormente) y es responsable del movimiento **I**nterno del tob-**I**-llo (inversión), mientras que el nervio per-**O**-neo discurre por la parte exterior (***O**utside*) de la pierna (anteriormente) y es responsable del movimiento de extern**O** del tobillo (eversión). Las funciones de los nervios tibial y peroneo en relación con los movimientos ascendentes y descendentes del tobillo pueden recordarse de la siguiente manera: el ramo anterior (nervio peroneo) contrae los músculos anteriores de la pierna haciendo que el pie suba, mientras que el ramo posterior (nervio tibial) contrae los músculos posteriores de la pierna, haciendo que el pie baje como si empujara un acelerador o pedal del **GAS** (complejo muscular **GAS**trocnemio-sóleo).

A continuación se muestra un esquema simplificado para asociar las raíces nerviosas lumbosacras adecuadas con sus nervios y músculos principales:

Raíz	Nervio	Músculo	Función
L1 (L2)	Raíces L1, L2 y nervio femoral	Iliopsoas	Flexión de cadera (cadera hacia arriba)
L3 (L4)	Femoral	Cuádriceps	Extensión de rodilla (rodilla hacia fuera)
L4 (L5)	Peroneo profundo	Tibial anterior	Dorsiflexión del tobillo (pie hacia arriba)
L5	Peroneo profundo	Extensor largo del dedo gordo	Dorsiflexión de los dedos del pie (punta del pie hacia arriba)
S1, S2	Tibial	Flexor largo del pulgar	Flexión plantar de los dedos del pie (punta del pie hacia abajo)
S1, S2	Tibial	Gastrocnemio	Flexión plantar del tobillo (pie hacia abajo)
S1, S2	Ciático	Isquiotibiales	Flexión de la rodilla

A continuación se muestra una guía práctica y simplificada para explorar los músculos de las piernas:

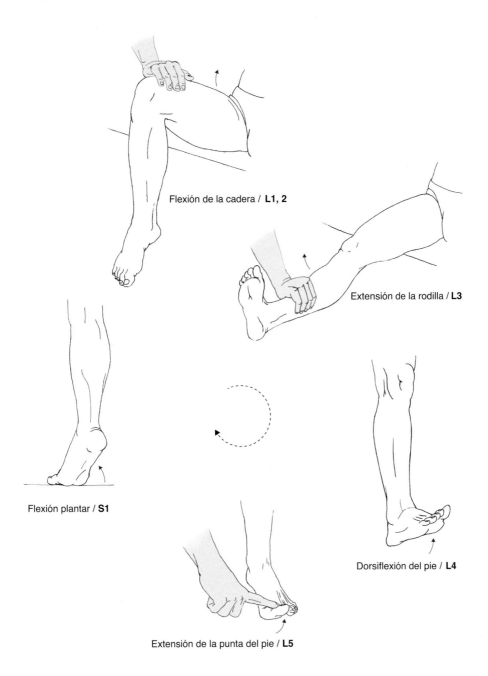

Flexión de la cadera / **L1, 2**

Extensión de la rodilla / **L3**

Flexión plantar / **S1**

Dorsiflexión del pie / **L4**

Extensión de la punta del pie / **L5**

En esta sección, se mencionan los trastornos que afectan los nervios de las piernas (neuropatía cutánea femoral lateral, cap. 6), los plexos (plexopatía lumbosacra en un paciente con cáncer, cap. 8), las raíces (radiculopatías lumbosacras comunes, cap. 9) o una combinación de ellas (pie caído por causa periférica, cap. 7; amiotrofia diabética, cap. 10). Lógicamente, el síndrome de la cola de caballo pertenece a la sección de trastornos del sistema nervioso periférico de la pierna, pero debido a la frecuente sobreposición con el síndrome del cono medular, queda relegado a la sección de trastornos de la médula espinal.

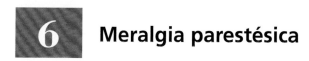

6   Meralgia parestésica

Compresión del nervio cutáneo femoral lateral (NCFL).

CARACTERÍSTICAS PRINCIPALES

1. Antecedentes de cirugía de la columna vertebral o de la pelvis, embarazo, pérdida o aumento rápido de peso y uso de cinturones o pantalones ajustados en el momento de la aparición de los síntomas o de su empeoramiento.
2. Hormigueo y ardor en la cara lateral del muslo.
   La pérdida sensitiva siempre se limita a una zona discreta del muslo anterolateral, pero la radiación del dolor puede afectar una zona más amplia.
3. No hay déficits motores en la exploración.
   El NCFL es un nervio sensitivo puro.
4. Reflejos de estiramiento muscular normales.
   No hay ningún reflejo de estiramiento muscular comprobable mediado por el NCFL.
5. Síntomas exacerbados con la prueba de compresión pélvica.
   En la prueba de compresión pélvica, el paciente se coloca en posición de decúbito lateral y el examinador aplica una presión hacia abajo durante 45 s en la cara lateral de la espina ilíaca anterosuperior.

SINOPSIS

El NCFL deriva de las raíces nerviosas L2 y L3; se puede comprimir a lo largo de su trayecto por el músculo psoas, dentro de la cavidad abdominal, bajo el ligamento inguinal y en la cara anterior del muslo. Al lugar más común de pinzamiento del NCFL (bajo el ligamento inguinal) se le conoce como *meralgia parestésica* (del griego *meros* [muslo] y *algos* [dolor]). La meralgia parestésica ocurre por un incremento en la presión sobre el nervio debido a la presión intraabdominal, al aumento de peso o a causas externas como el uso de pantalones ajustados. Al ser un nervio pequeño con un recorrido anatómico variable, el NCFL también puede dañarse durante una intervención quirúrgica de la columna vertebral o la pelvis.

El diagnóstico de la meralgia parestésica es clínico y no es necesario realizar ninguna prueba. En los casos atípicos, se puede recurrir al diagnóstico por imagen para descartar metástasis pélvicas o hernias discales lumbares superiores que puedan simular una meralgia parestésica. Se esperan excelentes resultados con el tratamiento conservador. Las cremas anestésicas locales o los fármacos para el dolor neuropático pueden ser útiles cuando el dolor es considerable. En los raros casos de meralgia parestésica resistente al tratamiento, se puede considerar la aplicación de inyecciones nerviosas locales, la terapia de radiofrecuencia pulsada o la cirugía.

FIGURAS

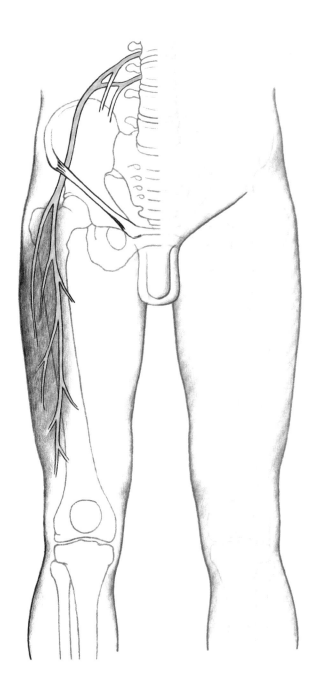

El nervio cutáneo femoral lateral, que deriva de las raíces nerviosas L2 y L3, está resaltado en *amarillo*. Su área de inervación sensitiva se muestra en *azul*.

PREGUNTAS PARA ESTUDIAR POR CUENTA PROPIA

1. ¿Cómo diferenciarías una radiculopatía L2 o L3 de una meralgia parestésica en la exploración neurológica?

2. ¿Qué recomendaciones no farmacológicas deben ofrecerse a un paciente con meralgia parestésica?

3. ¿Qué medicamentos se utilizan habitualmente para aliviar las sensaciones de ardor y hormigueo de la meralgia parestésica?

4. Proporcione un escenario clínico en el que el NCFL podría lesionarse dentro del psoas; bajo los ligamentos inguinales; y en la región del muslo.

5. El nervio femoral pasa por debajo del ligamento inguinal más medialmente que el NCFL. Este nervio atraviesa e inerva el músculo psoas, antes de entrar en el muslo donde inerva el cuádriceps; es un nervio mixto motor y sensitivo que puede lesionarse durante la cirugía por el uso profundo de retractores o por una posición de litotomía inadecuada. Revise la neuroanatomía del nervio femoral y detalle las anomalías motoras, sensitivas y reflejas causadas por las lesiones del nervio femoral a nivel del conducto inguinal.

DESAFÍO

Aparte del NCFL y del nervio femoral, ¿qué otros nervios pueden estar lesionados en la región inguinal? ¿Cuáles son los síntomas y signos asociados con estas lesiones?

BIBLIOGRAFÍA

Cheatham SW, Kolber MJ, Salamh PA. Meralgia paresthetica: a review of the literature. *Int J Sports Phys Ther.* 2013;8(6):883-893. [recurso en línea gratuito]

Kuponiyi O, Alleemudder DI, Latunde-Dada A, Eedarapalli P. Nerve injuries associated with gynaecological surgery. *The Obstetrician & Gynaecologist.* 2014;16:29-36.

Patijn J, Mekhail N, Hayek S, Lataster A, van Kleef M, Van Zundert J. Meralgia paresthetica. *Pain Pract.* 2011;11(3):302-308.

7   Pie caído por causa periférica

Las causas periféricas más frecuentes del pie caído son la radiculopatía de L5 y la neuropatía peronea común.

CARACTERÍSTICAS PRINCIPALES

	Radiculopatía de L5	Parálisis del nervio peroneo común
1. Sensitivo	Parte anterior, dos tercios inferiores de la pierna; parte del dorso del pie	Dorso del pie y cara lateral de la pierna
2. Principal déficit motor que diferencia a las dos entidades	Abducción de la cadera	Eversión del tobillo (probado con el pie en un ángulo de 90°)
3. Dolor	Frecuente, generalmente se irradia desde la espalda hacia la nalga y la pierna	Raro; si está presente, suele ser sordo y poco definido alrededor de la rodilla
4. Prueba de provocación	Dolor reproducido con la prueba de la pierna recta (con el paciente en decúbito supino, levantar la pierna suavemente hasta 30-60°)	Signo de Tinel en la cabeza del peroné
5. Mecanismo común de lesión	Hernia discal, estenosis espinal	Fractura de peroné, luxación de rodilla, cirugía de rodilla, compresión de la cabeza del peroné debido al cruce habitual de piernas, acuclillamiento prolongado, yeso

SINOPSIS

El nervio ciático es el nervio periférico más largo del cuerpo y se origina en las raíces nerviosas L4, L5, S1 y S2. El nervio sale de la pelvis en sentido posterior a través de la escotadura ciática, atraviesa el músculo piriforme, entra en la parte posterior del muslo, donde inerva los músculos isquiotibiales, y se divide en los ramos tibial y peroneo común a nivel del hueco poplíteo. El nervio peroneo común rodea la cabeza del peroné para entrar en el compartimento anterior de la pierna y se encarga de inervar los músculos que levantan el pie («dorsiflexión»). El nervio está relativamente desprotegido al pasar por la cabeza del peroné. Por lo tanto, la lesión del peroneo común en la cabeza del peroné es la mononeuropatía más frecuente de la pierna y la causa más habitual de caída del pie.

Además de una neuropatía peronea común y de una radiculopatía de L5, que se contrastan en la tabla de *Características principales*, la caída aislada del pie puede ser causada por lesiones en cualquier parte de la vía que va desde las raíces nerviosas lumbosacras hasta el músculo tibial anterior. Así pues, el diagnóstico diferencial del pie caído por causa periférica incluye la plexopatía lumbar, la neuropatía ciática y la lesión del nervio peroneo profundo. Además, dado que el término «pie caído» se aplica a cualquier alteración en la que la dorsiflexión del pie se ve afectada más que la flexión plantar, las lesiones del sistema nervioso central (SNC) (accidente cerebrovascular, esclerosis múltiple), las enfermedades de la motoneurona (esclerosis lateral amiotrófica), las polineuropatías (Charcot-Marie-Tooth) y las miopatías también pueden producir pie caído. En estos casos, el examen mostrará un patrón de debilidad muscular no restringido a los músculos inervados por el nervio ciático.

FIGURAS

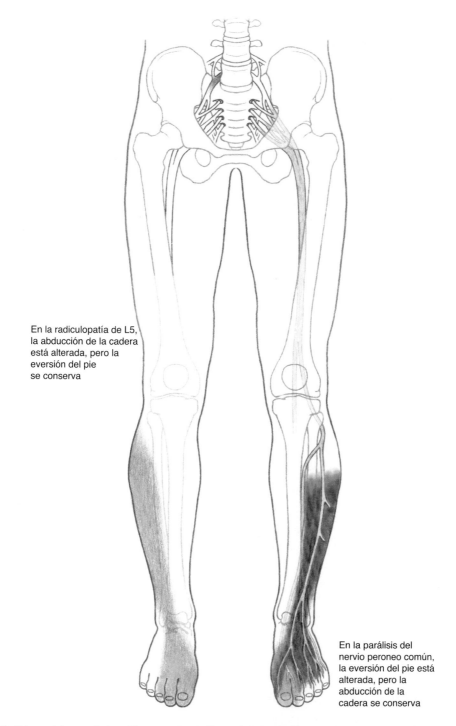

En la radiculopatía de L5,
la abducción de la cadera
está alterada, pero la
eversión del pie
se conserva

En la parálisis del
nervio peroneo común,
la eversión del pie está
alterada, pero la
abducción de la
cadera se conserva

Pérdida sensitiva en el pie caído por causa periférica debido a la lesión de la raíz L5 (*azul*, pierna derecha) y a la lesión del nervio peroneo común (*rojo/naranja*, pierna izquierda). La raíz nerviosa L5 está en *azul*; el nervio ciático y sus ramos tibial y peroneo están en *amarillo*.

PREGUNTAS PARA ESTUDIAR POR CUENTA PROPIA

1. ¿Qué hallazgos neurológicos ayudan a diferenciar el pie caído debido a un accidente cerebrovascular del que ocurre por la parálisis del nervio peroneo?
2. Explique cómo la exploración motora del tobillo ayuda a diferenciar el pie caído debido a una lesión del nervio ciático (cirugía de cadera o colocación incorrecta de una inyección intramuscular) del que ocurre por la parálisis del nervio peroneo.
3. ¿Qué hallazgo sensitivo ayuda a diferenciar un pie caído por la parálisis del nervio peroneo común del que ocurre por la parálisis del nervio peroneo profundo?
4. ¿Qué consejo le daría a un paciente con una neuropatía del nervio peroneo para evitar que se agrave aún más el daño?
5. Hombre de 40 años de edad con antecedentes de fractura reciente de la tibia izquierda presenta dolor en la pierna y caída del pie. En la exploración, hay sensibilidad en el compartimento anterior de la pierna izquierda, debilidad en la dorsiflexión del tobillo y de los dedos del pie y pérdida de sensibilidad en el primer espacio interdigital dorsal del lado izquierdo. El pulso pedio está ausente en la izquierda. ¿Qué enfermedad debe ser evaluada de forma urgente en este contexto clínico para evitar una lesión neurológica irreversible?

DESAFÍO

El «estimulador del nervio peroneo» es un dispositivo disponible en el mercado para los pacientes con pie caído. El estimulador se coloca alrededor de la pierna por encima de la rodilla y envía descargas a lo largo del nervio peroneo cuando el paciente gira la pierna para dar un paso. Describa los efectos sensitivos y motores esperados de la estimulación del nervio peroneo en un paciente con pie caído debido a un accidente cerebrovascular. ¿Qué causas de pie caído no son susceptibles al tratamiento con un estimulador del nervio peroneo?

BIBLIOGRAFÍA

Baima J, Krivickas L. Evaluation and treatment of peroneal neuropathy. *Curr Rev Musculoskelet Med.* 2008;1(2): 147-153. [recurso en línea gratuito]

Humphreys DB, Novak CB, Mackinnon SE. Patient outcome after common peroneal nerve decompression. *J Neurosurg.* 2007;107(2):314-318.

Stewart JD. Foot drop: where, why and what to do? *Pract Neurol.* 2008;8(3):158-169.

Plexopatía lumbosacra neoplásica

Compresión o invasión del plexo lumbar por una neoplasia.

CARACTERÍSTICAS PRINCIPALES

1. Dolor unilateral en la pierna.
   El dolor es una manifestación casi universal de la plexopatía lumbosacra relacionada con el cáncer. El dolor de piernas puede preceder a otros síntomas neurológicos durante semanas o meses. La presencia de dolor en la espalda baja es frecuente.
2. Debilidad en las piernas.
   El patrón de debilidad en las piernas dependerá de dónde esté afectado el plexo lumbosacro: la plexopatía lumbar (raíces nerviosas L1-L4) puede confundirse con una neuropatía femoral, mientras que la plexopatía sacra (raíces nerviosas L5-S4) puede confundirse con una neuropatía ciática.
3. Edema de piernas.
   El compromiso del flujo venoso de las piernas por el tumor ocasiona edema asimétrico de las piernas.
4. Tumoración rectal palpada en el tacto rectal.
   En la era moderna, es mucho más probable que una tumoración pélvica o retroperitoneal se identifique en una resonancia magnética (RM) o una tomografía computarizada (TC) que en la exploración física. La ausencia de una tumoración no descarta una causa neoplásica, ya que la plexopatía puede deberse a una invasión del nervio más que a una compresión del plexo.
5. La hidronefrosis ocurre cuando la tumoración comprime las vías de salida del riñón; puede detectarse con TC o RM de abdomen y pelvis o con ecografía renal.

SINOPSIS

En un paciente con antecedentes de neoplasia, especialmente una neoplasia abdominal o pélvica, que presenta síntomas y signos de plexopatía lumbar, una causa neoplásica es la probable culpable y es indicativa de la progresión del cáncer. Sin embargo, el diagnóstico diferencial de la plexopatía lumbosacra es amplio e incluye el absceso del psoas, el hematoma retroperitoneal, los aneurismas de la aorta abdominal o de la arteria ilíaca común, los traumatismos de la columna, la pelvis o la cadera, las lesiones quirúrgicas, las complicaciones obstétricas, la plexopatía por radiación y la amiotrofia diabética.

FIGURAS

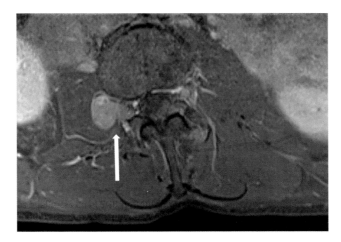

El ganglioneuroma, un tumor poco frecuente que se origina en los ganglios simpáticos, invade el músculo psoas derecho (*flecha*) y ejerce presión sobre el plexo lumbosacro.

PREGUNTAS PARA ESTUDIAR POR CUENTA PROPIA

1. ¿Qué músculos deben explorarse para distinguir una plexopatía lumbar de una neuropatía femoral?

2. ¿Qué músculos deben explorarse para distinguir una plexopatía sacra de una neuropatía ciática?

3. Mujer de 70 años de edad con trombosis venosa profunda, en tratamiento anticoagulante, desarrolla de forma aguda dolor en la región lumbar y en el muslo izquierdo. En la exploración se observa dolor a la palpación suprainguinal izquierda, una tumoración inguinal izquierda y debilidad ante la flexión de la cadera del lado izquierdo. ¿Qué diagnóstico debe considerarse en esta paciente? ¿Qué estudios de laboratorio y de imagen deben realizarse con urgencia?

4. Proponga un mecanismo por el cual la plexopatía lumbosacra es causada por a) una infección, b) una cirugía y c) un embarazo.

5. Los nervios del plexo lumbosacro transportan fibras autonómicas, así como fibras motoras y sensitivas. Describa las manifestaciones autonómicas que cabe esperar si se interrumpe el flujo autonómico a través de las raíces nerviosas sacras inferiores. ¿Qué cambios en la piel de las piernas se esperan observar debido a la pérdida de la función autonómica?

DESAFÍO

Cuando un paciente con cáncer y antecedentes de radioterapia tiene síntomas de una posible plexopatía lumbosacra, los médicos se enfrentan a la difícil tarea de diferenciar las causas neoplásicas de las radiológicas de la plexopatía. ¿Qué hallazgos clínicos, en la electromiografía (EMG) y en la RM favorecen que la causa sea por radiación en vez de ser neoplásica?

BIBLIOGRAFÍA

Brejt N, Berry J, Nisbet A, Bloomfield D, Burkill G. Pelvic radiculopathies, lumbosacral plexopathies, and neuropathies in oncologic disease: a multidisciplinary approach to a diagnostic challenge. *Cancer Imaging.* 2013;13(4):591-601. [recurso en línea gratuito]

Jaeckle KA. Neurologic manifestations of neoplastic and radiation-induced plexopathies. *Semin Neurol.* 2010;30(3):254-262.

Jaeckle KA, Young DF, Foley KM. The natural history of lumbosacral plexopathy in cancer. *Neurology.* 1985;35(1):8-15.

9 Radiculopatías lumbosacras agudas: L5 y S1

La compresión de las raíces nerviosas lumbosacras con mayor frecuencia se debe a la enfermedad degenerativa de la columna lumbosacra.

CARACTERÍSTICAS PRINCIPALES

	Radiculopatía de L4/L5 (raíz nerviosa L5 afectada)	Radiculopatía de L5/S1 (raíz nerviosa S1 afectada)
1. Déficit motor principal	Debilidad de la dorsiflexión del pie y de los dedos y de la abducción de la cadera	Debilidad de la flexión plantar del pie y de la extensión de la cadera
2. Déficits sensitivos	Parte anterior de la pierna y dorsal anterolateral del pie	Parte posterior de la pierna y cara plantar del pie
3. Reflejo del tobillo	Suele ser normal y nunca falta	Por lo general débil o ausente
4. Dolor	Se irradia desde la parte inferior de la espalda o la nalga hasta la cara lateral del muslo, la parte inferior de la pierna y el dorso del pie	Irradia desde la parte baja de la espalda o la nalga hasta la cara posterior del muslo, la pantorrilla y el talón
5. RM de la columna lumbosacra	Hernia discal L4/L5 (frecuente en pacientes jóvenes) o artropatía de la columna lumbar: hipertrofia de la articulación facetaria, formación de osteofitos (frecuente en pacientes mayores)	Hernia discal L5/S1 (frecuente en pacientes jóvenes) o artropatía de la columna lumbar (frecuente en pacientes mayores)

SINOPSIS

En la población general, la prevalencia a lo largo de la vida de un dolor lumbar importante es de aproximadamente el 80%. Las causas degenerativas, como la estenosis espinal, la enfermedad espondilótica, la hipertrofia de la articulación facetaria y la hernia discal, son las más frecuentes. La radiculopatía lumbosacra aguda debida a una hernia discal representa una pequeña minoría de los casos de lumbalgia, pero sigue siendo bastante frecuente, con una prevalencia estimada del 3% a lo largo de la vida. Las articulaciones L4-L5 y L5-S1 tienen el mayor movimiento de la columna lumbar, y el 90% de las hernias discales lumbosacras ocurren en estos dos niveles.

La RM de la columna lumbar no está indicada en los casos típicos de radiculopatía lumbosacra, en los que no hay déficits motores o autonómicos significativos y el dolor radicular es reproducible con la prueba de la pierna recta. Las medidas conservadoras y el paso del tiempo conducen a la resolución de los síntomas en días o semanas. En los casos raros en los que hay debilidad o incontinencia o retención intestinal o vesical, es obligatorio realizar un estudio de imagen urgente de la región inferior de la columna vertebral. Otros «signos de alerta» que pueden conducir a la obtención de imágenes, incluso en ausencia de déficits neurológicos focales, son los antecedentes de malignidad, el estado de inmunodeficiencia, los traumatismos de espalda, los síntomas sistémicos, el dolor intratable o el dolor que empeora en reposo.

FIGURAS

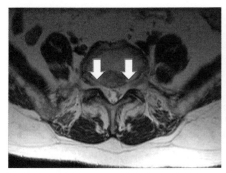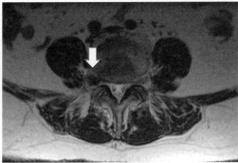

A la *izquierda* se muestra el disco normal y el agujero abierto (*flechas*). A la *derecha* se muestra una hernia discal extraforaminal lateral (*flecha*) que ocasiona un fuerte dolor ciático.

PREGUNTAS PARA ESTUDIAR POR CUENTA PROPIA

1. ¿Cuáles son las causas no neurológicas de la aparente debilidad en la flexión de la cadera y en la extensión de la rodilla?
2. ¿Cuáles son los principales hallazgos motores, sensitivos y reflejos en los pacientes con radiculopatías L2/L3 (compresión de la raíz nerviosa L3) y L3/L4 (raíz nerviosa L4)?
3. Paciente con antecedentes de hernia discal lumbar refiere sentir dolor irradiado y calambres en ambas piernas al caminar. Los síntomas disminuyen cuando se inclina hacia adelante con el carro del supermercado («signo del carro de compras»). ¿Qué diagnóstico debe sospecharse?
4. Paciente con síntomas radiculares típicos que no presenta una hernia discal evidente en el conducto espinal. ¿Qué tipo de hernia discal, que suele pasarse por alto en la resonancia, puede tener?
5. Nombre las causas más frecuentes de la radiculopatía no compresiva.

DESAFÍO

¿Cuál es la implicación clínica de la «ptosis testicular», por la que se observa un testículo marcadamente más abajo en el lado del dolor? Explique cómo esta alteración puede deberse a una radiculopatía (compare su respuesta con la que se proporciona en Bartleson JD, et al. *Neurol Clin Pract*. 2015;5(2):178-181).

BIBLIOGRAFÍA

Tarulli AW, Raynor EM. Lumbosacral radiculopathy. *Neurol Clin*. 2007;25(2):387-405.
Tavee JO, Levin KH. Low back pain. *Continuum (Minneap Minn)*. 2017;23(2, Selected Topics in Outpatient Neurology):467-486.
Tawa N, Rhoda A, Diener I. Accuracy of clinical neurological examination in diagnosing lumbo-sacral radiculopathy: a systematic literature review. *BMC Musculoskelet Disord*. 2017;18(1):93. [recurso en línea gratuito]

10 Amiotrofia diabética (neuropatía diabética del plexo radicular lumbosacro)

Polirradiculoneuropatía aguda y dolorosa en pacientes con diabetes mellitus.

CARACTERÍSTICAS PRINCIPALES

1. Antecedentes de diabetes mellitus de tipo 2 (DM2).
   El paciente clásico es un individuo de mediana edad con una DM2 leve. En aproximadamente el 25% de los pacientes, el diagnóstico de diabetes es desconocido en el momento de la presentación.
2. La pérdida de peso inexplicable suele preceder a la aparición de los síntomas.
3. Aparición aguda de dolor unilateral e intenso en la pierna.
   El dolor se manifiesta en el muslo, la cadera, la nalga y la parte baja de la espalda.
4. Aparición subaguda de debilidad unilateral en la pierna.
   La debilidad empeora progresivamente: la mitad de los pacientes necesita una silla de ruedas, seguido de una recuperación lenta e incompleta. El dolor y la debilidad pueden extenderse a la otra pierna a las pocas semanas de su presentación.
5. Disfunción autonómica.
   Es frecuente la presencia de hipotensión ortostática, taquicardia, disfunción urinaria y sexual, estreñimiento o diarrea.

SINOPSIS

La neuropatía diabética del plexo radicular lumbosacro es una alteración monofásica poco frecuente que ocurre en los pacientes con DM2 relativamente leve. En cambio, la polineuropatía sensitivomotora axonal simétrica es frecuente, crónica, progresiva y suele estar asociada con una diabetes mellitus de larga duración y mal controlada. La neuropatía diabética del plexo radicular lumbosacro puede conceptualizarse como una microvasculitis de las raíces nerviosas lumbosacras, del plexo y de los nervios de la pierna, incluido el nervio femoral. La microvasculitis puede explicar el dolor intenso (isquemia nerviosa), el patrón y la gravedad de la debilidad.

FIGURAS

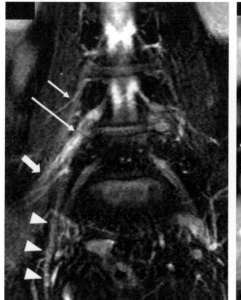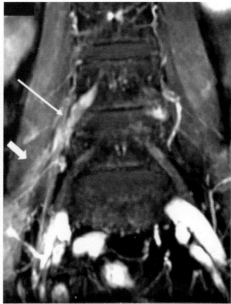

La RM de este caso de neuropatía diabética del plexo radicular lumbosacro (amiotrofia diabética) tiene un aumento del calibre y de la señal T2 (*derecha*) y un realce anómalo del contraste en T1 (*izquierda*) del nervio L3 derecho (*flecha corta y fina*), del nervio L4 (*flecha larga y fina*), de la porción proximal del nervio femoral (*flecha corta y gruesa*) y del nervio obturador derecho (*puntas de flecha*) (reproducido con autorización de Cianfoni A, Luigetti M, Madia F, et al. Teaching neuroImage: MRI of diabetic lumbar plexopathy treated with local steroid injection. *Neurology.* 2009;72(6):e32-e33.)

PREGUNTAS PARA ESTUDIAR POR CUENTA PROPIA

1. ¿Qué músculos ayudan a diferenciar la neuropatía diabética del plexo radicular lumbosacro de una neuropatía femoral?
2. Explique por qué las pruebas de EMG de los músculos paraespinales pueden ayudar a diferenciar la neuropatía diabética del plexo radicular lumbosacro de una plexopatía lumbar.
3. Hombre de 50 años de edad con antecedentes de neuropatía diabética del plexo radicular lumbosacro experimenta dolor intenso en el brazo, entumecimiento y debilidad que sugieren plexopatía braquial. ¿Cuál es la explicación probable de estos síntomas?
4. Hombre de 60 años de edad se presenta con síntomas que sugieren fuertemente neuropatía diabética del plexo radicular lumbosacro, pero sin antecedentes de diabetes mellitus, y las pruebas de glucemia están dentro del rango normal. ¿Cuál es el diagnóstico más probable?
5. Proporcione ejemplos de mononeuropatías focales en pacientes con diabetes mellitus.

DESAFÍO

Amiotrofia significa atrofia muscular (del griego: *myo*) y es la secuela habitual de la amiotrofia diabética. Explique por qué la lesión de los nervios en la amiotrofia diabética ocasiona atrofia muscular.

BIBLIOGRAFÍA

Laughlin RS, Dyck PJ. Diabetic radiculoplexus neuropathies. *Handb Clin Neurol.* 2014;126:45-52.
Pasnoor M, Dimachkie MM, Barohn RJ. Diabetic neuropathy part 2: proximal and asymmetric phenotypes. *Neurol Clin.* 2013;31(2):447-462. [recurso en línea gratuito]

Polineuropatías

Breve introducción a las polineuropatías

El nervio es un cuerpo simple y sólido, causa del movimiento voluntario, pero difícil de percibir en la disección. Según Erasístrato y Herófilo, hay nervios capaces de sentir, pero según Asclepíades, no es así. Según Erasístrato, hay dos tipos de nervios, los sensitivos y los motores.

Rufo de Éfeso*

Un nervio periférico contiene fibras motoras, sensitivas y autonómicas. La señal motora se inicia en la motoneurona del asta anterior de la médula espinal y viaja a través de la raíz nerviosa ventral, el plexo y el nervio para llegar a la unión neuromuscular. La señal sensitiva viaja en sentido contrario: se origina en la terminación nerviosa cercana al receptor sensitivo y asciende por el nervio periférico, el plexo y la raíz para llegar a los cuerpos celulares neuronales dentro de los ganglios de la raíz dorsal, que se encuentra en los agujeros intervertebrales. Las fibras nerviosas grandes mielinizadas son las «vías rápidas»: transportan la señal 50 veces más rápido que los nervios no mielinizados. Esto explica por qué, al tocar un objeto hirviendo, la sensación de tacto transmitida por las fibras mielinizadas precede en un intervalo de tiempo apreciable a la sensación de calor transmitida por las fibras nerviosas no mielinizadas.

Los estudios de conducción nerviosa (ECN) evalúan la integridad de las grandes fibras mielinizadas. Para valorar las fibras sensitivas, se estimula un nervio en el punto A y se registra una respuesta (el «potencial de acción del nervio sensitivo») en el punto B. El tiempo transcurrido desde la estimulación hasta el registro, dividido por la distancia entre los puntos A y B, es la velocidad de conducción de las fibras sensitivas. Para probar las fibras motoras, el nervio se estimula en dos puntos a lo largo de su recorrido (en un punto A más proximal y en un punto B más distante) mientras que la respuesta muscular se mide en el punto C, sobre un músculo inervado por el nervio respectivo. La respuesta muscular se denomina «potencial de acción muscular compuesto» (CMAP, *compound muscle action potential*). La diferencia de tiempo entre la estimulación de los puntos A y B, y la respuesta en el punto C, dividida por la distancia entre los puntos A y B, es la velocidad de conducción a lo largo del nervio motor. La amplitud de los CMAP corresponde aproximadamente a la cantidad de tejido muscular excitado por el nervio. Si el nervio está dañado y la fuerza de la señal disminuye, entonces no consigue estimular tanto el tejido muscular y los CMAP son más pequeños. Esto se observa en las neuropatías axonales. La velocidad de conducción no es afectada mucho en las neuropatías axonales, ya que la velocidad no depende tanto del número de axones mielinizados dentro del nervio como de la presencia de al menos algunas fibras mielinizadas. Si al menos una parte de los axones mielinizados está intacta, la velocidad a lo largo del nervio prácticamente no varía. Por el contrario, cuando las fibras nerviosas mielinizadas son despojadas de su mielina, como ocurre en las neuropatías desmielinizantes, la velocidad de conducción se reduce considerablemente, pero la magnitud de los

---

*Herófilo y Erasístrato fueron médicos griegos del siglo III a.C. que fundaron la primera escuela de anatomía de Alejandría, donde realizaron disecciones sistemáticas de cadáveres humanos (y posiblemente vivisecciones). El pasaje de Ruso de Éfeso, quien vivió varios siglos después que Herófilo y Erasístrato, en el siglo I d.C., ilustra las dificultades de llevar a cabo estudios anatómicos sobre el sistema nervioso (citado de Acar F. Herophilus of Chalcedon: a pioneer in neuroscience. *Neurosurgery*. 2005;56(4):861-867).

CMAP no disminuye mucho porque se transduce aproximadamente la misma «cantidad» de señal eléctrica al músculo. Cuando la señal decae rápidamente entre los puntos A y B, la estimulación en el punto A puede no producir ningún CMAP. Esto se denomina «bloqueo de la conducción», un hallazgo importante en las neuropatías desmielinizantes y las mononeuropatías por compresión.

Los ECN permiten clasificar las neuropatías en principalmente axonales o principalmente desmielinizantes. Esta caracterización ayuda a acotar el diagnóstico diferencial. Los ECN también sirven para dilucidar el patrón de la lesión nerviosa. En la radiculopatía, los nervios motores que provienen de una sola raíz nerviosa pueden verse afectados y otros no. En una plexopatía, los nervios suministrados por varias raíces nerviosas están afectados. En una mononeuropatía, como la parálisis del nervio radial o la parálisis peronea común, los ECN puede ayudar a localizar en qué parte del nervio ha ocurrido la compresión. En las polineuropatías, las anomalías están presentes en múltiples nervios. Los ECN de las fibras motoras y sensitivas pueden ser útiles para saber si una neuropatía es motora, sensitiva o, como suele ser el caso, sensitivomotora. La combinación de los antecedentes con los hallazgos de la exploración neurológica y los ECN permite dilucidar la causa de la polineuropatía en muchos pacientes. En esta sección se muestran ejemplos importantes de polineuropatías crónicas, agudas, axonales y desmielinizantes.

BIBLIOGRAFÍA

Bromberg MB. An electrodiagnostic approach to the evaluation of peripheral neuropathies. *Phys Med Rehabil Clin N Am.* 2013;24(1):153-168.

Mallik A, Weir AI. Nerve conduction studies: essentials and pitfalls in practice. *J Neurol Neurosurg Psychiatry.* 2005;76(suppl 2):ii23-ii31. [recurso en línea gratuito]

11 Polineuropatía diabética sensitivomotora

Polineuropatía sensitivomotora crónica debida a la diabetes mellitus.

CARACTERÍSTICAS PRINCIPALES

1. Antecedentes de diabetes mellitus (DM) de tipo 1 o 2.
   Los factores de riesgo para el desarrollo de la polineuropatía sensitivomotora diabética (PSMD) son la duración de la DM y el control inadecuado de la glucemia.
2. Patrón de pérdida sensitiva en «guante o calceta».
   Esto representa la distribución clásica de las polineuropatías axonales dependientes de la longitud: cuanto más largos sean los axones, más probable es que se dañen. La sensación de la vibración suele disminuir o perderse en los dedos de los pies.
3. Dolor de pies.
   Las molestias, los calambres y el entumecimiento de los pies son habituales. Una minoría de pacientes tendrá dolor neuropático, caracterizado por sensaciones de hormigueo, pinchazos, dolor, ardor y descarga eléctrica.
4. Ausencia o disminución de los reflejos del tobillo.
   Los reflejos del tobillo disminuidos o ausentes tienen más sensibilidad para la PSMD que todos los signos de la exploración física.
5. Los ECN son compatibles con una polineuropatía axonal «sensitiva más que motora».
   La evaluación de los ECN puede no ser necesaria en los casos típicos, ya que la PSMD ocurre hasta en la mitad de los pacientes con DM de larga evolución.

SINOPSIS

Existen más de una docena de tipos diferentes de neuropatías asociadas con la DM o a los tratamientos para diabéticos (PSMD, autonómicas, de fibra pequeña, sensitivas dolorosas agudas, neuropatías hiperglucémicas, mononeuropatías, neuropatía diabética del plexo radicular lumbosacro, entre otras). La PSMD, la más frecuente de las neuropatías diabéticas, es una polineuropatía sensitivomotora crónica, distal, simétrica, de fibras grandes y pequeñas. La PSMD es la causa más habitual de polineuropatía en los países occidentales. Dado que la PSMD es una neuropatía en «retroceso», los axones más largos son afectados primero. Así, los síntomas suelen comenzar en los dedos de los pies y progresan lentamente hasta afectar los pies y, a veces, los dedos, las manos y, muy rara vez, el tronco. La pérdida de grandes fibras nerviosas sensitivas da lugar a déficits de la sensación vibratoria y del sentido de la posición articular. Los nervios motores no suelen estar tan afectados y la debilidad franca es infrecuente. La PSMD puede coexistir con la neuropatía autonómica.

Los pacientes con PSMD crónica son propensos a la ulceración del pie porque carecen de sensibilidad protectora y tienen una sudoración anómala y una mala cicatrización de las heridas. Por lo tanto, la exploración rutinaria de los pies debe formar parte de la evaluación de todos los pacientes con PSMD.

FIGURAS

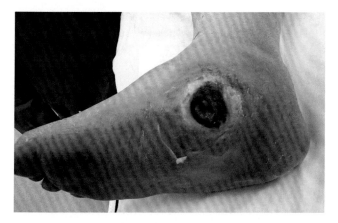

El pie de Charcot suele observarse en los pacientes con polineuropatía diabética (PND). El pie está deformado y es mecánicamente inestable y propenso a las ulceraciones. Hay colapso del mesopié (deformidad en «pie de mecedora»). El reconocimiento y el tratamiento tempranos del pie de Charcot pueden prevenir las fracturas, la osteomielitis y la amputación de las extremidades (reproducido con autorización de Wiesel SW. *Operative Techniques in Orthopaedic Surgery*. 2nd ed. Philadelphia, PA: Wolters Kluwer; 2015. Part 8. Figure 42.5).

PREGUNTAS PARA ESTUDIAR POR CUENTA PROPIA

1. Mujer de 60 años de edad con DM de tipo 2 (DM2) refiere un hormigueo doloroso en ambos pies. En la exploración la fuerza muscular es normal, los reflejos de estiramiento muscular no están alterados y hay una disminución en la discriminación de la temperatura y el dolor con el pinchazo de un alfiler. Usted sospecha de una polineuropatía axonal sensitivomotora diabética, pero los estudios electrodiagnósticos (electromiografía [EMG]/ECN) no tienen alteraciones. ¿Qué tipo de neuropatía es concordante con los ECN sin alteraciones? ¿Qué prueba podría confirmar su sospecha de una neuropatía?

2. Mujer de 70 años de edad con DM2 refiere tener dificultades para mantener su rutina de ejercicios y dice no sudar tanto como antes. En la exploración se encuentra taquicardia leve e hipotensión ortostática. ¿Qué tipo de neuropatía diabética podría explicar estos síntomas? ¿Qué síntomas adicionales trataría de obtener para confirmar su sospecha? ¿Cómo se puede evaluar objetivamente la función de sudoración de la paciente? ¿Cuál es una prueba de sudoración fiable que puede realizarse a pie de cama? (Compare su respuesta con la de Khurana RK. *Clin Auton Res*. 2017;27(2):91-95. [recurso en línea gratuito])

3. Hombre de 50 años de edad con DM2 presenta signos y síntomas de polineuropatía dolorosa distal simétrica progresiva que afecta a ambos pies, manos y tronco en el transcurso de pocas semanas. Refiere depresión y pérdida de peso de 9 kg. Explique por qué estos antecedentes no son compatibles con la PSMD. ¿Qué otro diagnóstico debe considerarse, principalmente por la reciente pérdida de peso? ¿Qué recomendaciones le daría que pudieran revertir sus síntomas?

4. Hombre de 70 años de edad con DM2 tiene síntomas que sugieren polineuropatía simétrica distal dolorosa. En la exploración se observa pérdida de ambos reflejos del tobillo, signos de Babinski bilaterales y marcha ligeramente espástica. Explique por qué estos hallazgos no son compatibles con la PSMD. Sugiera investigaciones adicionales para las enfermedades reversibles que podrían explicar los síntomas del paciente.

5. ¿Cuáles son los medicamentos de primera línea para tratar la neuropatía diabética dolorosa?

DESAFÍO

¿Qué es el «daño orgánico específico» debido a la DM? Compare la prevalencia de los daños orgánicos específicos en diferentes sistemas, incluidos los nervios periféricos. ¿Qué pruebas de cribado se recomiendan para prevenir el daño orgánico específico en la DM?

BIBLIOGRAFÍA

Russell JW, Zilliox LA. Diabetic neuropathies. *Continuum (Minneap Minn)*. 2014;20(5 Peripheral Nervous System Disorders):1226-1240.

Shehab DK, Al-Jarallah KF, Abraham M, et al. Back to basics: ankle reflex in the evaluation of peripheral neuropathy in type 2 diabetes mellitus. *QJM*. 2012;105(4):315-320. [recurso en línea gratuito]

12 Polineuropatía inflamatoria desmielinizante crónica

Polirradiculoneuropatía crónica inmunomediada.

CARACTERÍSTICAS PRINCIPALES

1. Debilidad muscular insidiosa, progresiva y simétrica de los músculos proximales y distales.
   Por definición, los síntomas de la polineuropatía inflamatoria desmielinizante crónica (PIDC) progresan durante 2 meses o más. El curso clínico es lentamente progresivo o remitente-recurrente.
2. Parestesias en extremidades.
   Los déficits sensitivos suelen ser menos prominentes que los motores, aunque los pacientes pueden referir dolor neuropático considerable.
3. Hiporreflexia o arreflexia difusa.
4. En los ECN se observa un enlentecimiento de la velocidad, un bloqueo de la conducción, la desaparición de las ondas F y la dispersión y reducción del CMAP.
5. Disociación albuminocitológica en el líquido cefalorraquídeo (LCR).
   La concentración de proteínas del LCR está aumentada, con frecuencia mayor de 60 mg/dL, mientras que el recuento de leucocitos es normal o está ligeramente aumentado (siempre < 10 células/mm^3).

SINOPSIS

Las PIDC y las polineuropatías inflamatorias desmielinizantes agudas (PIDA) son trastornos inmunomediados que causan desmielinización de las raíces, los plexos y los nervios periféricos. Las dos alteraciones difieren en varios aspectos importantes. La PIDC es insidiosa y crónica, mientras que la PIDA es aguda y monofásica. La PIDC rara vez causa una disfunción autonómica o una insuficiencia respiratoria neuromuscular, mientras que la PIDA puede producir ambas. La PIDC responde bien al tratamiento con corticoesteroides, en comparación con la PIDA.

El diagnóstico y la subtipificación de la PIDC requieren estudios electrodiagnósticos. La elección del tratamiento inmunomodulador puede depender del subtipo específico, definido con métodos clínicos y electrodiagnósticos, así como de los autoanticuerpos asociados. La resonancia magnética (RM) de las raíces y los plexos nerviosos y la biopsia de nervio, aunque no son necesarias, apoyan el diagnóstico de la PIDC si hay realce de contraste o hipertrofia de las raíces y plexos nerviosos espinales (raquídeos) en la RM y evidencia de inflamación, desmielinización y remielinización (aspecto de «bulbos de cebolla») en la biopsia de nervio.

FIGURAS

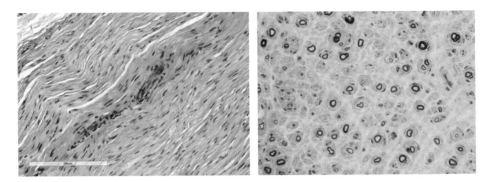

Sección teñida con hematoxilina y eosina en la que se observa edema endoneural y escasos infiltrados inflamatorios crónicos; ampliación de 400×. En las secciones teñidas con azul de toluidina se muestra la pérdida de fibras mielinizadas y la extensa formación de bulbos de cebolla; aumento de 600× (cortesía de Shahad Abdulameer, MD and Ewa Borys, MD, PhD, Department of Pathology, Loyola University Chicago, Stritch School of Medicine).

PREGUNTAS PARA ESTUDIAR POR CUENTA PROPIA

1. La PIDC puede presentar hallazgos similares en los ECN que las polineuropatías desmielinizantes genéticas (enfermedad de Charcot-Marie-Tooth). ¿Cómo diferenciaría las polineuropatías desmielinizantes adquiridas de las heredadas con base en la exploración física?

2. ¿Qué tratamientos son eficaces tanto para la PIDC como para la PIDA, y qué tratamientos solo son eficaces para la PIDC, pero no para la PIDA?

3. Una variante importante de la PIDC es la neuropatía desmielinizante motora pura, que suele responder a la inmunoglobulina intravenosa (IGIV). Esta entidad tratable debe diferenciarse de la esclerosis lateral amiotrófica, trastorno de las motoneuronas inevitablemente progresivo y uniformemente letal. Explique cómo diferenciar estas dos enfermedades con la EMG.

4. En las neuropatías axonales, los músculos distales resultan afectados y los reflejos de estiramiento de los músculos distales son hipoactivos, mientras que la fuerza muscular proximal y los reflejos de estiramiento de los músculos proximales están conservados. En las polineuropatías desmielinizantes, tanto los músculos proximales como los distales están afectados, y los reflejos de estiramiento muscular son hipoactivos o están ausentes de forma difusa. Brinde una explicación plausible para estas diferencias clínicas entre las neuropatías axonales y desmielinizantes.

5. Un subgrupo de pacientes con PIDC presenta autoanticuerpos que pueden ser patógenos. ¿A qué segmentos de los nervios mielinizados se dirigen los anticuerpos? ¿Cuál es la importancia clínica de estos autoanticuerpos?

DESAFÍO

Además de la debilidad muscular y los hallazgos sensitivos, los pacientes con PIDC pueden presentar ataxia. Explique cómo puede ocurrir la ataxia cuando la función cerebelosa no tiene alteraciones.

BIBLIOGRAFÍA

Mathey EK, Park SB, Hughes RAC, et al. Chronic inflammatory demyelinating polyradiculoneuropathy: from pathology to phenotype. *J Neurol Neurosurg Psychiatry*. 2015;86(9):973-985.

Sander HW, Latov N. Research criteria for defining patients with CIDP. *Neurology*. 2003;60(8 suppl 3):S8-S15.

Vural A, Doppler K, Meinl E. Autoantibodies against the node of ranvier in seropositive chronic inflammatory demyelinating polyneuropathy: diagnostic, pathogenic, and therapeutic relevance. *Front Immunol*. 2018;9:1029. [recurso en línea gratuito]

Síndrome de Guillain-Barré

Polirradiculoneuropatía aguda inmunomediada y desmielinizante.

CARACTERÍSTICAS PRINCIPALES

1. Parálisis rápidamente progresiva.

   La debilidad suele comenzar en las piernas («parálisis ascendente») y progresa hasta afectar los brazos y, a menudo, también los músculos respiratorios, bulbares (disfagia, disartria) y faciales (diplejía facial). En cerca del 20% de los pacientes, la parálisis de los músculos respiratorios ocasiona insuficiencia respiratoria que requiere ventilación mecánica. El punto máximo ocurre a las 2 semanas siguientes al inicio, seguido de una recuperación lenta y a menudo incompleta.

2. Disminución difusa o ausencia de reflejos de estiramiento muscular.

   Los reflejos disminuyen en los miembros más débiles.

3. Las parestesias y los dolores musculares se presentan al principio de la enfermedad.

   Los déficits sensitivos objetivos aparecen más tarde.

4. Disfunción autonómica.

   Las arritmias o la presión arterial lábil son los síntomas autonómicos más graves y pueden requerir una monitorización cardíaca continua. Las disfunciones intestinales o vesicales son frecuentes y requieren un control de la retención urinaria y del íleo.

5. Disociación albuminocitológica del LCR.

   La combinación de un recuento normal de leucocitos en el LCR y una concentración aumentada de proteínas en dicho líquido se considera muy característica del síndrome de Guillain-Barré (SGB).

SINOPSIS

Síndrome de Guillain-Barré es un término general para referirse a los trastornos desmielinizantes autoinmunitarios agudos de las raíces, los plexos y los nervios periféricos. Las variantes del SGB incluyen la PIDA, la neuropatía axonal motora aguda (NAMA) y la neuropatía axonal sensitivomotora aguda (NASMA). El síndrome de Miller-Fisher, caracterizado por arreflexia, oftalmoparesia y ataxia, presumiblemente tiene una patogenia similar a la del SGB.

El SGB puede ser desencadenado por una infección por *Campylobacter jejuni*, citomegalovirus, *Mycoplasma pneumoniae*, virus de Epstein-Barr, virus del oeste del Nilo, virus del Zika y virus de la inmunodeficiencia humana (VIH). A diferencia de lo que ocurre en la PIDC, no es necesario llevar a cabo estudios electrodiagnósticos antes del inicio del tratamiento, ya que los signos de desmielinización difusa pueden no estar presentes en los estudios de ECN en las primeras fases de la enfermedad. Uno de los primeros hallazgos en los ECN consiste en la prolongación de la latencia de la onda F. Las ondas F se provocan mediante la supraestimulación de un nervio motor. El tiempo que transcurre desde la estimulación nerviosa hasta la contracción (la latencia de la onda F) se prolonga si hay una conducción lenta en cualquier parte de los nervios o raíces motoras. Otras características electromiográficas de la desmielinización (bloqueos de conducción, dispersión y reducción de los CMAP) aparecen más tarde en la cronología de la enfermedad. La inflamación de las raíces de los nervios espinales puede provocar una fuga de proteínas en el LCR, y la falta de inflamación en el espacio subaracnoideo puede explicar la ausencia de células inflamatorias en dicho líquido (de ahí la «disociación albuminocitológica»). Los tratamientos para el SGB incluyen la IGIV y la plasmaféresis. El tratamiento de apoyo es esencial. Incluso con el mejor tratamiento, pueden producirse resultados letales en el 5-10% de los casos, generalmente debido a complicaciones cardiovasculares y respiratorias.

FIGURAS

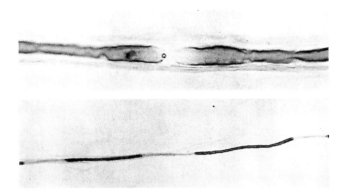

Las fibras nerviosas mielínicas en el SGB presentan una desmielinización segmentaria (*inferior*) que comienza en los nódulos de Ranvier (*superior*) (reproducido con autorización de Husain AN, Stocker JT, Dehner LP. *Stocker and Dehner's Pediatric Pathology*. 4th ed. Philadelphia, PA: Wolters Kluwer; 2015: Fig. 27.12).

PREGUNTAS PARA ESTUDIAR POR CUENTA PROPIA

1. La cuadriparesia rápidamente progresiva es una urgencia neurológica. Es esencial diferenciar rápidamente una serie de posibilidades de diagnóstico. La exploración neurológica para dilucidar el patrón de debilidad muscular y evaluar la afectación de los nervios craneales y los déficits sensitivos y autonómicos ayuda a reducir el diferencial (para un diagnóstico diferencial completo, *véase* la referencia de Leonhard SE, et al.). Explique cómo el patrón de déficits sensitivos ayuda a diferenciar el SGB de la lesión medular cervical, una causa importante de cuadriparesia aguda.

2. ¿Cuáles son los hallazgos neurológicos clave que ayudan a diferenciar el SGB de las enfermedades de la función neuromuscular que pueden causar cuadriparesia: la miastenia grave, el botulismo, la hipermagnesemia, la parálisis por garrapatas o la intoxicación por organofosforados? Mencione un hallazgo clave en los ECN que sustente el diagnóstico de SGB y un hallazgo clave que apoye el diagnóstico de trastornos de la unión neuromuscular.

3. ¿Con qué estudio se puede predecir si un paciente puede necesitar ventilación mecánica? ¿Qué parámetros respiratorios predicen la necesidad de ventilación?

4. ¿Qué reflejo puede ayudar a determinar si un paciente tiene riesgo de broncoaspiración?

5. ¿Cuáles son las indicaciones más importantes para el ingreso de pacientes con SGB en la unidad de cuidados intensivos (UCI)?

DESAFÍO

Un chico de 15 años de edad tiene calambres musculares y una marcada debilidad generalizada después de terminar una extenuante excursión por la montaña. El color de su orina se volvió anaranjado. Ya ha tenido síntomas similares una vez. ¿Qué región del neuroeje es posible que esté afectada? ¿Qué categoría de enfermedad hay que tener en cuenta?

BIBLIOGRAFÍA

Leonhard SE, Mandarakas MR, Gondim FAA, et al. Diagnosis and management of Guillain-Barré syndrome in ten steps. *Nat Rev Neurol.* 2019;15(11):671-683. [recurso en línea gratuito]

Willison HJ, Jacobs BC, van Doorn PA. Guillain-Barré syndrome. *Lancet.* 2016;388(10045):717-727.

14 Polineuropatía por enfermedad grave y miopatía por enfermedad grave

Las causas más frecuentes de la debilidad muscular generalizada adquirida en pacientes críticos.

CARACTERÍSTICAS PRINCIPALES

La polineuropatía por enfermedad grave (PEG) y la miopatía por enfermedad grave (MEG) a menudo coexisten. En el cuadro se muestra una versión simplificada y dicotómica de las dos alteraciones.

	PEG	MEG
Antecedentes médicos	Síndrome de respuesta inflamatoria sistémica (SRIS); insuficiencia multiorgánica	SRIS; uso de corticoesteroides, fármacos bloqueadores neuromusculares
Patrón de debilidad muscular	Debilidad muscular distal más que proximal	Músculos distales y proximales
Dificultad para desconectar a los pacientes del ventilador	Sí	Sí
Reflejos de estiramiento muscular	Disminuidos o ausentes	Los reflejos pueden estar disminuidos pero no ausentes
Biopsia muscular	Atrofia agrupada que afecta principalmente a las fibras musculares de tipo 2	Pérdida selectiva de filamentos de miosina

SINOPSIS

La PEG y la MEG son las causas más probables de la cuadriparesia adquirida y del fracaso en el retiro del ventilador en los pacientes en situación clínica crítica. La PEG es una polineuropatía axonal, por lo que los músculos inervados más distalmente son afectados primero, y los reflejos musculares de estiramiento son hipoactivos o están ausentes. En la MEG, tanto los músculos proximales como los distales pueden afectarse y los reflejos de estiramiento muscular no están ausentes. La atención de la PEG y la MEG incluye el tratamiento intensivo del SRIS, limitar el empleo de corticoesteroides, evitar los fármacos bloqueadores neuromusculares, el control de la glucemia y la movilización y rehabilitación tempranas. A pesar de la gravedad de la debilidad muscular, la mayoría de los pacientes con PEG y MEG se recuperan parcial o totalmente en unos meses. Aun así, aproximadamente el 30% de los pacientes no recuperan la capacidad para deambular de forma independiente, y en algunos no es posible retirar el ventilador.

FIGURAS

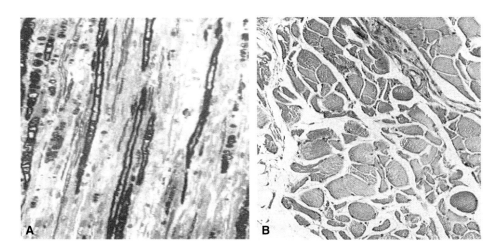

Biopsias de nervio (*izquierda*) y músculo (*derecha*) de un paciente con PEG grave; en este caso no se ha podido realizar el retiro de la ventilación mecánica. (**A**) Se observa la degeneración y muerte de los axones y el colapso de la mielina. (**B**) Se muestran pequeñas fibras musculares atróficas y anguladas secundarias a la degeneración axonal (de Zochodne DW, Bolton CF, Wells GA, et al. Critical illness polyneuropathy. A complication of sepsis and multiple organ failure. *Brain*. 1987;110(Pt 4):819-841. Reproducido con autorización de Oxford University Press).

PREGUNTAS PARA ESTUDIAR POR CUENTA PROPIA

1. ¿Qué características clave de los ECN diferencian la PEG del SGB?
2. ¿Cuál es la probabilidad de desarrollar PEG o MEG en un paciente con estado asmático que requiere intubación y esteroides intravenosos, en un paciente con SRIS ingresado en la unidad de cuidados intensivos, y en un paciente con SRIS e insuficiencia multiorgánica?
3. El bloqueo neuromuscular terapéutico ocasiona cuadriparesia. Los efectos del bloqueo neuromuscular pueden prolongarse en los pacientes críticos con insuficiencia renal o hepática. Explique cómo la «prueba tren de cuatro» podría ayudar a determinar la profundidad del bloqueo neuromuscular y evitar el «exceso de parálisis».
4. ¿Cuáles son las complicaciones infecciosas, vasculares, nerviosas, articulares y cutáneas más frecuentes de la inmovilización prolongada? ¿Qué tipo de intervención podría disminuir el riesgo de estas complicaciones?
5. ¿Qué hallazgos de la exploración física ayudan a diferenciar las causas neuromusculares de la dificultad del retiro ventilatorio de las causas pulmonares y cardíacas?

DESAFÍO

Explique por qué la «atrofia muscular de grupo» está presente en la biopsia muscular en la PEG pero no en la MEG.

BIBLIOGRAFÍA

Heunks LM, van der Hoeven JG. Clinical review: the ABC of weaning failure - a structured approach. *Crit Care*. 2010;14(6):245. [recurso en línea gratuito]

Shepherd S, Batra A, Lerner DP. Review of critical illness myopathy and neuropathy. *Neurohospitalist*. 2017;7(1):41-48.

Stevens RD, Dowdy DW, Michaels RK, et al. Neuromuscular dysfunction acquired in critical illness: a systematic review. *Intensive Care Med*. 2007;33(11):1876-1891.

Trastornos de la unión neuromuscular

Breve introducción a los trastornos de la unión neuromuscular

Tengo a mi cargo una mujer prudente y honesta, que desde hace muchos años es víctima de esta especie de parálisis espuria, no solo en sus miembros, sino también en su lengua; durante algún tiempo puede hablar libremente y con bastante facilidad, pero después de haber hablado mucho tiempo, o apresuradamente, o ansiosamente, no es capaz de decir una palabra, sino que se queda muda como un pez, y no puede recuperar el uso de la voz en una o dos horas.

Thomas Willis[*]

La unión neuromuscular (UNM) comprende la terminal nerviosa presináptica, la sinapsis neuromuscular y la membrana muscular esquelética postsináptica. La transducción de señales del nervio al músculo puede conceptualizarse como un triatlón de «saltos» (conducción nerviosa saltatoria), «transmisión» (difusión del neurotransmisor a través de la UNM) y «tirones» (contracción de las fibras musculares). Cuando una señal eléctrica suficientemente fuerte llega a la membrana presináptica, hace que la membrana del nervio se despolarice y que se abran los canales de calcio dependientes de voltaje (CCDV). La entrada de calcio en la terminal nerviosa hace que las vesículas llenas de acetilcolina (ACh) se fusionen con las membranas celulares y la ACh se derrame en la hendidura sináptica. A medida que las moléculas de ACh se difunden a través de la sinapsis, se unen a los receptores de ACh en la membrana muscular postsináptica, haciendo que la membrana muscular se despolarice. Si la suma total de la despolarización es lo suficientemente fuerte como para desencadenar un potencial de acción a lo largo del músculo, entonces una onda de despolarización barre a lo largo de la membrana del músculo conduciendo a la contracción muscular. Para que los músculos vuelvan a contraerse, es necesario eliminar la ACh del receptor. Esta función la realiza la enzima acetilcolinesterasa dentro de la UNM.

---

[*]Thomas Willis (1621-1675), brillante anatomista inglés, médico y miembro fundador de la Royal Society, acuñó el término «neurología» para denominar el estudio del sistema nervioso. Las múltiples contribuciones de Willis a la neurología incluyen la descripción de la circulación cerebral (el epónimo «polígono de Willis»), la denominación de los nervios craneales, el descubrimiento de que la hemiplejía puede deberse a lesiones en la cápsula interna, la descripción temprana del sistema nervioso autónomo, el hallazgo de que las lesiones del nervio vago causan arritmia cardíaca y la primera descripción conocida de la miastenia grave, citada en el epígrafe (Hughes T. The early history of myasthenia gravis. *Neuromuscul Disord*. 2005 Dec;15(12):878-86).

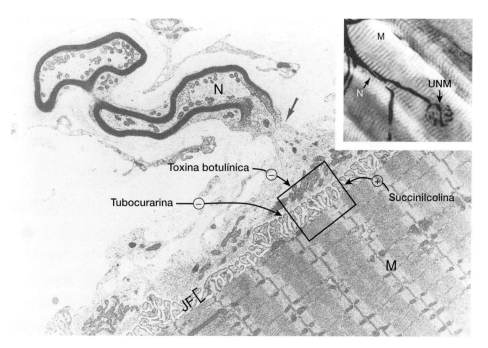

En esta micrografía electrónica se muestra la terminación del nervio (*N*), la unión neuromuscular (*UNM*) y la miofibra esquelética (*M*) (reimpreso con autorización de Dudek RW. *High-Yield Histopathology*. 2nd ed. Philadelphia, PA: Wolters Kluwer Health/Lippincott Williams & Wilkins; 2011: Figure 8-4B).

La disfunción de la UNM puede deberse a déficits presinápticos (síndrome miasténico de Lambert-Eaton [SMLE] [cap. 16], botulismo [cap. 17] e intoxicación por ciguatoxina) o déficits postsinápticos (miastenia grave [cap. 15] e intoxicación por organofosforados). En el siguiente esquema se muestran cuáles son los componentes de la UNM afectados en los distintos trastornos de la UNM.

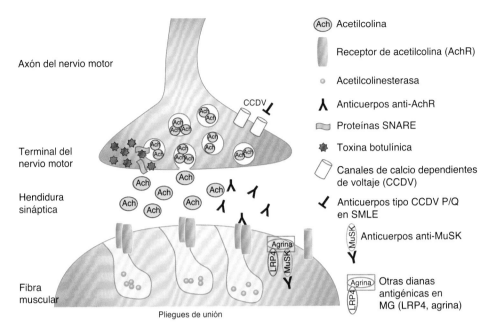

En este esquema de la UNM se destacan los componentes que son relevantes para la fisiopatología de los trastornos de la UNM (reimpreso con autorización de Louis ED, Mayer SA, Rowland LP. *Merritt's Neurology*. 13th ed. Philadelphia, PA: Wolters Kluwer; 2016: Figure 89.1).

BIBLIOGRAFÍA

Verschuuren J, Strijbos E, Vincent A. Neuromuscular junction disorders. *Handb Clin Neurol*. 2016;133:447-466.

15 Miastenia grave

Trastorno autoinmunitario de la unión neuromuscular postsináptica.

CARACTERÍSTICAS PRINCIPALES

1. Fatiga muscular.
   La debilidad muscular empeora después del esfuerzo y el sobrecalentamiento y mejora después del descanso y el enfriamiento.
2. Debilidad de los músculos extraoculares.
   La ptosis asimétrica y variable y la diplopía son los síntomas más frecuentes. Los músculos extraoculares están implicados en el 90% de los pacientes con miastenia grave (MG), y en el 15% de los pacientes son los únicos músculos afectados («MG ocular»).
3. Anticuerpos contra el receptor de acetilcolina (AChR Abs, *acetylcholine receptor antibodies*) en suero.
   Presentes en el 80-90% de los pacientes con MG generalizada y en el 60% de aquellos con MG ocular. En los casos seronegativos para los anticuerpos contra AChR, se deben analizar los autoanticuerpos contra la cinasa específica del músculo (MuSK, *muscle-specific kinase*) y contra la proteína relacionada con el receptor de lipoproteínas de baja densidad (LRP4, *lipoprotein receptor–related protein*). Algunos casos siguen siendo «triplemente seronegativos».
4. En los estudios de electrodiagnóstico, la amplitud de los potenciales de acción muscular compuestos (CMAP, *compound muscle action potentials*) disminuye entre el 10 y 15% con la estimulación nerviosa repetitiva.
5. La electromiografía (EMG) de fibra única muestra un aumento de la «fluctuación» (*jitter*).
   La EMG de fibra única es una prueba técnicamente difícil, pero puede ser útil desde el punto de vista diagnóstico en los casos leves o puramente oculares.

SINOPSIS

Los autoanticuerpos contra los AChR se dirigen a los receptores nicotínicos de acetilcolina del lado del músculo (postsináptico) de la UNM y provocan el bloqueo del receptor y la destrucción de los AChR a través de mecanismos mediados por el complemento y otros mecanismos autoinmunitarios. El resultado neto es que la membrana postsináptica se vuelve menos sensible a la ACh, especialmente si el nervio se estimula repetidamente, lo que explica el empeoramiento de la debilidad después del ejercicio. Dado que los AChR nicotínicos solo se encuentran en la UNM de los músculos esqueléticos, pero no en los músculos lisos ni en las glándulas, la MG se manifiesta con debilidad del músculo esquelético pero sin disfunción autonómica. La implicación predominante de los músculos extraoculares se ha atribuido a la presencia de isoformas embrionarias de los AChR en los músculos extraoculares, que son objetivos especialmente adecuados para los autoanticuerpos contra los AChR. Los pacientes seronegativos a los anticuerpos contra AChR pueden albergar anticuerpos contra otros componentes proteínicos del complejo AChR (MUSK y LRP4) y su enfermedad puede ser clínicamente indistinguible de la MG seropositiva a anticuerpos contra AChR.

La similitud entre la MG y la intoxicación por «curare» (una toxina vegetal que bloquea el receptor de ACh utilizada durante mucho tiempo por los nativos de América del Sur y Central para la caza y la guerra) orientó a Mary Walker y otros investigadores a la idea de tratar a los pacientes con MG con fisostigmina, un inhibidor de la colinesterasa. Este tratamiento produjo una mejoría evidente, aunque de corta duración ("The miracle of St. Alfege's"; *véase* https://www.jameslindlibrary.org/walker-mb-1934/. [recurso en línea gratuito]). Un compuesto relacionado, la piridostigmina, se sigue utilizando para el tratamiento sintomático de la MG junto con terapias inmunomoduladoras modificadoras de la enfermedad y la timectomía.

FIGURAS

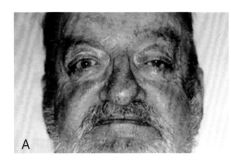
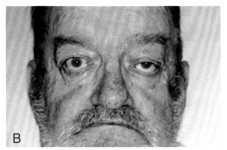

Prueba de la bolsa de hielo. La ptosis del lado derecho (*izquierda*) en un paciente con miastenia grave se resuelve en gran medida después de la aplicación de una compresa de hielo (*derecha*) (reimpreso con autorización de Campbell WW. *Clinical Signs in Neurology: A Compendium*. Philadelphia, PA: Wolters Kluwer; 2015: Fig. 1.1).

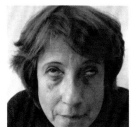
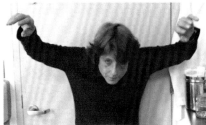
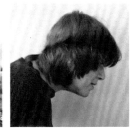

Paciente con miastenia grave generalizada que presenta ptosis bilateral y debilidad facial (*izquierda*), debilidad proximal bilateral en los brazos (*centro*) y caída de la cabeza (*derecha*) (reimpreso con autorización de Louis ED, Mayer SA, Rowland LP. *Merritt's Neurology*. 13th ed. Philadelphia, PA: Wolters Kluwer; 2016: Fig. 89.2 B,C,D).

PREGUNTAS PARA ESTUDIAR POR CUENTA PROPIA

1. ¿Cómo evaluaría la fatiga del músculo extraocular a pie de cama?
2. La insuficiencia respiratoria, complicación temida de la MG, era responsable de una tasa de mortalidad del 20-30% en cohortes históricas en los 3 años siguientes a la aparición de la miastenia. ¿Cuáles son los signos de advertencia de una crisis respiratoria inminente en la MG? ¿Qué avances en el tratamiento de las crisis miasténicas han contribuido a la disminución de la tasa de mortalidad en la MG a menos del 5% en las cohortes contemporáneas?
3. ¿Qué precauciones debe tomar todo paciente con MG en relación con los medicamentos recetados, los de venta libre, los suplementos y la anestesia?
4. ¿Cuáles son las terapias inmunomoduladoras utilizadas para la MG? ¿Cuáles son sus presuntos mecanismos de acción?
5. Una madre con MG puede transmitir los anticuerpos contra AChR al feto a través de la placenta. ¿Qué síntomas hay que vigilar en el recién nacido de una madre con MG?

DESAFÍO

Hombre de 65 años de edad con MG experimenta un empeoramiento de la debilidad muscular a pesar de un aumento significativo de la dosis de piridostigmina. Es ingresado en una unidad de cuidados intensivos durante la crisis respiratoria. Además del empeoramiento de la MG, ¿cuál es la otra consideración diagnóstica importante para explicar el empeoramiento de la debilidad muscular en este paciente? ¿Cómo ayuda la exploración pupilar a diferenciar entre estas dos posibilidades? ¿Por qué las respuestas pupilares no están alteradas en la MG?

BIBLIOGRAFÍA

Gilhus NE. Myasthenia gravis. *N Engl J Med*. 2017;376(13):e25.

Pevzner A, Schoser B, Peters K. Anti-LRP4 autoantibodies in AChR- and MuSK-antibody-negative myasthenia gravis. *J Neurol*. 2012;259(3):427-435.

Porter JD, Baker RS. Muscles of a different 'color': the unusual properties of the extraocular muscles may predispose or protect them in neurogenic and myogenic disease. *Neurology*. 1996;46(1):30-37.

16 Síndrome miasténico de Lambert-Eaton

Trastorno paraneoplásico o autoinmunitario de la unión neuromuscular presináptica.

CARACTERÍSTICAS PRINCIPALES

1. Debilidad fluctuante.
   La debilidad muscular suele comenzar en las piernas, migrar hacia los brazos y después a la musculatura ocular y bulbar.
2. Síntomas autonómicos.
   Los síntomas autonómicos son del tipo que se observa en el síndrome anticolinérgico: xerostomía, estreñimiento, dificultades de micción, disfunción eréctil e hipotensión ortostática.
3. Anticuerpos contra CCDV.
   Estos autoanticuerpos están presentes en hasta el 95% de los pacientes con SMLE.
4. La estimulación nerviosa repetitiva muestra un aumento de los CMAP.
   Un breve aumento de la amplitud de los CMAP después del ejercicio o posterior a una estimulación repetitiva de alta frecuencia se considera anómalo.
5. Cáncer de pulmón microcítico (de células pequeñas).
   En una pequeña minoría de pacientes, el SMLE se asocia con cáncer no pulmonar.

SINOPSIS

Los autoanticuerpos en el SMLE se unen a los CCDV en las membranas presinápticas y se entrecruzan con estos, lo que conduce a la reducción de la entrada de calcio durante la despolarización y a una menor liberación de ACh en la sinapsis. La menor liberación de ACh de las terminaciones nerviosas motoras y autonómicas (especialmente parasimpáticas) explica la debilidad del músculo esquelético y los síntomas anticolinérgicos. El tratamiento con un bloqueador de los canales de potasio, la 3,4-diaminopiridina, mejora los síntomas del SMLE, presumiblemente al prolongar los potenciales de acción en la terminal de la UNM. Es mejor que las terapias inmunomoduladoras y tumorales complejas sean realizadas por un especialista.

FIGURAS

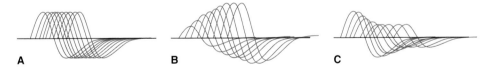

A   B   C

La prueba de estimulación nerviosa repetitiva no ocasiona ningún cambio en la amplitud de los potenciales de acción muscular compuestos en una persona sana (**A**), pero ocasiona una respuesta creciente (aumentada) en un paciente con síndrome miasténico de Lambert-Eaton (**B**) y una respuesta decreciente en un paciente con miastenia grave (**C**) (reimpreso con autorización de Louis ED, Mayer SA, Rowland LP. *Merritt's Neurology*. 13th ed. Philadelphia, PA: Wolters Kluwer; 2016: Figs. 6.5 y 5.8).

PREGUNTAS PARA ESTUDIAR POR CUENTA PROPIA

1. Contraste el patrón típico de debilidad muscular en el SMLE y la MG.
2. Defina «síndrome paraneoplásico». ¿La MG podría considerarse como un síndrome paraneoplásico?
3. ¿Qué estudios por imagen son necesarios en un paciente previamente sano que desarrolla un SMLE?
4. La 3,4-diaminopiridina proporciona un alivio sintomático en el SMLE, pero tiene un efecto secundario que limita la dosis. Prediga el efecto secundario con base en el mecanismo de acción del fármaco.
5. Explique por qué la monoterapia con inhibidores de la acetilcolinesterasa, como la piridostigmina, funciona en la MG pero no en el SMLE.

DESAFÍO

¿Cuáles son los postulados de Witebsky para establecer la naturaleza autoinmunitaria de una enfermedad? ¿El SMLE cumple con los criterios de autoinmunidad de Witebsky? (Compare su respuesta con la referencia de Rose y Bona que aparece a continuación.)

BIBLIOGRAFÍA

Rose NR, Bona C. Defining criteria for autoimmune diseases (Witebsky's postulates revisited). *Immunol Today*. 1993;14(9):426-430. [recurso en línea gratuito]

Titulaer MJ, Lang B, Verschuuren JJ. Lambert-Eaton myasthenic syndrome: from clinical characteristics to therapeutic strategies. *Lancet Neurol*. 2011;10(12):1098-1107.

17 Botulismo

Parálisis flácida debida a la toxina producida por *Clostridium botulinum*.

CARACTERÍSTICAS PRINCIPALES

1. Los músculos faciales, extraoculares, bulbares y faríngeos son los primeros afectados.
   Los primeros síntomas son visión doble, disartria, disfagia, disfonía, «cara inexpresiva», ptosis palpebral, mala succión y llanto débil.
2. La parálisis flácida descendente y simétrica puede ocasionar insuficiencia respiratoria neuromuscular.
   El ritmo de la enfermedad por lo general es más rápido en el botulismo en comparación con el síndrome de Guillain-Barré.
3. Síntomas autonómicos prominentes.
   La anhidrosis, la xerostomía, la hipotensión ortostática, la retención urinaria y el estreñimiento son síntomas característicos.
4. Las pupilas son grandes (midriáticas) y poco reactivas.
5. Antecedentes de posible exposición a la toxina botulínica.
   Alimentar a los bebés con alimentos posiblemente contaminados, como las conservas caseras o la miel. Entre los adultos, el empleo de drogas inyectables es un factor de riesgo de botulismo.

SINOPSIS

Las toxinas botulínicas se encuentran entre las más potentes del mundo. Son letales para los humanos en dosis de 1/10 000 de microgramo. Las toxinas botulínicas son producidas por la bacteria *Clostridium botulinum*. Las esporas de *C. botulinum* son ingeridas por los seres humanos, pero al no germinar en el intestino, se excretan sin daño. Los bebés pueden ser susceptibles de padecer botulismo porque sus intestinos aún no han sido colonizados por la flora intestinal normal, lo que permite que las esporas de *C. botulinum* germinen y liberen la toxina en el torrente sanguíneo. Los adultos casi nunca desarrollan botulismo alimentario, a menos que padezcan alteraciones intestinales estructurales. Por el contrario, la contaminación de heridas con toxina botulínica o la autoinyección de botulismo a través del consumo de heroína en la forma «alquitrán negro» es el modo más frecuente de entrada de *C. botulinum* en este grupo etario. Cuando se sospecha el diagnóstico por presentación clínica, las pruebas de detección de *C. botulinum* o de la toxina botulínica en los alimentos consumidos o líquidos corporales pueden ayudar a confirmarlo, pero la sensibilidad y la especificidad de estas pruebas son bajas.

Las toxinas botulínicas provocan la parálisis al romper los receptores de proteínas de fijación soluble de NSF (SNARE, *soluble N-ethylmaleimide-sensitive factor attachment protein receptors*) en la terminal presináptica, impidiendo así que las vesículas que contienen ACh se fusionen con las membranas nerviosas y liberen ACh en la hendidura neuromuscular. Tanto las fibras musculares como las autonómicas resultan afectadas, por lo que la parálisis y los síntomas autonómicos constituyen características cardinales del botulismo. La unión de la toxina botulínica es irreversible, pero debido a que las terminales nerviosas se regeneran, la recuperación total o casi total es posible en semanas o meses si el paciente sobrevive a la fase aguda de la enfermedad. Los cuidados de apoyo han reducido la mortalidad por botulismo del 60% en la década de 1950 a menos del 5% en la actualidad. Existen tratamientos específicos para el botulismo alimentario y el botulismo infantil, que deben administrarse rápidamente antes de que se complete la fijación irreversible. El botulismo representa una urgencia en términos de salud pública que debe notificarse inmediatamente a las autoridades sanitarias locales.

FIGURAS

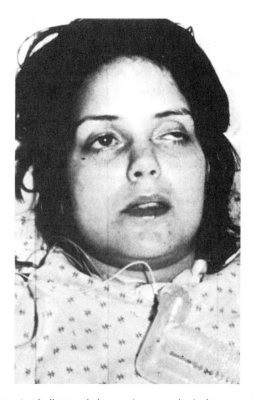

Mujer joven con botulismo. Los hallazgos de los nervios craneales incluyen ptosis bilateral (peor en el lado izquierdo), exotropía izquierda y paresia facial (reimpreso con autrización de Fisher GR, Boyce TG, Correa AG. *Moffet's Pediatric Infectious Diseases: A Problem-Oriented Approach*. 5th ed. Philadelphia, PA: Wolters Kluwer; 2017: Fig. 9.9).

PREGUNTAS PARA ESTUDIAR POR CUENTA PROPIA

1. Explique por qué hay presencia de pupilas midriáticas y poco reactivas en el botulismo, pero en la MG son normales en cuanto a tamaño y reactividad.
2. Los pacientes con botulismo posiblemente no muestren los signos típicos de la insuficiencia respiratoria, como las sacudidas y la agitación, debido a la parálisis motora. ¿Qué tipo de monitorización debe implementarse para no pasar por alto los signos tempranos de insuficiencia respiratoria en los pacientes con botulismo?
3. Explique por qué el botulismo no causa alteración del estado mental (a menos que el paciente desarrolle hipoxia).
4. Además de los cuidados de apoyo, en el botulismo infantil existe un tratamiento específico que reduce a la mitad la duración de la estancia hospitalaria. ¿Cuál es el tratamiento y cuál es su mecanismo de acción?

5. Otra especie de *Clostridium* que produce una neurotoxina notoriamente potente es el *Clostridium tetani*. El tétanos es muy raro en los países con programas de vacunación eficaces, pero causa miles de muertes en los países donde los programas de vacunación no son óptimos. La toxina tetánica interfiere en la neurotransmisión al escindir las proteínas de membrana que participan en la neuroexocitosis. Compare el lugar de acción de las toxinas tetánicas y botulínicas, y explique cómo estas diferencias explican la diferente sintomatología: el aumento del tono muscular y los espasmos dolorosos del tétanos en comparación con la parálisis flácida del botulismo.

DESAFÍO

La estimulación nerviosa repetitiva ocasiona mayores CMAP en el botulismo y en la MG son menores. Explique por qué.

BIBLIOGRAFÍA

Rao AK, Lin NH, Griese SE, Chatham-Stephens K, Badell ML, Sobel J. Clinical criteria to trigger suspicion for botulism: an evidence-based tool to facilitate timely recognition of suspected cases during sporadic events and outbreaks. *Clin Infect Dis*. 2017;66(suppl_1):S38-S42. [recurso en línea gratuito]

Rosow LK, Strober JB. Infant botulism: review and clinical update. *Pediatr Neurol*. 2015;52(5):487-492.

https://www.cdc.gov/botulism/health-professional.html. [recurso en línea gratuito]

Trastornos del músculo esquelético

Breve introducción a los trastornos del músculo esquelético

Si, como hemos demostrado, la electricidad animal produce contracciones musculares una vez puesta en acción por artificios externos, es una exigencia de la razón que también las produzca cuando es inducida a la acción por causas internas y naturales; las contracciones son, en efecto, las mismas en ambos casos por lo que se refiere a su esencia, y solo difieren en grado y fuerza.

Luigi Galvani[*]

La función esencial de los músculos esqueléticos es contraerse. La contracción muscular se produce gracias a las miofibrillas, largas cadenas de miosina, actina y otras proteínas. Cuando las miofibrillas se «encienden», la miosina se desliza sobre la actina, reduciendo la longitud de las miofibrillas y provocando la contracción del músculo. Las miofibrillas están empaquetadas dentro de células musculares multinucleadas («fibras musculares») que pueden abarcar la longitud entera de los músculos. Cada fibra muscular está cubierta por una fina capa de fibras reticulares denominada *endomisio*. Un grupo de fibras musculares forma un fascículo muscular, que está cubierto por el *perimisio*. Los fascículos musculares se unen para formar un haz muscular cubierto por el *epimisio*, que es contiguo a los tendones. La relación entre las miofibrillas, las fibras musculares, los fascículos musculares y los músculos se ilustra en el siguiente esquema.

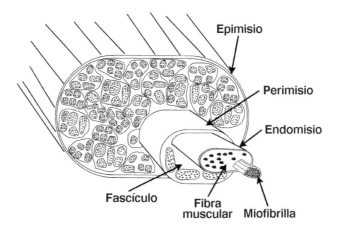

En este esquema se muestra la relación entre miofibrilla, fibra muscular (miofibra), fascículo muscular y músculo (reproducido con autorización de Chila A. American Osteopathic Association. *Foundations of Osteopathic Medicine*. 3rd ed. Philadelphia, PA: Wolters Kluwer Health/Lippincott Williams & Wilkins; 2010: Fig. 8.11).

---

[*] Luigi Galvani (1737-1798), médico-científico italiano, descubrió que la contracción muscular es el resultado de una descarga eléctrica. El debate entre Galvani y Alessandro Volta sobre el origen de la descarga eléctrica culminó con el descubrimiento de la batería por parte de este último. Galvani tiene la rara distinción de haber convertido su nombre en un verbo, un homenaje apropiado al hombre que galvanizó el estudio del electromagnetismo (la cita es de Piccolino M. Luigi Galvani's path to animal electricity. *C R Biol.* 2006;329(5-6):303-318).

Cada motoneurona, situada en el asta anterior de la médula espinal, inerva un número variable de células musculares. La motoneurona y las fibras musculares que inerva se denominan *unidad motora*. Todas las fibras musculares de la unidad motora son del mismo tipo metabólico. Existen dos tipos básicos de fibras musculares metabólicas. Las fibras musculares de tipo 1, o «de contracción lenta», dependen principalmente de mecanismos oxidativos para la producción de energía y se utilizan sobre todo en la contracción lenta y constante. Las fibras musculares de tipo 2, o de «contracción rápida», dependen de manera principal de la glucólisis para la producción de energía y se utilizan especialmente para la contracción muscular rápida y explosiva. Cada tipo de fibra muscular puede determinarse con facilidad mediante las tinciones de adenosina-trifosfatasa (ATPasa, *adenosine triphosphatase*). En un músculo sano, hay un mosaico de fibras musculares de los tipos 1 y 2, como se muestra a continuación:

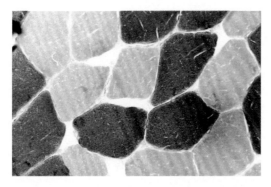

Mezcla de fibras musculares de tipo I (*pálidas*) y de tipo II (*oscuras*) mediante tinción de la ATPasa en músculo esquelético sano (reproducido con autorización de Rubin R, Strayer DS. *Rubin's Pathology: Clinicopathologic Foundations of Medicine*. 5th ed. Philadelphia, PA: Wolters Kluwer Health/Lippincott Williams & Wilkins; 2008: Fig. 27.21).

En las enfermedades de las motoneuronas y los nervios (cuando las motoneuronas o los axones degeneran), las motoneuronas vecinas toman el relevo y «convierten» las fibras musculares recién adquiridas en su tipo metabólico. Como resultado, en lugar del habitual mosaico de fibras musculares de tipo 1 y 2, se encuentran agrupaciones de fibras de un solo tipo. Esta «agrupación de fibras» es característica de las enfermedades neurogénicas y no se observa en las miopatías. Las miopatías, en cambio, suelen afectar predominantemente a las fibras musculares de tipo 1 o de tipo 2. Por ejemplo, la miopatía inducida por esteroides o la miopatía alcohólica crónica (cap. 23) son predominantemente de tipo 2. Además de la ATPasa, existen otras tinciones musculares de diagnóstico. Estas tinciones pueden utilizarse para cuantificar un constituyente proteínico específico de las fibras musculares (tinción de distrofina para distrofias musculares), para identificar anomalías mitocondriales (miopatías tóxicas), para determinar el contenido de glucógeno y lípidos (puede estar disminuido o aumentado en las miopatías metabólicas) y para caracterizar la reacción inflamatoria (polimiositis y dermatomiositis).

BIBLIOGRAFÍA

Joyce NC, Oskarsson B, Jin L-W. Muscle biopsy evaluation in neuromuscular disorders. *Phys Med Rehabil Clin N Am*. 2012;23(3):609-631. [recurso en línea gratuito]

18 Distrofia muscular de Duchenne

Miopatía proximal progresiva que inicia en la infancia debido a una mutación en el gen de la distrofina (ligado al X).

CARACTERÍSTICAS PRINCIPALES

1. Miopatía proximal progresiva («cinturón de extremidades») con inicio antes de los 5 años de edad.
   La distrofia muscular de Duchenne debe sospecharse en un niño que previamente caminaba y que experimenta retrasos en el logro de los hitos motores. Son características la marcha de puntillas y la marcha de pato. La progresión es inevitable y, para la adolescencia, los pacientes están en silla de ruedas.
2. Seudohipertrofia de la pantorrilla.
   Las pantorrillas tienen un aspecto hipertrófico debido al depósito de grasa y tejido conjuntivo en los músculos de la pantorrilla.
3. Miocardiopatía dilatada progresiva.
   Se desarrolla en la infancia, por lo que se recomienda realizar exámenes cardíacos periódicos. La insuficiencia cardíaca es la principal razón por la que la esperanza de vida de los pacientes es de solo 25 años.
4. La concentración sérica de creatina-cinasa está aumentada más de 10 veces.
5. Mutación en el gen de la distrofina.
   La distrofia muscular de Duchenne ocurre por una mutación «fuera del marco de lectura» que hace que la distrofina sea poco funcional. Las pruebas genéticas han sustituido a la biopsia muscular como método de referencia para el diagnóstico.

SINOPSIS

Las distrofinopatías son causadas por mutaciones en el gran gen *DMD*, localizado en el cromosoma X. La distrofina, producto del gen *DMD*, es parte de un gran complejo que conecta el citoesqueleto dentro de la fibra muscular a la matriz extracelular. La distrofia muscular de Duchenne es la más grave del espectro de distrofinopatías que incluye la distrofia muscular de Becker (inicio a los 6 años de edad, deambulación en la adolescencia, esperanza de vida casi normal), la miopatía aislada del cuádriceps, la hipercinesia asintomática, la miocardiopatía dilatada de inicio temprano y la discapacidad intelectual (la distrofina se encuentra en el cerebro además del músculo, y los pacientes con distrofia muscular de Duchenne suelen tener algún grado de deficiencia intelectual). Patológicamente, la distrofia muscular de Duchenne se caracteriza por la pérdida de distrofina en el músculo en la tinción de distrofina, necrosis, fibrosis endomisial e inflamación. Las administraciones crónicas de corticoesteroides ralentizan la progresión de la enfermedad.

FIGURAS

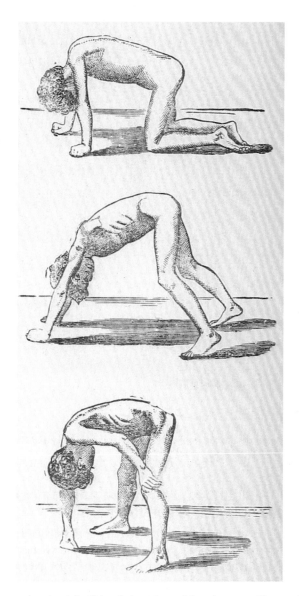

El signo de Gowers muestra el patrón típico de levantarse del suelo en un niño con debilidad proximal de la pierna (de Gowers WR. *A Manual of Diseases of the Nervous System*. London: Churchill; 1886).

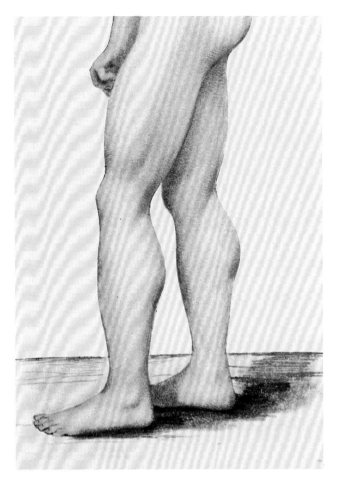

Seudohipertrofia de las pantorrillas (de Koplik H. *The Diseases of Infancy and Childhood*. 4th ed. Philadelphia, PA: Lea & Febiger; 1918).

PREGUNTAS PARA ESTUDIAR POR CUENTA PROPIA

1. ¿Qué es una mutación «dentro del marco de lectura» y una «fuera del marco de lectura»? ¿Las distrofinopatías son clínicamente más intensas con las mutaciones «dentro del marco de lectura» o con las mutaciones «fuera del marco de lectura»? ¿Por qué?

2. Hasta el 40% de las mujeres portadoras de la mutación de la distrofia muscular de Duchenne pueden experimentar un compromiso del músculo esquelético y cardíaco. ¿Cuál es el presunto mecanismo de debilidad en las mujeres que tienen una copia funcional de distrofina?

3. ¿Cuáles son los riesgos de que ocurra la distrofia muscular de Duchenne en un niño y una niña si la madre es portadora de la mutación? ¿Cuáles son los riesgos de que se presente la distrofia muscular de Duchenne en un niño y una niña si el padre es portador de la mutación?

4. Dos padres sanos tienen dos hijos con distrofia muscular de Duchenne probada genéticamente. Sin embargo, las pruebas de leucocitos maternos son negativas para la mutación del gen *DMD*. ¿Qué fenómeno genético podría explicar este escenario clínico? ¿Existe un riesgo de distrofia muscular de Duchenne para los siguientes hijos varones?

5. Un niño tiene retraso en el desarrollo motor y miopatía proximal progresiva. Se tiene sospecha clínica de distrofia muscular de Duchenne, pero en la biopsia muscular se observa un patrón normal con la tinción de distrofina. ¿Qué otras mutaciones genéticas, que involucran el mismo complejo proteínico asociado con la membrana que la distrofina, pueden provocar un cuadro clínico similar a la distrofia muscular de Duchenne?

DESAFÍO

La comprensión de los mecanismos genéticos de las enfermedades orienta el desarrollo racional de fármacos dirigidos a la mutación específica. Idear un fármaco que pueda ser eficaz si la distrofia muscular de Duchenne se debe a una mutación «sin sentido». Invente un fármaco que podría ser eficaz si la distrofia muscular de Duchenne se debe a la mutación en un exón que conduce a un «mal comienzo» de la transcripción del ARN de la distrofina (compare sus respuestas con los mecanismos de acción de dos fármacos aprobados condicionalmente para la distrofia muscular de Duchenne: el eteplirsén y el atalureno).

BIBLIOGRAFÍA

Darras BT, Urion DK, Ghosh PS, et al. Dystrophinopathies. In: Adam MP, Ardinger HH, Pagon RA, et al, eds. *GeneReviews® [Internet]*. Seattle, WA: University of Washington; 2000:1993-2018. [updated April 26, 2018]. [recurso en línea gratuito]
Wicklund MP. The muscular dystrophies. *Continuum (Minneap Minn)*. 2013;19(6, Muscle Disease):1535-1570.

19 Distrofia miotónica de tipo 1

Trastorno multisistémico autosómico dominante que causa una miopatía distal progresiva en adultos.

CARACTERÍSTICAS PRINCIPALES

1. Debilidad muscular distal más que proximal.
   La caída de los pies y los problemas de destreza ocurren al principio de la enfermedad.
2. Cara alargada («en hacha»).
   Debilidad facial con ptosis bilateral de los párpados, atrofia del músculo temporal y calvicie frontal prematura.
3. Miotonía: capacidad alterada para relajar los músculos.
   La miotonía suele preceder a la debilidad muscular manifiesta.
4. Cataratas tempranas.
   Las cataratas subcapsulares posteriores se desarrollan en la segunda o tercera década de la vida.
5. Antecedentes familiares de debilidad muscular y miotonía.
   Incluso los padres clínicamente asintomáticos que son portadores del gen mutante suelen tener miotonía en la exploración.

SINOPSIS

La distrofia miotónica de tipo 1, el trastorno muscular hereditario más frecuente en los adultos, se debe a un número patológico de repeticiones GTC en el gen *DMPK*. Como la mayoría de los trastornos por repetición de trinucleótidos, esta distrofia se hereda con un patrón autosómico dominante y presenta el fenómeno de la anticipación: los niños tienen más repeticiones que sus padres y un curso de la enfermedad más grave. La mutación del gen *DMPK* conduce al empalme (*splicing*) incorrecto del ARN mensajero (ARNm) y a la toxicidad celular en los músculos esqueléticos, el corazón, el músculo, el cerebro, los ojos y los órganos gastrointestinales y endocrinos. Por lo tanto, la distrofia miotónica de tipo 1 es un trastorno multisistémico. En los músculos, la transcripción del ARNm del *DMPK* mutante causa la falta de empalme de los canales de cloruro, lo que da lugar a la miotonía. La debilidad de los músculos faciales y del elevador del paladar da lugar al característico aspecto facial alargado. A los pacientes con características clínicas de distrofia miotónica de tipo 1, pero con pruebas genéticas negativas, se les debe realizar la prueba de la distrofia miotónica de tipo 2 (miopatía miotónica proximal), una enfermedad clínicamente similar con una sintomatología más leve que se debe a repeticiones patogénicas en el gen *CNBP*.

FIGURAS

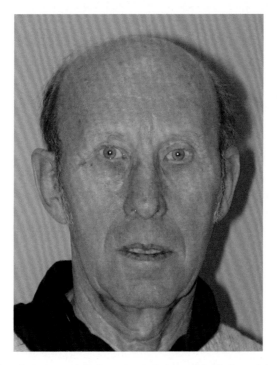

La cara larga y estrecha, el retroceso de la línea de crecimiento del cabello y el desgaste de los músculos temporales son los rasgos típicos de la distrofia miotónica de tipo 1 (reimpreso con autorización de Springer: Schaaf CP, Zschocke J. Mutations and genetic variability. En: Schaaf CP, Zschocke J, eds. *Basic Knowledge of Human Genetics*. 2nd ed. Dordrecht: Springer Berlin Heidelberg; 2013:31-50: Fig. 3-7. Copyright © 2013 Springer-Verlag Berlin Heidelberg).

PREGUNTAS PARA ESTUDIAR POR CUENTA PROPIA

1. ¿Qué preguntas haría a los pacientes para orientar la historia clínica a la presencia de una miotonía? (Compare sus respuestas con las de Trivedi, et al., citadas más adelante.)
2. ¿Cómo exploraría la miotonía de acción y de percusión?
3. ¿Cuál es el riesgo de transmisión de la enfermedad a los hijos hombres y mujeres si uno de los padres tiene distrofia miotónica de tipo 1? ¿Cuál es la gravedad esperada de la enfermedad si la madre o el padre son portadores de la mutación? ¿Qué estrategias en la fase de preconcepción pueden evitar la transmisión de la mutación a la descendencia?
4. La distrofia miotónica de tipo 1 también provoca miotonía de los músculos lisos del tubo digestivo, la vesícula biliar y el útero. ¿Cuáles son las consecuencias clínicas de la miotonía que afecta a estos órganos?
5. Actualmente la distrofia miotónica de tipo 1 es incurable, pero un diagnóstico correcto es esencial porque muchas complicaciones pueden prevenirse. Para cada uno de los aparatos y sistemas, enumere la principal complicación asociada con la distrofia miotónica de tipo 1 y las estrategias disponibles para reducir al mínimo el riesgo para los pacientes: compare sus respuestas con la referencia de Bird, et al.

Aparatos y sistemas	Principal complicación	Estudios recomendados	Estrategias para prevenir las complicaciones
Cardíaco			
Pulmonar			
Endocrino			
Oftálmico			
Gastrointestinal			

DESAFÍO

Un hombre de 20 años de edad, por lo demás sano, refiere «rigidez muscular» indolora en la cara y los brazos cada vez que está en el frío. Su padre tiene síntomas similares. En la exploración, se observa miotonía a la prensión y al cerrar los ojos, pero no tiene debilidad. En la electromiografía (EMG) se observan descargas espontáneas, crecientes y decrecientes, de las fibras musculares, cuya duración aumenta con la exposición al frío. ¿Qué grupo de enfermedades raras hay que tener en cuenta? ¿Cuál es el defecto genético subyacente?

BIBLIOGRAFÍA

Bird TD. Myotonic dystrophy type 1. In: Adam MP, Ardinger HH, Pagon RA, et al, eds. *GeneReviews® [Internet]*. Seattle, WA: University of Washington; 1999:1993-2018. [recurso en línea gratuito]

Trivedi JR, Bundy B, Statland J, et al. Non-dystrophic myotonia: prospective study of objective and patient reported outcomes. *Brain*. 2013;136(pt 7):2189-2200.

Turner C, Hilton-Jones D. Myotonic dystrophy: diagnosis, management and new therapies. *Curr Opin Neurol*. 2014;27(5):599-606.

20 Polimiositis y dermatomiositis

Miopatías inflamatorias e inmunomediadas.

CARACTERÍSTICAS PRINCIPALES

La polimiositis y la dermatomiositis son enfermedades musculares autoinmunitarias que se presentan con una debilidad muscular proximal subaguda (de semanas a meses) y una marcada elevación de la concentración sérica de creatina-cinasa (hasta 50 veces el límite superior de la normalidad). Las principales características que ayudan a diferenciar estos dos trastornos se muestran en la siguiente tabla:

	Polimiositis	Dermatomiositis
1. Manifestaciones cutáneas	Ninguna	«Erupción del heliotropo», capilares dilatados en los pliegues de las uñas, pápulas de Gottron, erupción por fotosensibilidad
2. Autoanticuerpos específicos de la miositis	Raro	Frecuente (anti-Jo1, Mi-2, MDA-5, TIF-1, NXP-2, otros)
3. Asociación con una neoplasia subyacente	Ninguna	Riesgo de cáncer ~30%
4. Asociación con la enfermedad pulmonar intersticial	Rara	Frecuente
5. Biopsia muscular	No hay vasculopatía ni depósito de inmunocomplejos, infiltrado inflamatorio en la región endomisial, principalmente linfocitos T CD8	Microangiopatía mediada por el complemento, infiltrado inflamatorio en la región perimisial, principalmente linfocitos CD4

SINOPSIS

La diferenciación tradicional de las miopatías inflamatorias en polimiositis y dermatomiositis está evolucionando hacia una clasificación basada en los autoanticuerpos, que se correlacionan con las manifestaciones cutáneas y pulmonares, el riesgo de cáncer y las diferencias histológicas en la biopsia muscular. La histidil-ARNt sintetasa (Jo-1) y otras aminoacil-ARNt sintetasas son marcadores del «síndrome antisintetasa»: miositis, enfermedad pulmonar intersticial, manos de mecánico, artritis y fenómeno de Raynaud. El «síndrome de superposición» se refiere a una miopatía inflamatoria en el contexto de las enfermedades sistémicas del tejido conjuntivo, como la esclerosis sistémica, el lupus eritematoso sistémico (LES) o la artritis reumatoide (AR). La «miopatía necrosante inmunomediada», antes incluida en las polimiositis, se considera ahora una entidad independiente asociada con las partículas de reconocimiento de señales (PRS, *signal recognition particles*) o los autoanticuerpos contra la 3-hidroxi-3-metilglutaril coenzima A (HMG-CoA) y la patología muscular necrótica. Cabe esperar futuras modificaciones de las clasificaciones de las miopatías inflamatorias.

El sobrediagnóstico de las miopatías inflamatorias es un problema frecuente. Es esencial considerar y descartar explicaciones alternativas para la debilidad muscular progresiva en los adultos (miositis de cuerpo entero, causas tóxicas y endocrinas, distrofias musculares de inicio en la edad adulta, miopatías metabólicas o mitocondriales) antes de embarcarse en una terapia a largo plazo con esteroides, inmunosupresores y productos biológicos, que conllevan un riesgo significativo de efectos secundarios graves.

FIGURAS

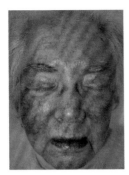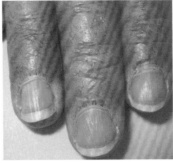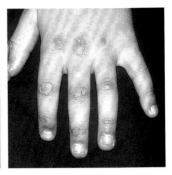

Hallazgos dermatológicos clásicos en la dermatomiositis: erupción en heliotropo (*izquierda*), asas capilares dilatadas en los pliegues de las uñas (*centro*), pápulas violáceas de punta plana en los nudillos de los dedos (pápulas de Gottron, *derecha*) (del Dr. Barankin Dermatology Collection).

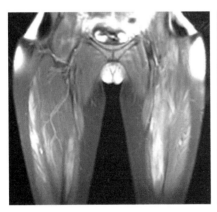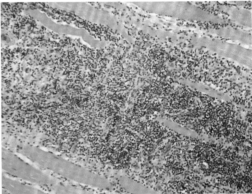

En la resonancia magnética de la pelvis y los muslos, ponderada en T1 y con supresión de grasa, con contraste, de una mujer de 23 años de edad con polimiositis, se muestra un realce (señal hiperintensa) en varios grupos de músculos del muslo. En la biopsia muscular de otro paciente con polimiositis se observan extensas células inflamatorias mononucleares que infiltran principalmente el endomisio (A, reimpreso con autorización de Greenspan A, Gershwin ME. *Imaging in Rheumatology: A Clinical Approach*. Philadelphia, PA: Wolters Kluwer; 2017:Fig. 8.16c. B, reimpreso con autorización de Rubin E, Reisner HM. *Essentials of Rubin's Pathology*. 6th ed. Philadelphia, PA: Wolters Kluwer Health/Lippincott Williams & Wilkins; 2013: Fig. 27.10).

PREGUNTAS PARA ESTUDIAR POR CUENTA PROPIA

1. ¿Qué actividades de la vida diaria se ven más afectadas en los pacientes con miopatías proximales? ¿Qué preguntas haría para obtener información sobre los síntomas de la debilidad muscular proximal?

2. ¿Cómo diferenciaría la debilidad muscular debida a una miopatía de la debilidad no neurológica? ¿Qué es la debilidad por rotura o por colapso?

3. ¿Cuál es la importancia práctica de diferenciar la dermatomiositis de la polimiositis dado que ambas enfermedades suelen tratarse con esteroides?

4. Paciente de 50 años de edad con miopatía inflamatoria comprobada por biopsia muscular experimenta un empeoramiento clínico posterior a un período de mejoría con corticoesteroides orales. ¿Qué miopatía reversible debe considerarse en este contexto?

5. Hombre de 70 años de edad acude con una miopatía proximal lentamente progresiva de aproximadamente 1 año de evolución asociada con un incremento en la concentración sérica de creatina-cinasa. Refiere que, desde que era adolescente, siempre tuvo calambres musculares al comienzo del ejercicio, que solían mejorar a los pocos minutos. ¿Qué tipo de miopatía sugiere este antecedente? ¿Cuál es la explicación de la resolución de los calambres musculares posterior al ejercicio?

DESAFÍO

Explique por qué se observa un incremento en las concentraciones de la aspartato-aminotransferasa y la alanina-aminotransferasa en los pacientes con miopatías, pero no hay elevación en la concentración de glutamiltransferasa. Explique cómo diferenciar la degradación del músculo esquelético con la del cardíaco por medio de un estudio sanguíneo.

BIBLIOGRAFÍA

Dalakas MC. Inflammatory muscle diseases. *N Engl J Med*. 2015;372(18):1734-1747.

Mammen AL. Which nonautoimmune myopathies are most frequently misdiagnosed as myositis? *Curr Opin Rheumatol*. 2017;29(6):618-622. [recurso en línea gratuito]

Mammen AL. Autoimmune myopathies. *Continuum (Minneap Minn)*. 2016;22(6, Muscle and Neuromuscular Junction Disorders):1852-1870.

21 Miositis por cuerpos de inclusión

Miopatía inflamatoria, lentamente progresiva, en pacientes de edad avanzada.

CARACTERÍSTICAS PRINCIPALES

1. Inicio después de los 50 años de edad.
   La edad media de aparición es de unos 60 años y la enfermedad es más frecuente en los hombres.
2. Inicio insidioso y progresión lenta de la debilidad muscular.
   El tiempo medio desde el inicio de los síntomas hasta el diagnóstico es de 5 años.
3. Debilidad temprana y asimétrica en la extensión de la rodilla, la extensión del pie (flexión plantar) y la flexión de los dedos.
   Este patrón particular no se observa en otras miopatías.
4. En la biopsia muscular se distingue inflamación y degeneración muscular.
   La inflamación endomisial fulminante con linfocitos alrededor de las fibras musculares individuales puede sugerir la existencia de polimiositis, pero los cambios degenerativos (vacuolas delimitadas, cuerpos de inclusión, proteínas mal plegadas y cambios mitocondriales) ayudan a diferenciar la enfermedad intestinal inflamatoria de la polimiositis.
5. La miopatía es resistente a los corticoesteroides y a la inmunosupresión.

SINOPSIS

La ausencia de respuesta a los corticoesteroides y a la inmunosupresión en los pacientes con miositis por cuerpos de inclusión (MCI) es desconcertante, ya que los cambios inflamatorios en la biopsia muscular son aún más extensos que en las miositis inflamatorias que responden al tratamiento con esteroides. Es posible que un proceso miodegenerativo independiente de la inflamación impulse la progresión de la enfermedad, o que los abordajes inmunomoduladores actuales no se dirijan a las vías inmunopatogénicas pertinentes. Clínicamente, la MCI se diferencia de las miopatías inflamatorias por su evolución lenta y patrón particular y a menudo asimétrico de afectación muscular proximal y distal. La MCI progresa lenta pero inevitablemente y conduce a la pérdida de la deambulación en las dos décadas posteriores a su aparición. La debilidad de los músculos faciales y los problemas de deglución debidos a la debilidad de los músculos cricofaríngeos ocurre en la mitad de los pacientes.

FIGURAS

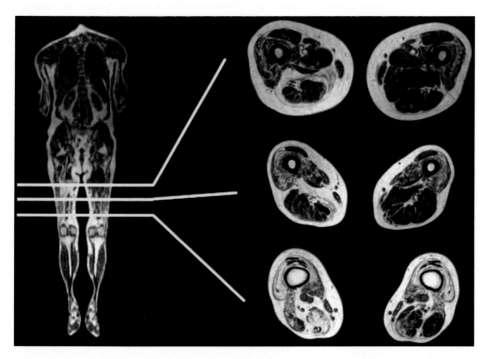

Resonancia magnética de cuerpo entero ponderada en T1 de los músculos con tres cortes axiales a través del muslo (*líneas amarillas*) en un paciente con MCI. Obsérvese el reemplazo graso de los músculos predominantemente en el compartimento anterior del muslo, con una mayor gravedad en la parte más distal (reimpreso con autorización de Lilleker JB. Advances in the early diagnosis and therapy of inclusion body myositis. *Curr Opin Rheumatol*. 2018;30(6):644-649).

PREGUNTAS PARA ESTUDIAR POR CUENTA PROPIA

1. A menudo, la MCI se diagnostica erróneamente como polimiositis, pero ambas enfermedades suelen presentar patrones de debilidad diferentes. Escriba el nombre de la enfermedad que provoca el respectivo patrón de debilidad:
   La extensión de la rodilla es más débil que la flexión de la cadera en _____.
   La flexión de los dedos es más fuerte que la abducción del hombro en _____.
2. Otra enfermedad neuromuscular con un patrón asimétrico de debilidad y atrofia muscular es la esclerosis lateral amiotrófica (ELA). ¿Qué características clínicas ayudan a diferenciar la ELA de la MCI? ¿Cuáles son las principales diferencias electromiográficas en estas dos enfermedades?
3. ¿Qué actividades comunes de la vida diaria serían un reto para los pacientes con MCI dado el patrón de debilidad muscular?
4. ¿Qué tratamientos de apoyo deben recomendarse a los pacientes con MCI?
5. ¿Qué autoanticuerpo se asocia con la MCI?

DESAFÍO

Póngase a prueba pasando de una posición sentada a otra de pie. ¿Cuáles son los principales músculos que se activan durante esta actividad? ¿Qué músculos se activan durante la bipedestación? (Compare su respuesta con la de Cuesta-Vargas, et al. *Biomed Res Int.* 2013;2013:173148 y Joseph J. *Clin Orthop.* 1962;25:92-97 [recurso en línea gratuito].) Explique por qué los pacientes con MCI pueden no ser capaces de levantarse de una silla pero sí de ponerse de pie sin ayuda.

BIBLIOGRAFÍA

Greenberg SA. Inclusion body myositis. *Continuum (Minneap Minn).* 2016;22(6, Muscle and Neuromuscular Junction Disorders):1871-1888.

Naddaf E, Barohn RJ, Dimachkie MM. Inclusion body myositis: update on pathogenesis and treatment. *Neurotherapeutics.* 2018;15(4):995-1005. [recurso en línea gratuito]

22 | Miopatías tóxicas

Miopatías resultantes de exposiciones externas, generalmente inducidas por medicamentos.

CARACTERÍSTICAS PRINCIPALES

1. Asociación temporal entre la exposición a tóxicos y la aparición de debilidad muscular.
   La aparición de la miopatía suele producirse a las pocas semanas de empezar a tomar el medicamento nocivo.
2. Curso subagudo de la debilidad muscular proximal.
   La debilidad muscular aguda es poco frecuente (algunos fármacos quimioterápicos y la intoxicación por veneno de serpientes).
3. Aumento de la concentración sérica de creatina-cinasa.
4. Las mialgias y los calambres musculares son más frecuentes que en otras miopatías.
5. No hay más progresión o mejoría una vez que se elimina el fármaco nocivo.

SINOPSIS

Cientos de sustancias han sido implicadas como causas de miopatía tóxica. El alcohol es probablemente el más usual y se menciona en el siguiente capítulo. Entre los fármacos prescritos habitualmente se encuentran los corticoesteroides, los inhibidores de la HMG-CoA reductasa (estatinas), la colchicina, la amiodarona, algunos antirretrovirales, la vincristina y la hidroxicloroquina, entre otros. Los presuntos mecanismos de lesión incluyen la miotoxicidad directa, la inhibición mitocondrial, la interferencia con la formación de microtúbulos, la pérdida de miosina y la inflamación. El pilar del tratamiento es la interrupción del fármaco dañino.

FIGURAS

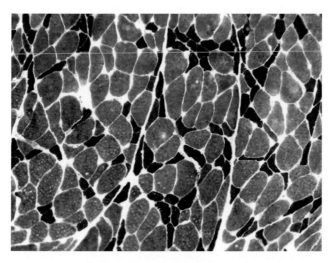

Atrofia profunda de las fibras de tipo 2 (células oscuras) en la biopsia muscular de una paciente con miopatía esteroidea (tinción de ATPasa con pH de 9.4) (cortesía de Andrea M. Corse, MD. Mammen AL. Toxic myopathies. *Continuum (Minneap Minn)*. 2013;19(6, Muscle Disease):1634-1649).

PREGUNTAS PARA ESTUDIAR POR CUENTA PROPIA

1. Hombre de 60 años de edad que ha empezado a tomar estatinas recientemente acude a urgencias con mialgias, debilidad muscular difusa, concentración sérica de creatina-cinasa aumentada hasta el límite superior de 15 000 y orina de color oscuro. ¿Qué complicación rara se debe sospechar del tratamiento con estatinas? Explique por qué la insuficiencia renal es una preocupación en este contexto clínico. ¿Cuáles son los pasos esenciales del tratamiento para prevenir la insuficiencia renal?

2. Usted está evaluando a un hombre de 40 años de edad con debilidad muscular proximal de nueva aparición. El paciente refiere un considerable aumento de peso, especialmente en la zona del tronco, pérdida de estatura, facilidad para la aparición de hematomas, diabetes mellitus e hipertensión de reciente aparición. ¿Puede explicar todas estas manifestaciones clínicas con un solo diagnóstico?

3. Paciente de 60 años de edad bajo tratamiento con dexametasona por metástasis cerebrales presenta debilidad en la parte proximal de las piernas. Usted sospecha de una miopatía inducida por esteroides. La concentración sérica de creatina-cinasa y los estudios de EMG y conducción nerviosa no muestran alteraciones. ¿Estos datos son compatibles con el diagnóstico propuesto?

4. ¿Cuál es el mecanismo plausible por el cual el fármaco antirretroviral azidotimidina (AZT) causa miopatías? Desde el punto de vista clínico e histopatológico ¿a qué categoría de trastornos genéticos se parece esta miopatía?

5. La rabdomiólisis se caracteriza por la aparición aguda de necrosis muscular, por lo general en el contexto de la exposición a fármacos, lesiones por aplastamiento, esfuerzo físico extenuante, inmovilización prolongada e infecciones. ¿Qué alteraciones hay que tener en cuenta en los individuos con rabdomiólisis recurrente desencadenada por el ejercicio?

DESAFÍO

Mujer de 50 años de edad comienza a tomar una estatina y desarrolla mialgias, debilidad muscular proximal y aumento de la concentración sérica de creatina-cinasa. Se sospecha de una miopatía inducida por estatinas y se suspende el tratamiento. Sin embargo, la debilidad muscular sigue progresando. ¿Qué pruebas adicionales pueden ser útiles para llegar al diagnóstico correcto suponiendo que la miopatía está relacionada con el empleo de estatinas? (En este capítulo destacamos complicaciones muy raras del tratamiento con estatinas. En general, estos fármacos son muy seguros y actualmente se utilizan en decenas de millones de personas.)

BIBLIOGRAFÍA

Dalakas MC. Toxic and drug-induced myopathies. *J Neurol Neurosurg Psychiatry*. 2009;80(8):832-838.
Pasnoor M, Barohn RJ, Dimachkie MM. Toxic myopathies. *Neurol Clin*. 2014;32(3):647-670. [recurso en línea gratuito]

23 Miopatía alcohólica crónica

Miopatía asociada con el consumo excesivo y prolongado de alcohol.

CARACTERÍSTICAS PRINCIPALES

1. Antecedentes de trastorno por consumo de alcohol crónico.
   El consumo de más de 100 g de etanol al día (siete latas de cerveza de 350 mL) durante más de 3 años provoca una miopatía alcohólica crónica en la mayoría de los pacientes.
2. Progresión insidiosa de la debilidad muscular proximal.
   Los síntomas se desarrollan durante muchos meses.
3. Desgaste muscular proximal más que distal.
   Los pacientes con trastorno por consumo de alcohol pueden presentar hasta un 30% de pérdida de masa muscular, probablemente como resultado de la miopatía concomitante con la neuropatía y la desnutrición.
4. Sin dolor.
   No hay mialgias, sensibilidad muscular ni calambres musculares.
5. Atrofia de fibras musculares predominantemente de tipo II en la biopsia muscular.

SINOPSIS

El trastorno por consumo de alcohol tiene una alta prevalencia entre la población general. El costo económico anual relacionado con el consumo de alcohol en los Estados Unidos se estima en más de 250 000 millones de dólares, y aproximadamente 1 de cada 10 muertes entre los adultos en edad de trabajar está relacionada con el consumo excesivo de alcohol. Numerosas complicaciones neurológicas se asocian con el consumo crónico de alcohol: degeneración cerebelosa (alrededor del 25% de los pacientes con consumo crónico), encefalopatía de Wernicke-Korsakoff (10% de los consumidores crónicos), demencia alcohólica, miopatía alcohólica crónica (50% de los pacientes con trastorno por consumo de alcohol) y efectos de polineuropatía axonal sensitivomotora (hasta el 90%). La miopatía alcohólica se debe probablemente a los efectos tóxicos del alcohol, la desnutrición y la enfermedad hepática. La enfermedad tiende a progresar con el abuso continuado de alcohol, pero es posible cierto grado de recuperación si los pacientes se abstienen de beber. La miopatía alcohólica aguda es una forma más rara de miopatía y se estima que afecta al 1% de los pacientes con trastorno por consumo de alcohol. La miopatía alcohólica aguda es casi la inversa de la miopatía alcohólica crónica: su modo de aparición es rápido, suele seguir a un período de consumo de alcohol aumentado, los músculos están hinchados y sensibles, la concentración sérica de creatina-cinasa está incrementada, la mioglobina está presente en la orina y las fibras musculares de tipo 1 están afectadas; por lo general, el pronóstico es favorable con una recuperación rápida y completa.

PREGUNTAS PARA ESTUDIAR POR CUENTA PROPIA

1. ¿Qué características de la exploración neurológica le permitirían determinar si un paciente padece una miopatía alcohólica o una polineuropatía alcohólica?
2. La miocardiopatía es otra complicación miopática del trastorno por consumo de alcohol. ¿Qué características clínicas ayudan a diferenciar la intolerancia al ejercicio debida a una miocardiopatía de la debilidad por una miopatía esquelética?
3. ¿Cuáles son las directrices actuales sobre el consumo máximo diario de alcohol para hombres y mujeres no embarazadas? (Compare su respuesta con https://www.rethinkingdrinking. niaaa.nih.gov/How-much-is-too-much/Default.aspx. [recurso en línea gratuito])

4. La miopatía alcohólica aguda es una de las causas más frecuentes de rabdomiólisis. ¿Cómo diagnosticaría la rabdomiólisis en un paciente que presenta una miopatía alcohólica aguda?
5. ¿Qué electrólitos deben controlarse en un paciente con miopatía alcohólica aguda? ¿Por qué?

DESAFÍO

La inestabilidad de la marcha es frecuente en pacientes con trastorno por consumo de alcohol de larga duración y puede ser el resultado de una degeneración cerebelosa alcohólica restrictiva (vermis anterosuperior), una neuropatía, una miopatía o cualquier combinación de las anteriores. ¿Cuáles son las principales características de la marcha cerebelosa, neuropática y miopática que pueden ayudarle a decidir qué áreas del sistema nervioso están afectadas? (Para acceder a un excelente resumen audiovisual de los patrones básicos de la marcha, *véase* http://stanfordmedicine25. stanford.edu/the25/gait.html [recurso en línea gratuito]).

BIBLIOGRAFÍA

De la Monte SM, Kril JJ. Human alcohol-related neuropathology. *Acta Neuropathol.* 2014;127(1):71-90.
Noble JM, Weimer LH. Neurologic complications of alcoholism. *Continuum (Minneap Minn).* 2014;20(3, Neurology of Systemic Disease):624-641.
Preedy VR, Adachi J, Ueno Y, et al. Alcoholic skeletal muscle myopathy: definitions, features, the contribution of neuropathy, impact and diagnosis. *Eur J Neurol.* 2001;8(6):677-687. [recurso en línea gratuito]

24 Miopatía hipotiroidea

Miopatía asociada con el hipotiroidismo.

CARACTERÍSTICAS PRINCIPALES

1. Miopatía proximal leve y lentamente progresiva.
2. Dolor muscular.

   Las mialgias, los calambres musculares y la rigidez muscular asociados con el hipotiroidismo pueden producirse incluso en ausencia de una miopatía manifiesta. El mioedema y los reflejos de estiramiento muscular «retardados» son hallazgos no sensibles pero que sugieren hipotiroidismo.
3. Síntomas y signos sistémicos de hipotiroidismo.

   El aumento de peso, la intolerancia al frío, la somnolencia, la depresión, la bradicardia, el estreñimiento y la sequedad de la piel son frecuentes, pero su ausencia no excluye el diagnóstico. Los pacientes con miopatía inexplicada e incremento de la concentración sérica de creatina-cinasa requieren la realización de estudios de la función tiroidea.
4. Resultados de laboratorio del hipotiroidismo.

   Concentración de hormona estimulante de la tiroides (tirotropina o TSH, *thyroid-stimulating hormone*) aumentada y concentración de triyodotironina (T_3) y tiroxina (T_4) libres.
5. La miopatía se resuelve con la terapia de sustitución de la hormona tiroidea.

SINOPSIS

El hipotiroidismo induce una inhibición global de las vías oxidativas y una disfunción de la cadena respiratoria en los miocitos. Esto conduce a la regulación del metabolismo anaeróbico (la descomposición del glucógeno en piruvato) y a una disminución del pH intracelular. Las consecuencias clínicas de estos cambios metabólicos son los calambres musculares y la fatiga tras un esfuerzo insignificante. Las consecuencias patológicas incluyen un aumento del número de mitocondrias en los miocitos y la acumulación de glucógeno.

FIGURAS

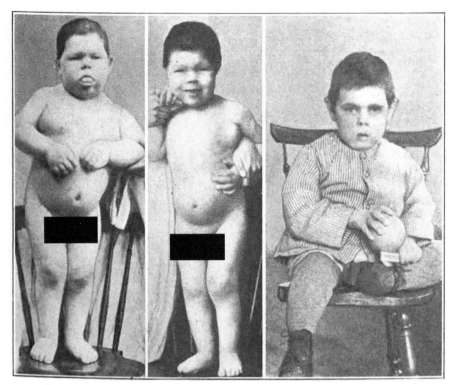

August 3, 1914.   August 17, 1914.   November 27, 1914.
FIG. 76.—Infantile myxedema. Ten years old. Treated by large doses of thyroid tablets. (A. Josefson.)

En la figura se muestra el notable efecto de la terapia tiroidea sobre el hipotiroidismo no tratado («cretinismo»). El descubrimiento del tratamiento sustitutivo tiroideo es uno de los triunfos de la medicina moderna (de Jelliffe SE, White WA. *Diseases of the Nervous System: A Text-Book of Neurology and Psychiatry*. 2nd ed. Philadelphia, PA: Lea & Febiger; 1917).

PREGUNTAS PARA ESTUDIAR POR CUENTA PROPIA

1. Defina el mioedema. ¿Cómo se comprueba la presencia de mioedema? Proporcione la definición de reflejo «retardado». ¿Qué fase del reflejo de estiramiento muscular buscaría para determinar si un paciente tiene el reflejo «retardado»?

2. El hipotiroidismo puede afectar el sistema nervioso central (SNC) y el sistema nervioso periférico (SNP). Proporcione ejemplos de los efectos del hipotiroidismo sobre el SNC y el SNP.

3. Describa un escenario clínico en el que el hipotiroidismo pueda perjudicar la función de la unión neuromuscular.

4. La miopatía es una característica frecuente del hipertiroidismo, así como del hipotiroidismo. Describa los signos sistémicos y neurológicos que orientan al diagnóstico de hipertiroidismo.

5. Hombre de 40 años de edad con antecedentes de hipertiroidismo acude a urgencias con un inicio agudo de debilidad muscular generalizada. Mientras espera una cama en el hospital, la debilidad se resuelve sola. Recuerda un episodio similar, pero más leve, en semanas anteriores. ¿Cuál es el diagnóstico más probable?

DESAFÍO

Describa un escenario clínico en el que ocurra una miopatía hipotiroidea en el contexto de concentraciones séricas normales de TSH.

BIBLIOGRAFÍA

Katzberg HD, Kassardjian CD. Toxic and endocrine myopathies. *Continuum (Minneap Minn)*. 2016;22(6, Muscle and Neuromuscular Junction Disorders):1815-1828.

Sindoni A, Rodolico C, Pappalardo MA, Portaro S, Benvenga S. Hypothyroid myopathy: a peculiar clinical presentation of thyroid failure. Review of the literature. *Rev Endocr Metab Disord*. 2016;17(4):499-519. [recurso en línea gratuito]

Trastornos de la médula espinal

Breve introducción a los trastornos de la médula espinal

Todos los nervios surgen manifiestamente de la médula espinal... y la médula espinal está formada por la misma sustancia del cerebro del que proviene.

Leonardo da Vinci[*]

La médula espinal se encuentra dentro del conducto vertebral, donde está envuelta por la duramadre, la aracnoides y la piamadre. Con unos 45 cm de longitud y un grosor menor del de un pulgar, la médula espinal es el cable que conecta el cerebro con el cuerpo.

La médula espinal es una estructura anatómica muy organizada. Se puede conceptualizar como una serie de «bloques» de anchura desigual. Cada «bloque» corresponde a un nivel de la médula espinal que conecta esta con los nervios periféricos a través de un par de raíces nerviosas ventrales (motoras) y dorsales (sensitivas). La sección completa de la médula espinal produce la parálisis de todos los músculos que están abajo del nivel de la lesión, la pérdida de sensibilidad de todas las modalidades por debajo del nivel de la lesión y la pérdida del control vesical e intestinal.

---

[*] Leonardo da Vinci (1452-1519), el hombre del Renacimiento por excelencia, realizó una serie de observaciones neurológicas e ilustraciones neuroanatómicas muy originales que permanecieron desconocidas hasta la publicación de sus cuadernos 300 años después de su muerte. Entre sus descubrimientos se encuentra el experimento de la médula de la rana: «la rana muere instantáneamente cuando se perfora la médula de la columna vertebral; y antes vivía sin cabeza, sin corazón ni (órganos) internos, intestinos o piel. Aquí, por lo tanto, parece estar la base del movimiento y la vida». Este descubrimiento convierte a Leonardo en el creador del concepto de muerte cerebral, que no entró en la consciencia científica hasta la segunda parte del siglo xx. Las citas son de Pevsner J. Leonardo da Vinci's contributions to neuroscience. *Trends Neurosci.* 2002;25(4):217-220.

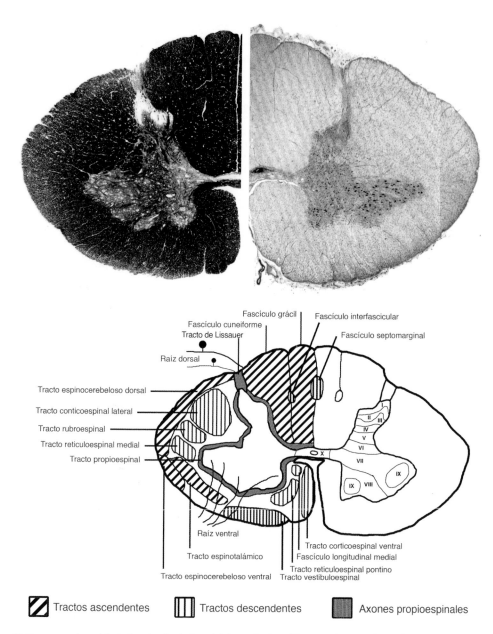

Tractos ascendentes   Tractos descendentes   Axones propioespinales

Imagen superior: el lado izquierdo de la médula espinal se tiñe para detectar la mielina (tinción azul Luxol) y destaca la sustancia blanca (*azul oscuro*), mientras que el lado derecho se tiñe para detectar los cuerpos celulares neuronales (tinción de Nissl) y destaca las motoneuronas del asta anterior (*azul pálido*). Imagen inferior: esquema de la sección de la médula espinal. Esta se muestra en su posición de convención anatómica (la superficie ventral está en la parte inferior) (reproducido con autorización de Schwartz ED, Flanders AE. *Spinal Trauma: Imaging, Diagnosis, and Management*. Philadelphia, PA: Wolters Kluwer Health/Lippincott Williams & Wilkins; 2007: Fig. 1.4).

La médula espinal se divide tradicionalmente en 8 niveles cervicales (las raíces nerviosas C1 salen por encima de la vértebra C1 y la raíz C8 sale por debajo de la vértebra C7), 12 niveles torácicos (las raíces nerviosas torácicas salen por debajo de sus respectivas vértebras torácicas), 5 niveles lumbares (cuyas raíces nerviosas salen por debajo de las vértebras L1 a L5), 5 niveles sacros (cuyas raíces nerviosas salen por debajo de S1 a S5) y la raíz nerviosa coccígea vestigial, de poca importancia clínica. La médula espinal de un adulto solo ocupa los dos tercios superiores del conducto vertebral, terminando en los niveles vertebrales L1/L2. En la siguiente figura se muestra la relación entre el nivel de la médula espinal y el nivel de la raíz nerviosa en un embrión cuando el nivel de la médula espinal y los niveles de la raíz nerviosa espinal todavía están alineados, y en un adulto, donde el nivel de la médula espinal se encuentra por encima de la salida de la raíz nerviosa respectiva.

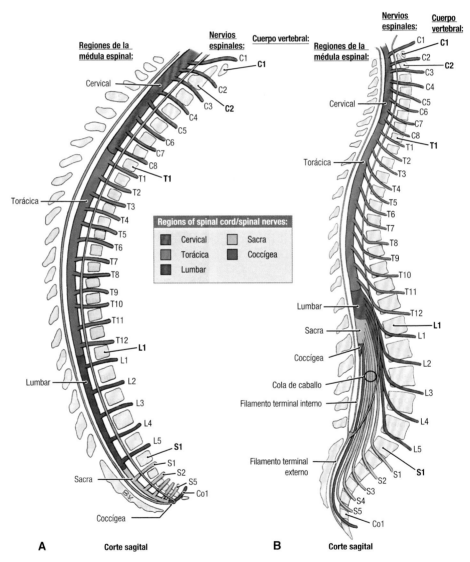

Relación entre el nivel de la médula espinal y el nivel vertebral (salida de la raíz) en un embrión (**A**) y en un adulto (**B**). Obsérvese que el conducto vertebral tiene aproximadamente la misma longitud que la médula espinal en el embrión, pero es considerablemente más largo que la médula espinal en el adulto. Los segmentos cervical, torácico, lumbar y sacro se muestran en *rojo*, *azul*, *morado* y *verde*, respectivamente (reproducido con autorización de Agur AMR, Dalley AF. *Grant's Atlas of Anatomy*. 15th ed. Philadelphia, PA: Wolters Kluwer; 2020: Fig. 1.46A-B).

Como C1 no tiene una raíz nerviosa sensitiva, hay en total 29 raíces nerviosas sensitivas, que abastecen a 29 dermatomas distintos. Los músculos abastecidos por una sola raíz nerviosa motora se denominan *miotomas*. Aunque existen 30 raíces nerviosas motoras, son pocos los miotomas (los de los brazos y las piernas) que pueden ser examinados clínicamente (*véanse* las secciones «Introducción a la inervación de los miembros superiores» e «Introducción a la inervación de los miembros inferiores»).

Cuando se explora la médula espinal en un corte transversal, se puede apreciar que la sustancia blanca mielínica se extiende por la parte periférica de la médula espinal, mientras que la sustancia gris en forma de mariposa se encuentra en su centro. Los cuerpos celulares de las motoneuronas se encuentran en las astas ventrales de la sustancia gris. Los cuerpos celulares de segundo orden de las neuronas sensitivas se encuentran en las astas dorsales; los cuerpos celulares de las neuronas sensitivas de primer orden están en los ganglios de la raíz dorsal, justo fuera de la médula espinal. Los cuerpos celulares de los nervios autónomos se localizan en la columna medular intermediolateral que se extiende de T1 a L3 para los nervios simpáticos y de S2 a S4 para los parasimpáticos.

La sustancia blanca de la médula espinal está organizada en tres cordones o columnas: anterior/ventral, lateral y posterior/dorsal. Estos cordones están atravesados por múltiples tractos ascendentes y descendentes. El cordón anterior contiene el tracto corticoespinal descendente no cruzado. El cordón lateral lleva el tracto corticoespinal lateral, así como la vía sensorial espinotalámica ascendente para el dolor y la temperatura. El cordón posterior (dorsal) contiene vías sensitivas ascendentes para la posición/propiocepción/tacto. Dado que las fibras del tracto espinotalámico se cruzan poco después de su punto de entrada en la médula espinal, mientras que los otros tractos principales se cruzan a un nivel medular inferior, la sección de la mitad DERECHA de la médula espinal ocasiona la paresia de la motoneurona superior y la alteración del sentido de posición y vibración de las articulaciones en el lado DERECHO del cuerpo por debajo del nivel de la sección, y una pérdida de la sensación de dolor y temperatura en el lado IZQUIERDO del cuerpo por debajo del nivel de la sección. Este conjunto de hallazgos define el síndrome de Brown-Séquard. En los capítulos siguientes se comentan ejemplos de otros síndromes medulares clásicos.

BIBLIOGRAFÍA

Kirshblum SC, Burns SP, Biering-Sorensen F, et al. International standards for neurological classification of spinal cord injury (revised 2011). *J Spinal Cord Med.* 2011;34(6):535-546.

Nógrádi A, Vrbová G. *Anatomy and physiology of the spinal cord.* En: *Madame Curie Bioscience Database* [Internet]. Austin, TX: Landes Bioscience; 2000-2013. Disponible en https://www.ncbi.nlm.nih.gov/books/NBK6229/.

25 Esclerosis lateral amiotrófica

Enfermedad neurodegenerativa progresiva de las motoneuronas superiores e inferiores.

CARACTERÍSTICAS PRINCIPALES

1. Cuadriparesia inevitablemente progresiva.
   La debilidad muscular suele comenzar en una extremidad y progresa hacia la cuadriparesia y la insuficiencia respiratoria.
2. Síntomas y signos bulbares.
   La esclerosis lateral amiotrófica (ELA) afecta los núcleos motores de los nervios craneales y causa disfagia, disfonía, disartria y diplejía facial. Las presentaciones de inicio bulbar presagian un peor pronóstico.
3. Fasciculaciones difusas y atrofia.
   Las *fasciculaciones* son contracciones musculares espontáneas, rápidas y finas. Las fasciculaciones son un signo de denervación muscular. Pueden verse en cualquier músculo afectado, en la lengua, las extremidades, el pecho y el abdomen.
4. Hiperreflexia patológica.
   Un reflejo nauseoso rápido y una sacudida rápida de la mandíbula implican afectación bulbar. El signo de Babinski suele estar presente junto a la hiperreflexia de las extremidades.
5. En la electromiografía (EMG) se observan indicios de denervación en tres o más segmentos bulbares y medulares diferentes.
   La denervación se caracteriza por unidades motoras polifásicas inusualmente grandes, fibrilaciones y fasciculaciones. Los estudios de conducción nerviosa sensitiva no presentan alteraciones.

SINOPSIS

La ELA es una enfermedad puramente motora, al igual que las miopatías y algunos de los trastornos de la unión neuromuscular (UNM) comentados anteriormente. La característica más importante de la ELA es que afecta tanto a las motoneuronas superiores de la corteza motora como a las motoneuronas inferiores de las astas anteriores de la médula espinal y del tronco encefálico. La afectación de la motoneurona inferior se manifiesta como debilidad muscular con disminución del tono muscular, hiporreflexia o arreflexia, atrofia muscular y fasciculaciones. La afectación de la motoneurona superior se manifiesta como debilidad, aumento del tono muscular e hiperreflexia. La ELA afecta tanto a las motoneuronas superiores como a las inferiores y, por lo tanto, presenta signos de las motoneuronas inferiores y superiores, algo poco habitual. En raras ocasiones, la ELA puede presentarse solo con manifestaciones de las motoneuronas superiores (esclerosis lateral primaria) o solo con manifestaciones de las motoneuronas inferiores (atrofia muscular progresiva). La progresión de la ELA es implacable, con una mediana de supervivencia estimada de 30 meses, aunque puede darse una supervivencia superior a los 10 años.

FIGURAS

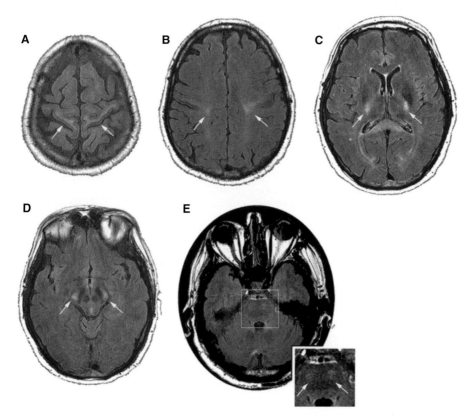

La RM de recuperación de la inversión atenuada de fluidos (FLAIR) en la ELA tiene hiperintensidades simétricas en el giro precentral (**A**), la corona radiante (**B**), las extremidades posteriores de las cápsulas internas (**C**), los pedúnculos cerebrales del mesencéfalo (**D**) y la protuberancia ventral (**E**) correspondientes a los tractos corticoespinales degenerados (*flechas blancas*) (reproducido con autorización de Kuo SH, Kwan JY. Teaching neuroImage: corticospinal tract. *Neurology*. 2008;71(6):e10).

PREGUNTAS PARA ESTUDIAR POR CUENTA PROPIA

1. Las fasciculaciones son características pero no específicas de la ELA. ¿En qué otras enfermedades se puede observar la presencia de fasciculaciones?

2. Los pacientes con ELA pueden tener síntomas de parálisis seudobulbar y bulbar. ¿Cuáles son los síntomas de las parálisis seudobulbares y bulbares? ¿Cómo se puede distinguir uno de otro?

3. Explique la importancia de comprobar los reflejos nauseoso y mandibular al intentar diferenciar la ELA de otras causas de cuadriparesia, como las lesiones medulares cervicales superiores.

4. Hombre de 50 años de edad presenta signos de motoneurona superior que afectan las piernas y signos de motoneurona inferior que afectan los brazos. ¿Qué trastorno tratable hay que tener en cuenta?

5. Al igual que ocurre con muchos trastornos neurológicos complejos e incapacitantes, los mejores resultados se consiguen en entornos de atención multidisciplinaria. ¿Qué intervenciones relacionadas con la deglución, la comunicación verbal, la nutrición y el retraso de la insuficiencia respiratoria temprana se han asociado con una mayor supervivencia entre los pacientes con ELA?

DESAFÍO

Hombre de 60 años de edad con ELA experimenta impulsividad, deterioro del juicio y dificultades para evocar palabras. ¿Qué zona del sistema nervioso probablemente esté afectada? ¿Cuál es el diagnóstico más probable?

BIBLIOGRAFÍA

Kinsley L, Siddique T. Amyotrophic lateral sclerosis overview. In: Adam MP, Ardinger HH, Pagon RA, et al, eds. *GeneReviews*® [Internet]. Seattle, WA: University of Washington, Seattle; 2001. Disponible en: https://www.ncbi.nlm.nih.gov/books/NBK1450/. [Updated February 12, 2015]. [recurso en línea gratuito]

Kiernan MC, Vucic S, Cheah BC, et al. Amyotrophic lateral sclerosis. *Lancet*. 2011;377(9769):942-955.

26 Insuficiencia de vitamina B_{12} (degeneración combinada subaguda) ■■

La insuficiencia de vitamina B_{12} provoca desmielinización y pérdida axonal en el sistema nervioso periférico y central.

CARACTERÍSTICAS PRINCIPALES

1. Las parestesias dolorosas en extremidades son los primeros síntomas.

   Las parestesias (hormigueos) suelen comenzar de forma simétrica en las manos y luego se extienden a los pies.
2. Marcha espástica-atáxica.

   Este tipo de alteración de la marcha es el resultado de la desmielinización de los cordones dorsales (alteración del sentido de la vibración y la posición) y de los tractos corticoespinales laterales (espasticidad de los miembros inferiores).
3. Concentración sérica disminuida de vitamina B_{12}.

   Otras anomalías hemáticas incluyen anemia megaloblástica, neutrófilos hipersegmentados en el frotis periférico y concentraciones elevadas de homocisteína y ácido metilmalónico en el suero. Las manifestaciones neurológicas de la insuficiencia de vitamina B_{12} pueden producirse en ausencia de anemia e incluso con concentraciones séricas «normales bajas» de B_{12}.
4. En la resonancia magnética (RM) de la médula espinal se pueden observar anomalías de la señal lineal T2-brillante en los cordones dorsales y laterales.

   Las anomalías de la señal de la RM pueden resolverse con la administración de suplementos de vitamina B_{12}.
5. Los estudios de conducción nerviosa (ECN) son concordantes con una axonopatía sensitivomotora.

SINOPSIS

La insuficiencia autoinmunitaria de vitamina B_{12} (anemia perniciosa) es el resultado de la destrucción de las células parietales gástricas y de la pérdida del factor intrínseco, necesario para la absorción de esta vitamina. La vitamina B_{12} es necesaria para la producción de ácidos grasos de cadena larga y la síntesis de ADN. La insuficiencia de B_{12} se manifiesta en forma de desmielinización de los grandes tractos mielinizados (mielopatía), de los nervios periféricos (neuropatía) y de supresión de la médula ósea (anemia megaloblástica). En los estudios patológicos se constata una degeneración temprana de la mielina que afecta la cara dorsal de los segmentos cervical y torácico superior de la médula con el consiguiente compromiso de los cordones lateral y anterior. La anemia perniciosa era un trastorno mortal hasta que se descubrió que el extracto de hígado revierte esta afección (*véase* el discurso de aceptación del Premio Nobel de G. Minot mencionado más abajo). La insuficiencia de vitamina B_{12} es una enfermedad tratable y, como tal, debe considerarse siempre en el diagnóstico diferencial de los pacientes con mielopatía de inicio subagudo, neuropatía y deterioro cognitivo. El tratamiento con suplementos de vitamina B_{12} detiene la progresión de la enfermedad y puede revertir los síntomas.

FIGURAS

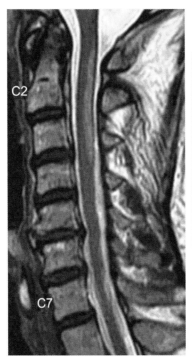
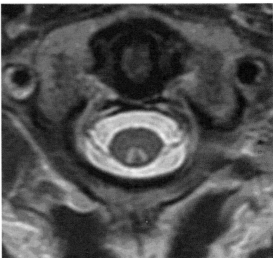

La imagen sagital por RM ponderada en T2 de la médula espinal cervical en la insuficiencia de vitamina B$_{12}$ tiene una señal hiperintensa en la cara dorsal de la médula desde C1 hasta C4. La T2 axial tiene una señal anómala en las columnas posteriores de la médula (reproducido con autorización de Kumar A, Singh AK. Teaching neuroimage: inverted V sign in subacute combined degeneration of spinal cord. *Neurology.* 2009;72(1):e4).

PREGUNTAS PARA ESTUDIAR POR CUENTA PROPIA

1. Con la exploración neurológica de un paciente con insuficiencia de vitamina B$_{12}$ se puede constatar la presencia del signo de Babinski y reflejos del tobillo débiles o ausentes. ¿Cómo podría explicar esta combinación de signos de la motoneurona superior e inferior?
2. ¿Cuál es la base neuroanatómica de la pérdida selectiva del sentido de la vibración y de la posición con la conservación relativa de la sensación de dolor y temperatura en los pacientes con insuficiencia de vitamina B$_{12}$?
3. Además de los síntomas atribuibles a la médula espinal y a los nervios periféricos, ¿qué manifestaciones neuropsiquiátricas deben indagarse más al evaluar a los pacientes con insuficiencia de vitamina B$_{12}$?
4. ¿Qué alimentos son ricos en vitamina B$_{12}$? ¿Qué dieta se asocia con la insuficiencia de B$_{12}$?
5. Mujer de 40 años de edad que se realizó un *bypass* gástrico presenta anemia megaloblástica que se cree que se debe a causas nutricionales. La concentración sérica de vitamina B$_{12}$ en suero está en el rango normal bajo (215 pg/mg), y el nivel de folato en suero está por debajo del límite inferior de la normalidad. La suplementación con folato corrige la anemia, pero el paciente desarrolla parestesias en extremidades y rigidez en la marcha. ¿Cómo se explica este giro de acontecimientos?

DESAFÍO

Hombre de 50 años de edad con antecedentes de *bypass* gástrico no cumple con la suplementación vitamínica. Presenta pérdida de sensibilidad vibratoria de los miembros inferiores y ataxia espástica. La concentración de vitamina B$_{12}$ en suero está por debajo del límite inferior de la normalidad. A pesar de las inyecciones intramusculares de B$_{12}$, su estado sigue deteriorándose. ¿Qué otra insuficiencia nutricional reversible no debe pasarse por alto en este contexto?

BIBLIOGRAFÍA

Green R, Allen LH, Bjørke-Monsen AL, et al. Vitamin B12 deficiency. *Nat Rev Dis Primers.* 2017;3:17040.

Minot GR. *Nobel Lecture: The Development of Liver Therapy in Pernicious Anemia.* Nobelprize.org. Disponible en http://www.nobelprize.org/nobel_prizes/medicine/laureates/1934/minot-lecture.html. [recurso en línea gratuito]

27 # Mielopatía espondilótica cervical ▬

Compresión de la médula espinal cervical y de las raíces nerviosas debido a cambios degenerativos en la columna cervical.

CARACTERÍSTICAS PRINCIPALES

1. Inicio insidioso de los síntomas.

   El curso clínico puede ser lentamente progresivo o escalonado con períodos de estabilidad. La mielopatía puede no progresar más allá de las fases iniciales.

2. Patrón de marcha espástico-atáxico.

   El aumento del tono muscular en las piernas y la pérdida de vibración explican este patrón de marcha característico.

3. Deterioro de la destreza.

   Los pacientes refieren entumecimiento y torpeza en las manos.

4. Rigidez y dolor de cuello.

   Los pacientes pueden referir dolor de cuello o dolor en los brazos o los hombros. El signo de Lhermitte puede estar presente. La amplitud de movimiento en el cuello puede estar disminuida.

5. En la RM de la columna cervical se observa una enfermedad degenerativa de la columna cervical de varios niveles y compresión de la médula.

   En ocasiones se perciben anomalías intrínsecas de la señal de la médula espinal cervical y un «realce en forma de panqueque» en el nivel de compresión o por encima de él.

SINOPSIS

Los cambios degenerativos de la columna vertebral representan el «desgaste» que se produce con el avance de la edad. La mielopatía cervical espondilótica es poco frecuente en los pacientes menores de 50 años de edad. La compresión de la médula espinal es el resultado de una combinación de protrusión y osificación de los discos cervicales en el conducto espinal, el engrosamiento del ligamento amarillo y otros ligamentos, y un conducto espinal congénitamente estrecho. No siempre es fácil determinar si los pacientes con mielopatía espondilótica cervical requieren una cirugía de descompresión. Los cambios degenerativos y los signos mielopáticos «blandos» (hiperreflexia por estiramiento muscular) se observan habitualmente como parte del envejecimiento y, en la mayoría de los casos, no conducen a una discapacidad manifiesta. Por otra parte, la mielopatía cervical espondilótica puede causar déficits neurológicos permanentes y poner a los pacientes en riesgo de cuadriparesia posterior a caídas u otros accidentes asociados con la hiperextensión del cuello.

FIGURAS

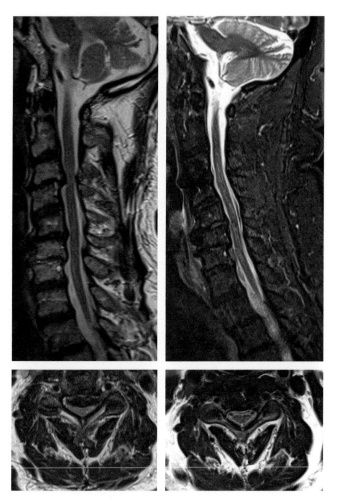

Hombre de 71 años de edad con espondilosis cervical y mielomalacia a nivel de C3-C4 por compresión medular. En la figura se muestra la proyección T2 sagital y axial en el nivel de máxima compresión antes de la cirugía (*izquierda*) y después de la descompresión cervical (*derecha*).

PREGUNTAS PARA ESTUDIAR POR CUENTA PROPIA

1. ¿Cuál es el signo de Lhermitte? ¿Dónde se localiza la lesión?
2. Un paciente con sospecha de mielopatía cervical espondilótica tiene el reflejo pectoral y bicipital sin alteraciones, pero el tricipital aumentado. ¿A qué nivel vertebral esperaría encontrar la compresión de la médula espinal en la RM?
3. La marcha anómala en las personas mayores se observa en muchas alteraciones, incluida la hidrocefalia normotensiva. Describa las diferencias en los patrones de marcha en los trastornos «frontales» y mielopáticos.

4. ¿Cuáles son las alteraciones médicas congénitas y adquiridas que se asocian con un mayor riesgo de mielopatías compresivas?

5. En un paciente con mielopatía crónica sin compresión medular observada en la RM, ¿qué mielopatías infecciosas y autoinmunitarias deben evaluarse? ¿Qué pruebas auxiliares pueden ser necesarias para evaluar estas enfermedades?

DESAFÍO

La descompresión cervical es el tratamiento de elección en los pacientes con empeoramiento de los déficits neurológicos secundarios a una mielopatía cervical espondilótica. Explique cómo la monitorización neurofisiológica intraoperatoria puede prevenir las complicaciones ocasionadas por la cirugía de la columna cervical.

BIBLIOGRAFÍA

Young WF. Cervical spondylotic myelopathy: a common cause of spinal cord dysfunction in older persons. *Am Fam Physician.* 2000;62(5):1064-1070; 1073. [recurso en línea gratuito]

Zhovtis Ryerson L, Herbert J, Howard J, et al. Adult-onset spastic paraparesis: an approach to diagnostic work-up. *J Neurol Sci.* 2014;346(1-2):43-50.

28 Siringomielia

Cavitación expansiva de la parte central de la médula espinal; con frecuencia se asocia con malformaciones craneales congénitas.

CARACTERÍSTICAS PRINCIPALES

1. Pérdida sensitiva disociada en una distribución de «capa» o «hemicapa».
   La pérdida de la sensación de dolor y de temperatura en los hombros y los brazos con la conservación del tacto, la posición de las articulaciones y el sentido de la vibración es el sello distintivo de la siringomielia.
2. Pérdida de destreza lentamente progresiva, bilateral y generalmente asimétrica.
3. Atrofia de los músculos intrínsecos de la mano.
   Se debe a la expansión anterior de la fístula y a la pérdida de motoneuronas del asta anterior.
4. Pérdida asimétrica de los reflejos de estiramiento muscular en los miembros superiores.
   Los reflejos de los miembros inferiores pueden ser exagerados.
5. En la RM de la columna vertebral se observa una cavitación central que suele afectar la médula espinal cervical.
   La señal dentro de la cavidad tiene características similares a las del líquido cefalorraquídeo (LCR): blanco brillante en las secuencias ponderadas en T2 y oscuro en las secuencias ponderadas en T1.

SINOPSIS

La «pérdida sensitiva disociada» (el rasgo más característico de una siringe) es el resultado de las interrupciones de los tractos espinotalámicos de los brazos cuando se cruzan dentro del cordón cervical central. Los pacientes pueden tener quemaduras y cortes indoloros en las manos. La extensión ventral de la fístula conduce a la pérdida de motoneuronas del asta anterior con la consiguiente atrofia de los músculos intrínsecos de la mano y la pérdida de la destreza de la mano y los dedos. Las columnas dorsales se conservan, por lo que el sentido de la vibración y de la posición de las articulaciones se mantiene. Dado que una fístula es una cavidad llena de LCR, tiene características de señal similares a las del LCR en todas las secuencias de la RM. La siringomielia está asociada con la malformación de Chiari de tipo I, la anomalía de Klippel-Feil o la escoliosis. Con menor frecuencia, la siringe puede ocurrir por un traumatismo, una neoplasia de la médula espinal y una aracnoiditis espinal.

FIGURAS

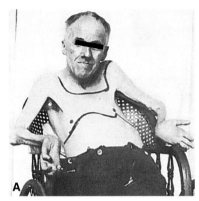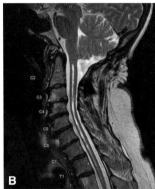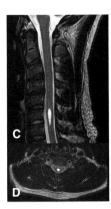

A. Distribución de la pérdida sensorial y atrofia de los músculos intrínsecos de la mano en un paciente con siringomielia de larga duración. **B.** RM de una mujer de 55 años de edad con siringomielia posterior a una craniectomía suboccipital descompresiva que tiene una fístula residual desde C2 hasta la columna torácica superior. El paciente tenía ronquera residual y un patrón espinotalámico de pérdida sensitiva disociada en los miembros superiores. **C** y **D.** Proyección sagital y axial de una fístula más pequeña en otro paciente que no fue operado (A, reimpreso con autorización de Cadwalader WB. *Diseases of the Spinal Cord.* Baltimore, MD: The Williams and Wilkins Company; 1932:103: Fig. 49).

PREGUNTAS PARA ESTUDIAR POR CUENTA PROPIA

1. Explique por qué una fístula puede causar signos de motoneurona inferior en las manos y signos de motoneurona superior en las piernas.
2. Un paciente de 30 años de edad presenta pérdida sensitiva disociada y atrofia muscular intrínseca de la mano. Se sospecha de una siringe. En la exploración neurológica también se observa nistagmo, pérdida de la sensación dolorosa facial, atrofia de la lengua y disfagia. ¿Qué hallazgos esperaría encontrar en la RM del cerebro?
3. ¿Cuál es la malformación de Chiari de tipo I y cuál es el tipo II?
4. ¿Qué es una «articulación de Charcot»? ¿Qué importancia tiene la articulación de Charcot en la siringomielia?
5. Mujer de 30 años de edad presenta pérdida de destreza y atrofia de las manos. La sensibilidad está conservada y la RM de la columna cervical es «normal». Además de la ELA, ¿qué otras afecciones deberían considerarse en este contexto clínico? Explique cómo la RM en flexión y extensión de la columna cervical puede ayudar a aclarar el diagnóstico.

DESAFÍO

Una fístula que se extiende hasta la columna torácica superior puede asociarse con un síndrome de Horner debido a la afectación de la vía oculosimpática descendente. Nombre algunos de los otros hallazgos neurológicos en el cráneo que se deben a lesiones por debajo del nivel del agujero magno.

BIBLIOGRAFÍA

Goetz LL, McAvoy SM. *Posttraumatic syringomyelia*. En: *StatPearls* [Internet]. Treasure Island, FL: StatPearls Publishing; 2019. Disponible en https://www.ncbi.nlm.nih.gov/books/NBK470405/. [recurso en línea gratuito]
Hidalgo JA, Dulebohn SC. *Arnold Chiari malformation*. En: *StatPearls* [Internet]. Treasure Island, FL: StatPearls Publishing; 2018. Disponible en https://www.ncbi.nlm.nih.gov/books/NBK431076/. [recurso en línea gratuito]

29 Mielitis transversa aguda

Trastorno inflamatorio de la médula espinal.

CARACTERÍSTICAS PRINCIPALES

1. Curso clínico subagudo.
   La mielitis transversa aguda (MTA) tarda varios días en presentar los síntomas máximos, seguidos de una estabilización y lenta recuperación, aunque generalmente incompleta. La progresión de los síntomas hasta el punto máximo en menos de 4 h o en más de 3 semanas debe impulsar la búsqueda de un diagnóstico alternativo.
2. Pérdida sensitiva asimétrica ascendente.
   Cierto grado de sensibilidad es útil para localizar la lesión en la médula espinal, pero solo está presente en aproximadamente la mitad de los pacientes con MTA.
3. Debilidad muscular asimétrica bilateral.
   La debilidad suele comenzar en las piernas y puede afectar los brazos si la lesión se encuentra en la médula espinal cervical.
4. Síntomas intestinales y vesicales.
   Son frecuentes la retención urinaria y el estreñimiento.
5. La RM de la médula espinal tiene una lesión medular hiperintensa en T2 que puede expandir la médula y mostrar realce en las secuencias potenciadas por contraste en T1.
   La ausencia de una lesión medular en algún momento del curso de la enfermedad debería poner en duda el diagnóstico de MTA.

SINOPSIS

La inflamación de la médula espinal en la MTA suele afectar a la mayor parte del corte transversal de la médula y, por lo tanto, deteriora la transmisión a lo largo de la mayoría de las principales vías motoras, sensitivas y autonómicas. La evolución a lo largo de los días es típica de los trastornos inflamatorios. En cambio, un infarto de la médula espinal ocasiona una discapacidad grave en cuestión de minutos u horas, mientras que la progresión a lo largo de meses o años favorece las causas tóxico-metabólicas-genéticas, la mielopatía espondilótica o las malformaciones vasculares de la médula espinal, como una fístula arteriovenosa dural. Los trastornos inflamatorios de la médula espinal suelen tener pleocitosis del LCR con un contenido elevado de proteínas, pero esto no es específico de la MTA. Del mismo modo, el realce del contraste en la RM, que significa la rotura de la barrera hematoencefálica, aunque es típico de las causas inflamatorias, también puede observarse en otras afecciones e incluso en la compresión de la médula espinal.

FIGURAS

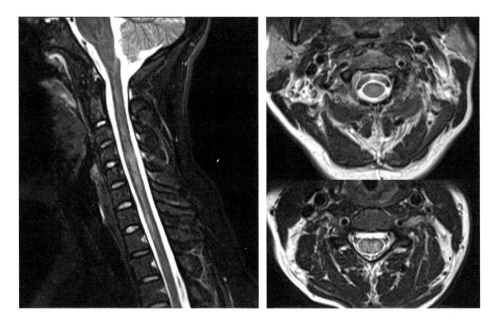

Mujer de 27 años de edad que quedó paralizada del cuello hacia abajo en el transcurso de varias horas. En la RM de la médula se muestra una extensa lesión hiperintensa en T2 que afecta a la mayor parte de la médula cervical con una leve expansión de la médula a nivel de C3-C4. Se diagnosticó MTA y se trató con metilprednisolona intravenosa y plasmaféresis. Al final pudo caminar con un bastón.

PREGUNTAS PARA ESTUDIAR POR CUENTA PROPIA

1. El síndrome de Guillain-Barré (SGB) y la MTA pueden presentarse con entumecimiento ascendente. Defina «nivel sensitivo torácico» y explique por qué los hallazgos de un nivel sensitivo ayudan a distinguir entre estas dos alteraciones.
2. ¿Cuál es la prueba inicial para los pacientes que experimentan una mielopatía aguda? ¿Qué causas hay que descartar urgentemente antes de proceder con el estudio de una posible MTA?
3. Nombre las etiologías infecciosas tratables de la mielitis infecciosa.
4. ¿Cuál es el abordaje estándar de tratamiento para la MTA mediada por la autoinmunidad?
5. La MTA puede ser un trastorno monofásico o la primera manifestación de un trastorno remitente-recurrente. Nombre las afecciones más importantes asociadas con la mielitis de segmento corto y la mielitis «longitudinalmente extensa» (> 3 segmentos vertebrales de longitud). ¿Qué pruebas son necesarias para estratificar el riesgo de recurrencia de la enfermedad en el paciente?

DESAFÍO

Explique por qué la pérdida de la sensación de temperatura y dolor en un lado del cuerpo y la disminución de la fuerza y la propiocepción contralateral no se observan en los trastornos de los nervios periféricos como el SGB. Explique la base neuroanatómica de estos hallazgos.

BIBLIOGRAFÍA

Barreras P, Fitzgerald KC, Mealy MA, et al. Clinical biomarkers differentiate myelitis from vascular and other causes of myelopathy. *Neurology*. 2018;90(1):e12-e21.
Schmalstieg WF, Weinshenker BG. Approach to acute or subacute myelopathy. *Neurology*. 2010;75(18 suppl 1):S2-S8. [recurso en línea gratuito]

30 Síndrome del cono medular y síndrome de la cola de caballo

El síndrome del cono medular (SCM) es el resultado de una lesión de la médula espinal caudal (cono medular) y de las raíces nerviosas lumbosacras. El síndrome de la cola de caballo (SCC) es el resultado de una lesión de las raíces nerviosas lumbosacras dentro del conducto espinal por debajo de la terminación de la médula espinal (muy raro, es una urgencia).

CARACTERÍSTICAS PRINCIPALES

El cono medular y la cola de caballo suelen estar afectados por el mismo proceso patológico, y la diferenciación clínica entre ambos síndromes rara vez es clara. Con fines didácticos, los rasgos característicos de los dos síndromes se yuxtaponen en la siguiente tabla.

	Síndrome del cono medular	Síndrome de la cola de caballo
1. Anestesia de la silla de montar (pérdida sensitiva en la zona perianal y genital)	Distribución generalmente más simétrica de la pérdida sensitiva	La pérdida sensitiva asimétrica y la distribución dermatómica son más frecuentes
2. Reflejos de estiramiento muscular	Rotuliano (a menudo conservado) Tobillo hipoactivo	Rótula hipoactiva Tobillo hipoactivo o perdido
3. Pérdida del tono rectal y pérdida del reflejo de «guiño anal»	Sí	Sí
4. Disfunción vesical/sexual	Retención urinaria precoz, incontinencia por rebosamiento, disfunción eréctil	Por lo general, no es tan prominente como en el SCM
5. Dolor de espalda	Normalmente no es tan grave como en el SCC	Suele ser grave, con un patrón de radiación radicular

SINOPSIS

El *cono medular* se refiere al extremo caudal de la médula espinal, opuesto a los cuerpos vertebrales L1-L2 en la mayoría de los adultos. El cono medular forma parte del sistema nervioso central. La *cola de caballo* se refiere a las raíces nerviosas espinales lumbares y sacras en el conducto espinal distal al cono medular. La cola de caballo forma parte del sistema nervioso periférico. El SCM y el SCC suelen coincidir. Los hallazgos de los signos de la motoneurona superior orientan a la afectación del cono medular. El dolor lumbar, el patrón de anestesia en silla de montar y la pérdida de tono rectal son los síntomas que se han notificado con mayor frecuencia, mientras que la debilidad en las piernas es variable y puede no estar presente. Las causas del SCM y el SCC son muy diversas e incluyen hernias discales centrales, estenosis del conducto espinal lumbar, traumatismos de la columna vertebral, infarto de la médula espinal, tumores intramedulares, enfermedad granulomatosa, malformaciones arteriovenosas, hematomas e infecciones de las raíces nerviosas lumbosacras, como el síndrome de Elsberg, debido a la reactivación de la infección por el virus herpes simple tipo 2. Los SCM/SCC por causas compresivas deben tratarse como urgencias neuroquirúrgicas.

FIGURAS

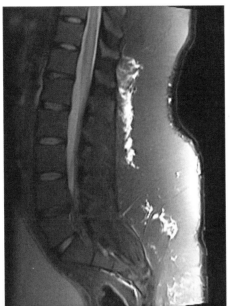 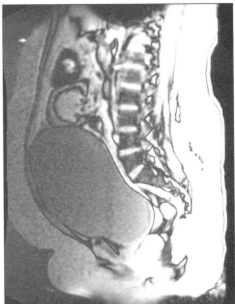

Señal hiperintensa en T2 difusamente anómala en la médula torácica inferior y el cono medular de una mujer de 18 años de edad con meningoencefalitis asociada con anticuerpos contra la mielina (*izquierda*). La paciente tenía la vejiga muy distendida debido a la retención urinaria (*derecha*) y requirió un sondaje.

PREGUNTAS PARA ESTUDIAR POR CUENTA PROPIA

1. El dolor lumbar mecánico es muy frecuente en la población general y muy rara vez ocasiona una discapacidad neurológica. El dolor de espalda por SCM o SCC es una excepción a esta generalización. Describa la tríada de síntomas («datos de alarma» del dolor de espalda) que sugieren la presencia de SCM o SCC.
2. ¿Cuál es la prueba inicial recomendada en la evaluación de los pacientes con SCM o SCC agudos?
3. Explique por qué los reflejos rotulianos suelen conservarse cuando el cono medular está dañado, pero están ausentes cuando solo está afectada la cola de caballo.
4. La «preservación sacra» es una característica de pronóstico positivo en la lesión de la médula espinal. Mencione un hallazgo motor, uno sensitivo y uno reflejo que demuestre la permeabilidad de las raíces nerviosas del sacro.
5. ¿Cuáles son las causas tratables del SCM y el SCC?

DESAFÍO

¿Qué patología del desarrollo relacionada con el fracaso del cierre del tubo neural debe considerarse en un adolescente joven con paraparesia espástica progresiva y disfunción intestino-vejiga?

BIBLIOGRAFÍA

Brouwers E, van de Meent H, Curt A, et al. Definitions of traumatic conus medullaris and cauda equina syndrome: a systematic literature review. *Spinal Cord.* 2017;55(10):886-890.

Fraser S. Cauda equina syndrome: a literature review of its definition and clinical presentation. *Arch Phys Med Rehabil.* 2009;90:1964-1968. [recurso en línea gratuito]

Savoldi F, Kaufmann TJ, Flanagan EP, et al. Elsberg syndrome: a rarely recognized cause of cauda equina syndrome and lower thoracic myelitis. *Neurol Neuroimmunol Neuroinflamm.* 2017;4(4):e355.

Trastornos del tronco encefálico y de los nervios craneales

Breve introducción a los trastornos del tronco encefálico y de los nervios craneales

Al atar y aventar a un asno, se expuso el ramo maxilar superior del quinto nervio. Tocar este nervio generaba dolor agudo. Se seccionó el nervio, sin que hubiera cambios en los movimientos de la narina. En el asno, donde el nervio [facial] de la cara había sido seccionado, el contraste más notable se observó en ambos lados de su cara: mientras un lado mostraba una contracción universal y poderosa, el otro, donde se seccionó el nervio, se notaba bastante apacible.

Charles Bell*

El tronco encefálico comienza en la unión cervicomedular, donde termina la médula espinal. Se trata de una estructura anatómica más compleja que la médula espinal, pero ambas comparten algunas características anatómicas. Al igual que la médula espinal (y a diferencia del cerebro y el cerebelo), el tronco encefálico contiene los núcleos de sustancia gris en el interior y la sustancia blanca en el exterior. Así como en la médula espinal, los núcleos y las vías motoras del tronco del encéfalo se sitúan en sentido ventral, y los núcleos y las vías sensitivas, en sentido dorsal. La médula espinal se conecta con el sistema nervioso periférico a través de pares de raíces nerviosas motoras y sensitivas, mientras que las salidas y entradas del tronco encefálico están mediadas por pares de nervios craneales que se conectan a múltiples núcleos motores, sensitivos y autonómicos (parasimpáticos) situados en todo el tronco encefálico. El tronco encefálico también contiene una serie de estructuras que intervienen en la integración de orden superior: la formación reticular de distribución difusa, que participa en el mantenimiento de la consciencia; la sustancia negra, que forma parte de la red de ganglios basales que regulan los movimientos; y el núcleo intersticial rostral de Cajal, que controla los movimientos oculares verticales conjugados. El tronco encefálico se conecta dorsalmente al cerebelo, a través de los tres pares de pedúnculos cerebelosos. El cerebelo es una importante estructura cerebral que interviene en la planificación, el aprendizaje y la coordinación motora.

Una característica única de la anatomía del tronco encefálico es que los núcleos de los nervios craneales III a XII (con pocas excepciones) regulan las funciones craneales ipsilaterales, mientras que la mayoría de las vías de largo recorrido que atraviesan el tronco encefálico controlan la mitad contralateral del cuerpo. Esta distribución neuroanatómica explica los singulares «síndromes cruzados o alternos del tronco encefálico», por los que una lesión que afecta al lado DERECHO del tronco encefálico produce síntomas en el lado DERECHO de la cabeza y en la mitad IZQUIERDA del cuerpo. Los síndromes alternos se tratarán en la sección sobre trastornos vasculares (cap. 61). Esta sección se centra en importantes síndromes que afectan los nervios craneales y la motilidad ocular.

---

* Charles Bell (1774-1842), cirujano, anatomista e ilustrador anatómico escocés, es conocido sobre todo por sus trabajos sobre el nervio facial y por el epónimo de la *parálisis de Bell*. La descripción de los experimentos que distinguen entre los nervios motores y sensitivos de la cara está tomada del tratado de Bell «On the Nerves; Giving an Account of Some Experiments on Their Structure and Functions, Which Lead to a New Arrangement of the System». La explicación de Bell sobre la distinción entre funciones motoras y sensitivas es algo confusa, lo que dio lugar a una prolongada disputa sobre la prioridad del descubrimiento (Bradley J. Matters of priority: Herbert Mayo, Charles Bell and discoveries in the nervous system. *Med Hist.* 2014;58(4):564-584).

31 Parálisis de Bell

Parálisis del nervio facial, posiblemente de etiología vírica.

CARACTERÍSTICAS PRINCIPALES

1. Aparición aguda de debilidad facial unilateral.
   El punto máximo de la debilidad de los músculos faciales se alcanza en cuestión de días, seguido de una lenta mejoría durante semanas.
2. La debilidad afecta los músculos faciales superiores e inferiores.
   Los pacientes no pueden arrugar la frente, cerrar el ojo con fuerza, sonreír o inflar la mejilla del lado afectado.
3. Se conserva la sensibilidad en la cara.
   Los pacientes pueden referir rigidez u opresión muscular unilateral, pero en las pruebas sensitivas objetivas no se observa ningún déficit sensitivo.
4. Pérdida del gusto en los dos tercios anteriores de la lengua ipsilateral a la debilidad.
   La sensación gustativa se explora pidiendo al paciente que saque la lengua y aplicando una punta de algodón mojada en azúcar o agua salada a los lados de la lengua, y pidiéndole que identifique el sabor.
5. Hiperacusia.
   El paciente es sensible a los ruidos fuertes en el oído ipsilateral.

SINOPSIS

El nervio facial (nervio craneal [NC] VII) tiene un recorrido anatómico complejo y contiene múltiples tipos de fibras. Sus funciones se resumen en una cancioncilla: «lagrimea, saborea y saliva; mueve la cara, amortigua las ondas sonoras» (adaptado de Biller J, Gruener G, Brazis PW. *DeMyer's. The Neurologic Examination. A Programmed Text.* 7th ed. New York: McGraw-Hill Education; 2017:194-200). En la parálisis del nervio facial periférico, no solo se observa debilidad del músculo facial ipsilateral, sino también hiperacusia (si la lesión es proximal al ramo del músculo estapedio), alteración del gusto en los dos tercios anteriores de la lengua (si la lesión es proximal al ramo de la cuerda timpánica) y ausencia de lagrimeo debido a la pérdida de la entrada parasimpática a la glándula lagrimal. La presencia de todos estos síntomas permite localizar con precisión la lesión dentro del nervio facial entre la salida del tronco encefálico (ya que proximalmente a este punto los fascículos del nervio facial no llevan ni fibras gustativas ni parasimpáticas) y el ramo que lleva a la cuerda timpánica (ya que distalmente a este punto el nervio facial solo lleva fibras motoras). En consonancia con esta predicción, la resonancia magnética (RM) del cerebro durante la fase aguda de la parálisis de Bell revela un realce dentro de la porción del hueso temporal del nervio facial (la RM del cerebro no es necesaria para confirmar la parálisis de Bell, ya que el conjunto de síntomas y signos descarta de forma fiable la patología del tronco encefálico). La sensibilidad facial no es afectada en la parálisis de Bell, ya que esta se transmite por medio del nervio trigémino. Se sabe que la causa de la parálisis de Bell es vírica (virus del herpes simple de tipo 1). Los esteroides reducen modestamente los síntomas, mientras que el papel de los antivirales es menos claro. Los pacientes con parálisis de Bell son susceptibles de sufrir lesiones en la córnea si no son capaces de cerrar completamente el ojo y tienen alteración en el lagrimeo. La aplicación de lágrimas artificiales durante el día y el parche ocular durante la noche ayudan a prevenir esta complicación.

Varios meses después de la parálisis de Bell, los pacientes pueden desarrollar sincinesia facial. Este fenómeno es el resultado de una regeneración nerviosa aberrante en la que las ramificaciones nerviosas que normalmente abastecen un músculo o una glándula concretos se desvían hacia un grupo muscular o una glándula diferentes durante la regeneración nerviosa. Las manifestaciones clínicas incluyen el estrechamiento de los párpados al sonreír, el levantamiento de la mejilla al cerrar el ojo o el lagrimeo tras la estimulación de la salivación (las fibras parasimpáticas que irrigan las glándulas salivales se desvían hacia las glándulas lagrimales).

FIGURAS

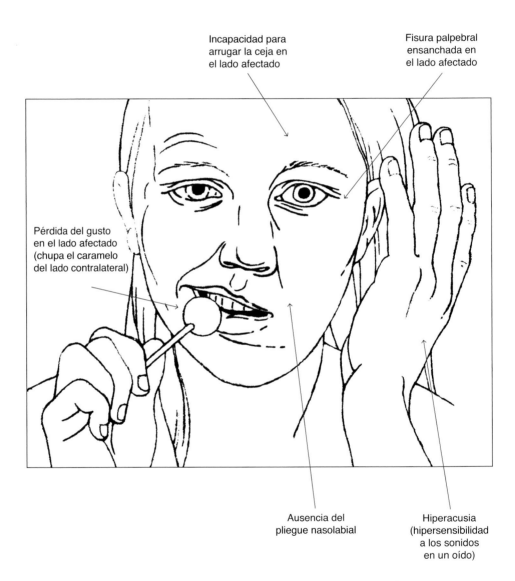

Incapacidad para arrugar la ceja en el lado afectado

Fisura palpebral ensanchada en el lado afectado

Pérdida del gusto en el lado afectado (chupa el caramelo del lado contralateral)

Ausencia del pliegue nasolabial

Hiperacusia (hipersensibilidad a los sonidos en un oído)

En el esquema se muestran los rasgos principales de la parálisis de Bell: debilidad facial superior e inferior (pérdida de los surcos sobre la frente izquierda y aplanamiento del pliegue nasolabial en el lado izquierdo), hiperacusia (la paciente protege el oído izquierdo de los sonidos fuertes con la mano) y la pérdida del gusto en el lado izquierdo hace que la paciente chupe el caramelo del lado derecho.

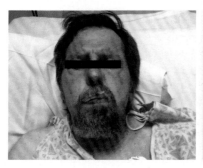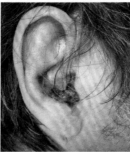

Paciente con síndrome de Ramsay Hunt con parálisis facial. *Izquierda:* asimetría facial e incapacidad para inflar su mejilla derecha al intentar silbar. *Derecha:* vesículas herpéticas patognomónicas en el oído externo.

PREGUNTAS PARA ESTUDIAR POR CUENTA PROPIA

1. Las lesiones cerebrales causan debilidad de los músculos faciales inferiores más que de los superiores: el ceño fruncido produce un pliegue casi simétrico de la frente, mientras que la sonrisa hace que el lado afectado se desvíe hacia el lado no afectado. Por el contrario, la parálisis del nervio facial debida a una lesión periférica o del tronco encefálico ocasiona un grado similar de debilidad en los músculos faciales superiores e inferiores. Explique por qué.

2. Al evaluar a un paciente con un inicio agudo de parálisis unilateral del nervio facial periférico, usted observa vesículas llenas de líquido dentro del conducto auditivo externo. ¿Qué síntomas, además de la parálisis facial, se deben esperar en esta enfermedad?

3. Relacione los hallazgos clínicos con la posible localización de la lesión que causa la debilidad facial unilateral:

Síntomas	Localización de la lesión
a. Debilidad facial + parálisis del nervio motor ocular externo ipsilateral	Hemisferio cerebral contralateral
b. Debilidad facial + debilidad en brazo y pierna ipsilaterales	Tronco encefálico ipsilateral
c. Debilidad facial + síndrome meníngeo	Región mastoidea del hueso temporal
d. Debilidad facial + disminución de la audición ipsilateral	Espacio subaracnoideo

4. La parálisis bilateral del nervio facial periférico es inusual. Nombre las afecciones sistémicas asociadas con la parálisis bilateral del nervio facial.

5. El gran médico persa Abu Bakr Muhammad ibn Zakariya Razi (865-925 d.C.), conocido popularmente como al-Razi, proporcionó una descripción detallada de la parálisis facial y comentó que el «origen de la distorsión facial es el espasmo o la parálisis, y estos dos pueden diferenciarse por el dolor, ya que el tipo paralítico no presenta dolor» (Sajadi MM, Sajadi MRM, Tabatabaie SM. The history of facial palsy and spasm: Hippocrates to Razi. *Neurology.* 2011;77(2):174-178). Además del dolor, ¿qué otras características clínicas ayudan a diferenciar la parálisis facial (ipsilateral) del espasmo hemifacial (contralateral)?

DESAFÍO

El *fenómeno de Bell* (reflejo oculógiro palpebral) se refiere a un movimiento reflejo hacia arriba del ojo cuando se intenta cerrar el párpado. Este fenómeno es fácil de observar cuando el cierre de los párpados está alterado durante la parálisis de Bell, como se muestra en la figura anterior. Explique por qué el fenómeno de Bell con desviación hacia arriba está presente en la parálisis supranuclear progresiva aunque los movimientos voluntarios del ojo hacia arriba estén alterados.

BIBLIOGRAFÍA

Gilden DH. Clinical practice. Bell's palsy. *N Engl J Med*. 2004;351(13):1323-1331.
Loomis C, Mullen MT. Differentiating facial weakness caused by Bell's palsy vs. acute stroke: can you tell the difference? *J Emerg Med Serv*. 2014;39:5. [recurso en línea gratuito]
Zandian A, Osiro S, Hudson R, et al. The neurologist's dilemma: a comprehensive clinical review of Bell's palsy, with emphasis on current management trends. *Med Sci Monit*. 2014;20:83-90. [recurso en línea gratuito]

32 Neuralgia del trigémino (*tic douloureux*)

Dolor paroxístico en la distribución del nervio trigémino.

CARACTERÍSTICAS PRINCIPALES

1. Paroxismos de dolor unilateral en una zona irrigada por una división del nervio trigémino (NC V).

   El ramo V_2 (maxilar) es el que más frecuentemente resulta afectado. El dolor suele durar unos segundos y es tan intenso que hace que el paciente interrumpa sus actividades y haga una mueca. El dolor puede ser infrecuente o recurrente hasta cientos de veces al día.

2. Dolor que se precipita al tocar los «puntos desencadenantes» en la distribución del nervio trigémino.

   Tocar, besar, masticar, cepillarse los dientes, el viento que sopla en la cara e incluso hablar y sonreír pueden desencadenar paroxismos de neuralgia del trigémino.

3. En la exploración neurológica no hay alteraciones.

   No hay déficits sensitivos ni motores del nervio trigémino.

4. No hay disfunción autonómica (lagrimeo, ptosis, congestión nasal) durante la crisis.

   Esta característica ayuda a distinguir la neuralgia del trigémino de las cefalalgias autonómicas del trigémino.

5. El dolor se alivia, y puede aliviarse completamente, con medicamentos anticonvulsivos.

   Los bloqueadores de los canales de sodio, como la carbamazepina, la oxcarbazepina y la lamotrigina, son los más utilizados. Los efectos secundarios que limitan la dosis pueden impedir el control total del dolor.

SINOPSIS

El nervio trigémino (que en latín significa *triple*) transmite información sensitiva de la cara, la boca, la nariz, los senos nasales y regiones de la duramadre a través de los ramos oftálmico (V_1), maxilar (V_2) y mandibular (V_3). Estos tres ramos confluyen en el ganglio de Gasser, que se encuentra en un hueco dural en el vértice de la fosa craneal media («cueva de Meckel»). El ganglio de Gasser es para el nervio trigémino lo que el ganglio de la raíz dorsal es para el nervio periférico. Al entrar en la protuberancia, los axones sensitivos se transmiten al núcleo principal (parte de la vía de la columna dorsal/lemnisco medial) o a los núcleos espinales del nervio trigémino, que están ampliamente distribuidos a lo largo del tronco encefálico y la médula espinal cervical superior. El nervio trigémino también lleva fibras motoras desde el núcleo motor del nervio trigémino en la protuberancia (puente) hasta los músculos de la masticación.

La neuralgia clásica del trigémino es el resultado de la compresión del nervio por un asa vascular en el espacio subaracnoideo. El asa puede visualizarse con una RM específica, como se muestra en la siguiente figura. La compresión vascular no es suficiente para causar déficits sensitivos o motores permanentes. Si existe un déficit sensitivo o una alteración de los reflejos corneales o mandibulares, esto sugiere que la neuralgia del trigémino puede ser secundaria a un proceso desmielinizante o neoplásico. El dolor de la neuralgia del trigémino es de tal gravedad que ocasiona muecas involuntarias, lo que explica la designación original en francés de *tic douloureux*, un «tic doloroso». Como el dolor suele irradiarse hacia la mandíbula, no es raro que los pacientes se realicen procedimientos dentales innecesarios antes de que se descubra la causa neurológica del dolor.

FIGURAS

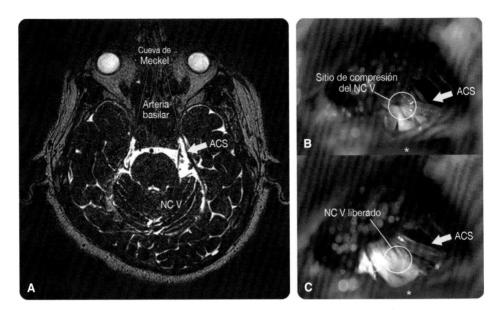

Neuralgia del trigémino por circuito vascular aberrante. **A.** En la RM se muestra la compresión del nervio trigémino izquierdo (*asterisco rojo*) por la arteria cerebelosa superior (ACS) (*flecha amarilla*). **B.** En la craneotomía retrosigmoidea izquierda con disección microquirúrgica se observó el nervio trigémino adherido a la ACS izquierda (*flecha amarilla*). **C.** El nervio fue liberado de la arteria pulsátil (*flecha amarilla*) (reproducido con autorización de Bakhsheshian J, Goshtasbi K, Strickland BA, Pham MH. Teaching video neuroimages: Trigeminal neuralgia due to compression by the superior cerebellar artery. *Neurology.* 2017;89(24):e290).

PREGUNTAS PARA ESTUDIAR POR CUENTA PROPIA

1. Mujer de 35 años de edad con neuralgia del trigémino. En la exploración se detecta hiperestesia facial ipsilateral, palidez del nervio óptico e hiperreflexia muscular difusa. ¿Cuál es el diagnóstico unificador que puede explicar estos resultados?

2. Mujer de 60 años de edad con neuralgia del trigémino es tratada con éxito con carbamazepina, pero dice sentirse «ebria» (somnolienta, temblorosa, inestable estando de pie). ¿Cuál es la explicación más probable?

3. Hombre de 50 años de edad refiere paroxismos de pocos segundos de dolor intenso en la distribución oftálmica (V_1) asociados con lagrimeo ipsilateral y ptosis palpebral. ¿Cuál es el diagnóstico más probable?

4. El virus de la varicela zóster puede originar dolor crónico en la distribución del trigémino (herpes zóster oftálmico). Explique por qué es importante determinar si hay vesículas de zóster en la superficie externa o interna de la punta de la nariz («signo de Hutchinson»).

5. Mujer de 20 años de edad acude con entumecimiento hemifacial de todas las modalidades que se extiende hasta la línea del cabello y afecta el oído externo. Explique por qué estos hallazgos no son compatibles con una causa neurológica. ¿Cuál es el diagnóstico más probable?

DESAFÍO

Hombre de 40 años de edad refiere dolor paroxístico que afecta la cara posterior derecha de la boca y la oreja y que se desencadena al bostezar. El dolor es intenso y en ocasiones hace que se desmaye. ¿Cuál es el diagnóstico? ¿Cuál es el mecanismo probable del síncope?

BIBLIOGRAFÍA

Cruccu G, Finnerup NB, Jensen TS, et al. Trigeminal neuralgia: new classification and diagnostic grading for practice and research. *Neurology.* 2016;87(2):220-228. [recurso en línea gratuito]

Pierce JMS. Glossopharyngeal neuralgia. *Eur Neurol.* 2006;55:49-52.

Parálisis del nervio motor ocular común

La parálisis aislada del nervio motor ocular común (tercer nervio) puede deberse a una compresión nerviosa, una isquemia microvascular o un traumatismo.

CARACTERÍSTICAS PRINCIPALES

1. Dolor periorbitario unilateral.
   El dolor está presente casi siempre en la parálisis aguda del nervio motor ocular común, pero los tumores de crecimiento lento pueden ser indoloros.
2. Diplopía.
   Los pacientes pueden referir diplopía binocular horizontal, vertical u oblicua, dependiendo de los músculos extraoculares afectados por la parálisis del nervio motor ocular común.
3. Deterioro de la motilidad extraocular.
   En la parálisis completa del nervio motor ocular común, el ojo afectado está «abajo y afuera» en la posición primaria de la mirada. En la parálisis parcial puede haber una limitación en la elevación, la aducción y la depresión del ojo afectado.
4. Ptosis de los párpados.
   La ptosis de los párpados puede ser completa o incompleta.
5. Midriasis.
   La midriasis es un sello distintivo de una causa compresiva y puede preceder a la diplopía y la ptosis palpebral. Cuando vea una pupila «inflada», piense en un vaso sanguíneo «inflado» (aneurisma cerebral). La evaluación angiográfica urgente es obligatoria: el tratamiento temprano puede evitar el desarrollo de una hemorragia subaracnoidea grave.

SINOPSIS

El tercer nervio craneal (NC III) sale del mesencéfalo ventral, atraviesa el espacio subaracnoideo en la cisterna interpeduncular, perfora la duramadre, entra en el seno cavernoso, sale del cráneo a través de la fisura orbitaria superior e inerva el elevador del párpado y todos los músculos extraoculares excepto el recto lateral (abductor del ojo/NC VI) y el oblicuo superior (depresor y rotador interno/NC IV). El NC III también lleva fibras parasimpáticas a los músculos pupilares dilatadores del iris que median la constricción pupilar.

El NC III puede resultar dañado en cualquier punto de su recorrido: en el tronco encefálico (tumor, accidente cerebrovascular [ACV]), el espacio subaracnoideo (aneurisma, tumor, infección, hernia uncal), el seno cavernoso (ACV hipofisario, trombosis del seno cavernoso, fístula cavernoso-carotídea, aneurisma) y la órbita (tumor o seudotumor de la órbita). El conjunto de hallazgos que acompañan a una parálisis del NC III a menudo permite una localización precisa de la lesión. Otras causas menos localizables son la mononeuropatía diabética (tercio microangiopático diabético), la arteritis de células gigantes, el síndrome de Miller-Fisher, la migraña oftalmopléjica y los traumatismos.

Una característica importante de la anatomía del NC III es que las fibras que inervan las pupilas están situadas en la periferia y son las primeras en verse alteradas por la compresión externa. Las fibras que inervan los músculos extraoculares se encuentran dentro del fascículo del nervio y son las primeras en afectarse en la parálisis microangiopática diabética del NC III (la isquemia afecta predominantemente al núcleo interno del nervio). Así pues, clásicamente, la «parálisis del nervio motor ocular común con preservación de la pupila» sugiere una causa isquémica sobrecompresiva. En la práctica clínica, incluso las parálisis del nervio motor ocular común que no afectan la pupila deben considerarse una urgencia neurológica potencial, ya que la «regla de la pupila» no es absoluta, especialmente si la parálisis es incompleta.

FIGURAS

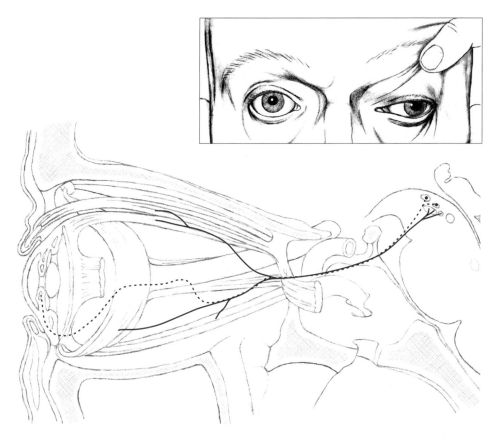

Esquema del NC III. La *línea punteada* corresponde a las fibras autonómicas que tienen su origen en el núcleo de Edinger-Westphal, mientras que la *línea continua* corresponde a las fibras motoras que se originan en los núcleos motores del NC III. En la figura adicional se muestra la ptosis completa del párpado izquierdo, la pupila izquierda dilatada y la posición del ojo «hacia abajo y hacia fuera» en la parálisis completa del NC III.

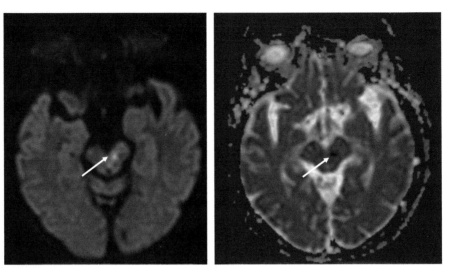

La parálisis fascicular del nervio motor ocular común debida a un accidente cerebrovascular isquémico pequeño (brillante en la imagen ponderada por difusión [DWI, *diffusion-weighted imaging*] de la *izquierda* y oscura en la secuencia del coeficiente de difusión aparente [ADC, *apparent diffusion coefficient*] de la *derecha*).

PREGUNTAS PARA ESTUDIAR POR CUENTA PROPIA

1. En un paciente con diplopía, se identifica qué ojo está afectado aplicando estas dos reglas: 1) la diplopía es más pronunciada en la dirección en la que está afectado el movimiento ocular y 2) la imagen formada por el ojo afectado («imagen falsa») está en el exterior, y la imagen formada por el ojo no afectado («imagen verdadera») está en el interior. Utilizando estas dos reglas, trace la ubicación de una imagen «falsa» y una «verdadera» tal como la ve el paciente con a) parálisis completa del nervio motor ocular común derecho y b) parálisis del nervio motor ocular externo (NC VI) derecho.

2. ¿Qué es la oftalmoplejía internuclear? ¿Cómo diferenciaría una parálisis parcial del nervio motor ocular común que ocasiona un déficit en la aducción de una oftalmoplejía internuclear, que también presenta un déficit de aducción?

3. Mujer de 80 años de edad está hospitalizada en la unidad de cuidados intensivos (UCI) con un hematoma intracerebral extenso. Durante una exploración neurológica de rutina, usted observa que está más somnolienta y que tiene parálisis del nervio motor ocular común de reciente evolución. En este contexto, ¿cuál es el mecanismo probable de la parálisis? ¿Cuál es el siguiente paso urgente en la gestión?

4. Relacione los síntomas con la ubicación y causa más probables de la parálisis del nervio motor ocular común.

A. Afectación del NC V_1, NC VI y proptosis	Hernia uncal por expansión de hematoma subdural
B. Hemiparesia contralateral en un paciente alerta y orientado	Rotura del aneurisma de la arteria comunicante posterior
C. Hemiparesia contralateral en un paciente en coma	Infarto del cerebro medio (síndrome de Weber)
D. Temblor y ataxia contralateral en un paciente alerta y orientado	Infarto del cerebro medio (síndrome de Benedikt)
E. Rigidez nucal en un paciente somnoliento y desorientado	Fístula carótido-cavernosa

5. Mujer de 70 años de edad acude a consulta por inicio reciente de cefaleas en las regiones temporal y retrobulbar y parálisis del nervio motor ocular común. Una vez excluidas las causas compresivas y estructurales, ¿qué etiología importante hay que tener en cuenta que, si se pasa por alto, puede conducir a una pérdida de la visión?

DESAFÍO

Al explorar a un paciente de 70 años de edad que refiere empeoramiento de las cefaleas, usted observa que, al mirar hacia abajo, el párpado del paciente sube, y al mirar hacia dentro, su pupila se contrae. Explique la fisiopatología de estos hallazgos y por qué debe realizar un estudio de imagen urgente de las arterias cerebrales.

BIBLIOGRAFÍA

Keane JR. Third nerve palsy: analysis of 1400 personally examined inpatients. *Can J Neurol Sci.* 2010;37(5):662-670.

Fang C, Leavitt JA, Hodge DO, et al. Incidence and etiologies of acquired third nerve palsy using a population-based method. *JAMA Ophthalmol.* 2017;135(1):23-28. [recurso en línea gratuito]

Bruce BB, Biousse V, Newman NJ. Third nerve palsies. *Semin Neurol.* 2007;27(3):257-268.

Síndrome del seno cavernoso

Oftalmoparesia dolorosa por lesión en el seno cavernoso.

CARACTERÍSTICAS PRINCIPALES

1. Cefaleas retroorbitarias y frontales.

   Un aumento de la presión dentro del seno cavernoso provoca dolor, presumiblemente debido al estiramiento de la duramadre, una estructura sensible al dolor. El síndrome del seno cavernoso (SSC) debido a un evento hiperagudo, como la rotura de un aneurisma cerebral o una ACV hipofisario, se presenta con vómitos y cefalea en trueno.

2. Visión borrosa.

   La presión ascendente ejercida sobre el quiasma óptico puede interferir en la aferencia visual de los campos visuales temporales bilaterales. El defecto del campo visual resultante (hemianopsia temporal) es muy característico de una lesión quiasmática. La visión borrosa también puede ser resultado de la presión sobre los nervios ópticos dentro del seno cavernoso.

3. Unilateral.

   El NC III y el NC VI suelen estar más afectados que el NC IV. En raras ocasiones, el SSC puede causar oftalmoparesia bilateral (trombosis séptica del seno cavernoso).

4. Adormecimiento facial.

   Puede haber adormecimiento en las distribuciones V_1 y V_2, y el reflejo corneal, cuyo arco aferente está mediado por V_1 y V_2, puede estar ausente o disminuido. Obsérvese que V_3 no es afectado en el SSC porque el ramo mandibular no entra en el seno cavernoso.

5. Proptosis y quemosis.

   En la siguiente figura se muestra un ejemplo de ojo rojo (quemosis) y abultado (proptosis) debido al SSC. Estos síntomas se deben al aumento de la presión del seno cavernoso y a la obstrucción del flujo venoso de la órbita.

SINOPSIS

La mnemotecnia para recordar las estructuras del seno cavernoso es (de medial a lateral) «O-H-O-T-O-M-A-C»: quiasma y nervios **Ó**pticos (pared del seno), **H**ipófisis, ramo **O**ftálmico del NC V (V_1), nervio **T**roclear, nervio **O**culomotor, ramo **M**axilar del NC V (V_2), nervio **A**bducens, arteria **C**arótida. Todos los nervios craneales que controlan la motilidad ocular (NC III, IV y VI) pasan por el seno cavernoso, por lo que el SSC puede causar oftalmoparesia parcial o completa. Los hallazgos pupilares son variables. Si las fibras parasimpáticas están afectadas principalmente en el NC III, la pupila será grande y poco reactiva. Si las fibras simpáticas están afectadas predominantemente en su recorrido por las arterias carótidas dentro del seno cavernoso, la pupila será pequeña y puede haber otras características del síndrome de Horner. La RM cerebral y la RM de la hipófisis con y sin contraste son útiles para identificar lesión compresiva, infección, hemorragia, trombosis, inflamación o estigmas de un traumatismo craneal.

FIGURAS

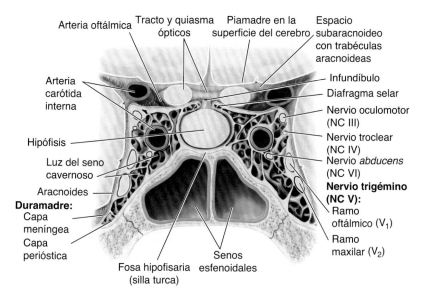

Esquema del seno esfenoidal (reproducido con autorización de Harell KM, Dudek RW. *Lippincott®* *Illustrated Reviews: Anatomy*. Philadelphia, PA: Wolters Kluwer; 2019: Chap 8:UNFig 5).

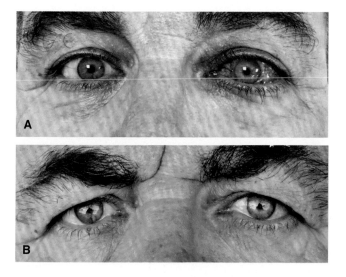

Un paciente con fístula carótido-cavernosa (FCC) tiene el ojo izquierdo hinchado y rojo, con una marcada inflamación conjuntival y parálisis del nervio motor ocular externo ipsilateral (**A**). Todos los síntomas se resolvieron posterior a la embolización de la fístula (**B**) (reproducido con autorización de Parrilla G, Zamarro J, Díaz-Pérez J. Teaching neuroimages: complex transverse sinus fistula and cavernous sinus syndrome. *Neurology*. 2018;91(16):e1551-e1552).

PREGUNTAS PARA ESTUDIAR POR CUENTA PROPIA

1. Explique cómo la exploración de la pérdida sensitiva en las distribuciones V_1 y V_2 ayuda a localizar la lesión en el seno cavernoso o en la fisura orbitaria superior.

2. Explique cómo la exploración de los reflejos luminosos corneales y pupilares ayuda a diferenciar el SSC de la oftalmoparesia debida a la miastenia grave.

3. La cefalea en trueno debe considerarse una urgencia hasta que se demuestre lo contrario. Enumere las urgencias neurológicas que se relacionan con una cefalea en trueno.

4. Mujer de 30 años de edad que lleva 2 días de posparto acude con cefalea de inicio agudo, oftalmoparesia e hipotensión. La concentración sérica de sodio está disminuida, pero el resto de los estudios de rutina no tienen alteraciones. La presión arterial está muy disminuida a pesar de la reanimación intensa con soluciones. ¿Qué urgencia neuroendocrina podría explicar estos síntomas? ¿Qué tratamiento debe instaurarse de forma urgente para evitar el colapso hemodinámico? ¿Qué otras anomalías endocrinas pueden observarse en esta paciente?

5. Mujer de 60 años de edad con diabetes mellitus no controlada acude al servicio de urgencias con fiebre, cefalea y oftalmoparesia rápidamente progresiva. Tiene una escara negra en el paladar. ¿Qué infección rara hay que tener en cuenta?

DESAFÍO

Explique cómo el SSC puede hacer que una pupila no se contraiga con la luz ni se dilate en la oscuridad.

BIBLIOGRAFÍA

Briet C, Salenave S, Bonneville JF, Laws ER, Chanson P. Pituitary apoplexy. *Endocr Rev.* 2015;36(6):622-645. [recurso en línea gratuito]

Keane JR. Cavernous sinus syndrome. Analysis of 151 cases. *Arch Neurol.* 1996;53(10):967-971.

35 Encefalopatía de Wernicke

Trastorno grave y potencialmente mortal del sistema nervioso central debido a la insuficiencia de tiamina.

CARACTERÍSTICAS PRINCIPALES

1. Antecedentes de una enfermedad que pueda provocar una insuficiencia de tiamina.
   Las alteraciones asociadas con la insuficiencia de tiamina incluyen, entre otras, el trastorno por consumo de alcohol, la hiperemesis gravídica, la cirugía bariátrica y los síndromes de malabsorción.
2. Cambios en el estado mental.
   El nivel de excitación puede estar ligeramente alterado (inatención, desorientación) o profundamente suprimido (coma).
3. Anomalías del movimiento extraocular.
   El espectro de hallazgos neurooftálmicos incluye diplopía, nistagmo, parálisis de la mirada conjugada y oftalmoparesia.
4. Ataxia.
   Puede haber ataxia troncal y de la marcha.
5. En la RM cerebral hay una restricción de la difusión y una señal T2 aumentada en el hipotálamo (cuerpos mamilares), el tálamo (paraventricular), el mesencéfalo (gris periacueductal) y la protuberancia (alrededor del cuarto ventrículo).
   Estas lesiones pueden desaparecer en las imágenes después de la administración de suplementos de tiamina.

SINOPSIS

La encefalopatía de Wernicke (EW) se debe a una insuficiencia en la ingesta de tiamina, a su pérdida o a un fallo en su absorción en el intestino delgado. En el cuerpo humano, la tiamina solo se almacena unas pocas semanas, y su agotamiento afecta primero a los órganos y tejidos con alto contenido y recambio de tiamina: el tálamo y el hipotálamo (falta de atención, deterioro de la memoria y la consciencia), el tronco encefálico (movimientos oculares anómalos), los núcleos vestibulares y el cerebelo (marcha y ataxia troncal), los nervios periféricos (neuropatía) y el músculo cardíaco (insuficiencia cardíaca).

El diagnóstico de la EW es clínico. La tríada clásica de confusión, oftalmoplejía y ataxia se observa solo en una minoría de casos. La EW debe considerarse en cualquier paciente susceptible de experimentar insuficiencia de tiamina, incluso si solo está presente una de las características de la tríada clásica. Si se sospecha la presencia de EW, se debe administrar un suplemento de tiamina sin demora y siempre *antes* de la administración de glucosa intravenosa. Los hallazgos característicos en la RM y las concentraciones disminuidas de tiamina en sangre total confirman el diagnóstico de forma retroactiva, pero no hay que esperar a estos resultados para aplicar un tratamiento urgente. Aunque los síntomas de la EW suelen revertir tras la administración de suplementos vitamínicos, muchos supervivientes desarrollan un trastorno amnésico grave (síndrome de Korsakoff).

FIGURAS

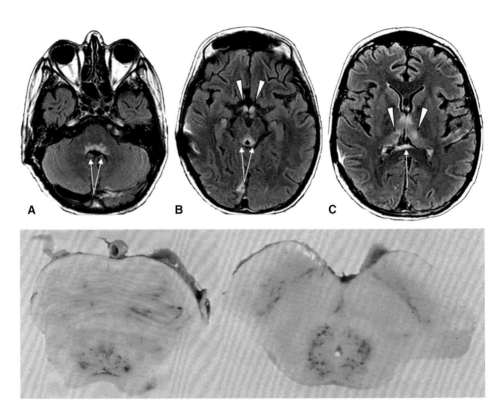

Superior: en las imágenes axiales de una RM cerebral en T2 con recuperación de la inversión atenuada de fluido (FLAIR, *fluid-attenuated inversion recovery*) de un caso de encefalopatía de Wernicke grave se muestra una señal simétrica alta y anómala que afecta la base del cuarto ventrículo (*flechas* en **A**), la sustancia gris periacueductal y los colículos (*flechas* en **B**), el hipotálamo y los cuerpos mamilares (*puntas de flecha* en **B**), el esplenio del cuerpo calloso (*flecha* en **C**) y la cara medial del tálamo (*puntas de flecha* en **C**). *Inferior:* en las imágenes de la autopsia de otro paciente se observan necrosis y pequeñas hemorragias en la protuberancia central y la sustancia gris periacueductal en un caso grave de encefalopatía de Wernicke (imagen superior, reproducido con autorización de Luigetti M, De Paulis S, Spinelli P, et al. Teaching NeuroImages: the full-blown neuroimaging of Wernicke encephalopathy. *Neurology*. 2009;72(22):e115).

PREGUNTAS PARA ESTUDIAR POR CUENTA PROPIA

1. ¿Existe algún hallazgo neurológico que pueda diferenciar inequívocamente a la EW de la intoxicación aguda por alcohol?
2. Explique qué complicación ocurre si se administra glucosa por vía intravenosa *antes* de la tiamina en un paciente con EW. ¿Cuál es la base bioquímica de esta complicación?
3. Describa las diferencias entre el síndrome de la EW y el síndrome de Korsakoff con base en 1) la agudeza de la presentación, 2) la presencia de anomalías extraoculares y 3) los hallazgos en el examen del estado mental (presencia o ausencia de amnesia anterógrada, amnesia retrógrada, confabulación, encefalopatía).

4. Hombre de 50 años de edad con un trastorno grave por consumo de alcohol presenta déficits cognitivos, ataxia y disartria que persisten más allá del período de intoxicación. Sospecha la presencia de una EW e inicia las inyecciones de tiamina. El estado del paciente no mejora. En la RM se observa una restricción de la difusión en el cuerpo calloso y sus alrededores, pero no en el diencéfalo ni en el tronco encefálico. ¿Cuál es el diagnóstico más probable?

5. Indigente de 40 años de edad con trastorno por consumo de alcohol presenta parestesias quemantes y ataxia sensorial. En la exploración general son significativos los estertores bibasales, la distensión de las venas yugulares y el edema de ambos pies. Está mentalmente íntegro, tiene movimientos extraoculares normales y no hay hallazgos de alteración cerebelosa. ¿Qué diagnóstico podría explicar los hallazgos neuropáticos y cardíacos?

DESAFÍO

El síndrome de Korsakoff ilustra la naturaleza modular de la memoria: se preserva la memoria procedimental, mientras que la memoria declarativa está muy deteriorada. Así, a un paciente se le puede enseñar a manejar maquinaria, pero es incapaz de memorizar instrucciones sencillas. Describa qué estructuras neuroanatómicas subyacen a la memoria procedimental en comparación con la memoria declarativa, y explique por qué la memoria procedimental está intacta en el síndrome de Korsakoff.

BIBLIOGRAFÍA

Day GS, del Campo CM. Wernicke encephalopathy: a medical emergency. *CMAJ.* 2014;186(8):E295. [recurso en línea gratuito]

Noble JM, Weimer LH. Neurologic complications of alcoholism. *Continuum (Minneap Minn).* 2014; 20(3, Neurology of Systemic Disease):624-641.

Trastornos neurológicos de la visión

1 0 0 DIAGNÓSTICOS CLAVE

Breve introducción a los trastornos neurológicos de la visión

...mientras traza los vasos en dirección a sus troncos mayores, llega al final al lugar de entrada del nervio óptico. Se distingue del resto del fondo del ojo por su color blanco, ya que no está cubierto por pigmento... el aspecto de los vasos rojos, muy marcados, sobre el blanco claro es de una elegancia sorprendente.

Hermann von Helmholtz*

Para los neurólogos, la vía visual comienza en la retina. Los fotorreceptores de la capa externa de la retina perciben las señales luminosas y las transmiten hacia las células ganglionares de la retina a través de las distintas células intermedias, las neuronas de primer orden de la vía visual. Los axones de las células ganglionares, de las que hay más de un millón en cada ojo, se unen para formar los nervios ópticos. El nervio óptico viaja a través de la órbita hasta la región del seno cavernoso para unirse al otro nervio óptico en el quiasma óptico, que está situado entre el hipotálamo (superiormente) y la glándula hipófisis (inferiormente). En el quiasma óptico, los axones de ambos nervios ópticos se decusan («quiasma» significa «cruce» en griego) y forman los tractos ópticos. La decusación permite que toda la entrada visual de la derecha del campo visual se canalice hacia el hemisferio izquierdo (y viceversa). Los axones de primer orden hacen sinapsis en las neuronas de segundo orden dentro del núcleo geniculado lateral del tálamo. Desde el núcleo geniculado lateral, los axones de segundo orden se proyectan a través de las radiaciones ópticas hasta el área visual primaria en la corteza occipital, donde hacen sinapsis con las neuronas de tercer orden. La entrada visual y la salida motora relevantes para el mismo lado se lateralizan hacia el mismo hemisferio cerebral. Esta disposición puede facilitar la coordinación ojo-mano. En la siguiente figura se ilustra cómo la información visual del lado derecho del campo visual (*rojo*) termina en la corteza visual izquierda, mientras que la información visual del lado izquierdo del campo visual (*azul*) termina en la corteza visual derecha.

Las lesiones prequiasmáticas del nervio óptico afectan únicamente la visión del ojo ipsilateral y se incluyen en el diagnóstico diferencial de la pérdida visual monocular junto con una serie de causas oftalmológicas: glaucoma agudo, hemorragia vítrea, desprendimiento de retina, uveítis, etcétera. Entre las causas neurológicas más importantes de la pérdida visual monocular se encuentran la neuritis óptica (cap. 36), la arteritis de células gigantes (cap. 37) y la amaurosis fugaz (cap. 56). Las lesiones en el quiasma óptico, o distales a él, afectan la visión bilateral y producen un defecto de campo característico: pérdida visual bitemporal (síndrome del seno cavernoso) y hemianopsia homónima (debido a accidentes cerebrovasculares de la arteria cerebral posterior).

---

*Hermann Ludwig Ferdinand von Helmholtz (1821-1894), médico alemán reconvertido en físico, dejó una profunda huella en la medicina, la fisiología, la psicología, la termodinámica, el electromagnetismo y la filosofía de la ciencia. La invención del oftalmoscopio de Helmholtz, descrita en la monografía de la que se ha tomado la cita anterior (reproducida en 'Description of an ophthalmoscope'. *Optom Wkly.* 1963;54:519-23), permitió visualizar la retina y el nervio óptico en una persona viva e inauguró una nueva era de la oftalmología. Helmholtz fue también el primero en medir la velocidad de la transducción de señales a lo largo de los nervios ciáticos de las ranas utilizando un miógrafo de péndulo de su propia invención, por lo que se le puede considerar un precursor de la electrofisiología (para más información sobre la contribución de Helmholtz a la neurología, *véase* Haas LF. Hermann von Helmholtz (1821-94). *J Neurol Neurosurg Psychiatry.* 1998 Jun;64(6):787).

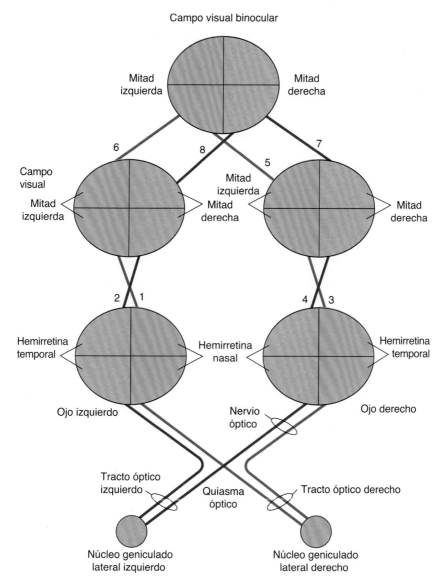

En el esquema se muestra cómo la información visual del hemicampo visual derecho (*rojo*) se proyecta hacia la porción nasal del ojo izquierdo y hacia la porción temporal del ojo derecho (*líneas rojas*). Los axones de los nervios ópticos derecho e izquierdo se reagrupan en el quiasma óptico, de modo que toda la información visual del campo visual derecho es transportada por el tracto óptico izquierdo hasta el núcleo geniculado lateral izquierdo (reproducido con autorización de Siegel A, Sapru HN. *Essential Neruoscience*. 4th ed. Philadelphia, PA: Wolters Kluwer; 2018: Fig. 15.8).

BIBLIOGRAFÍA

Bagheri N, Mehta S. Acute vision loss. *Prim Care*. 2015;42(3):347-361.
Ireland AC, Carter IB. *Neuroanatomy, optic chiasm*. En: *StatPearls* [Internet]. Treasure Island, FL: StatPearls Publishing; 2019. Disponible en https://www.ncbi.nlm.nih.gov/books/NBK542287/. [recurso en línea gratuito]

36 Neuritis óptica

Trastorno inflamatorio monofásico del nervio óptico.

CARACTERÍSTICAS PRINCIPALES

1. Deterioro monocular de la visión.
   La visión central es la que resulta afectada de manera predominante.
2. Pérdida de la percepción del color («desaturación del rojo»).
   Hay un «blanqueo» de los colores brillantes en el ojo afectado.
3. Dolor al mover el ojo afectado.
   También puede haber dolor temporal y retroorbitario.
4. Defecto pupilar aferente relativo (DPAR).
   El DPAR se obtiene con la «prueba de la linterna oscilante» («pupila de Marcus-Gunn»). El DPAR puede no ser evidente cuando solo hay una leve disminución de la agudeza visual.
5. Realce del nervio óptico en la resonancia magnética (RM).
   El realce con gadolinio se aprecia mejor en las proyecciones coronales con supresión de la grasa orbitaria. Otro hallazgo frecuente es el aumento de la señal T2 en el nervio óptico.

SINOPSIS

El deterioro de la conducción de las señales visuales a través del nervio óptico se manifiesta como visión borrosa y desaturación del color. El dolor con los movimientos oculares se ha atribuido a la irritación de las fibras meníngeas sensibles al dolor que cubren el nervio óptico. El DPAR está presente en cualquier trastorno en el que uno de los nervios ópticos esté afectado. Cuando primero se proyecta un haz de luz en el ojo sano y posteriormente en el ojo afectado («prueba de la linterna oscilante»), el cerebro recibe una estimulación visual relativamente menor que cuando la luz brillaba en el ojo sano. En consecuencia, se produce una dilatación pupilar («pupila de Marcus-Gunn»), que parece «paradójica», ya que una pupila sana se contrae cuando se proyecta luz sobre ella.

Durante la neuritis óptica (NO), la barrera hematoencefálica se altera, lo que ocasiona un realce del nervio óptico en la RM. A medida que cede el proceso inflamatorio, la visión mejora, el dolor se resuelve y el realce de la RM desaparece. La mayoría de los pacientes recuperan una agudeza visual superior a 20/40 en el ojo afectado en los 6 meses posteriores al cuadro de NO. Las altas dosis de corticoesteroides aceleran la recuperación en la NO inmunomediada, pero no tienen ningún efecto significativo en el pronóstico a largo plazo. La cuestión más importante en un paciente previamente sano que presenta NO es estratificar el riesgo de padecer esclerosis múltiple (EM) o, con mucha menor frecuencia, el trastorno del espectro de la neuromielitis óptica, el trastorno asociado con los anticuerpos de la glicoproteína de mielina o la neurosarcoidosis.

FIGURAS

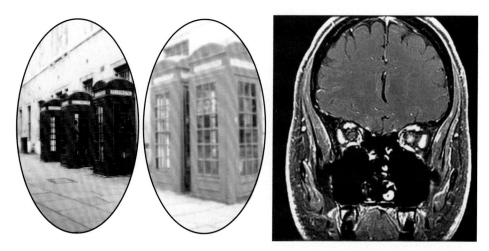

Desaturación del color rojo en la neuritis óptica: color rojo brillante de la cabina telefónica del Reino Unido visto con el ojo no afectado (*izquierda*) en comparación con el ojo afectado (*derecha*). En la RM coronal con supresión de grasa orbitaria se observa un ávido realce en el nervio óptico izquierdo (reproducido con autorización de Preziosa P, Comi G, Filippi M. Optic neuritis in multiple sclerosis: Looking from a patient's eyes. *Neurology.* 2016;87(3):338-339).

PREGUNTAS PARA ESTUDIAR POR CUENTA PROPIA

1. El empeoramiento de la visión borrosa en el ojo afectado por la NO cuando la temperatura corporal del paciente aumenta se conoce como «fenómeno de Uhthoff». ¿Cuál es el sustento que explica este fenómeno?

2. Se ha dicho que en el curso clínico de la NO «el paciente no ve, y el médico no ve [cuál es el problema]». Explique por qué la oftalmoscopia no muestra alteraciones en la NO.

3. ¿Cuál es el factor más importante para predecir el desarrollo de EM posterior a la primera crisis de NO?

4. ¿Qué tratamientos profilácticos deben considerarse en un paciente con NO que tiene un alto riesgo de desarrollar EM?

5. ¿Qué características sociodemográficas, clínicas y hallazgos en la RM ayudan a diferenciar la NO inflamatoria de la neuropatía óptica isquémica?

DESAFÍO

Explique por qué el DPAR no sería posible sin el reflejo pupilar consensuado.

BIBLIOGRAFÍA

Biousse V, Newman NJ. Diagnosis and clinical features of common optic neuropathies. *Lancet Neurol.* 2016;15(13):1355-1367.

Galetta SL, Villoslada P, Levin N, et al. Acute optic neuritis: unmet clinical needs and model for new therapies. *Neurol Neuroimmunol Neuroinflamm.* 2015;2(4):e135. [recurso en línea gratuito]

Arteritis de células gigantes

Vasculitis sistémica que afecta con mayor frecuencia las ramas de las arterias extracraneales.

CARACTERÍSTICAS PRINCIPALES

1. Cefalea de reciente aparición o un nuevo patrón de cefalea en un paciente mayor de 50 años de edad.
   La incidencia máxima de la arteritis de células gigantes (ACG) se sitúa en el grupo de edad de 70-80 años de edad.
2. El lado afectado de la arteria temporal es doloroso a la palpación.
   El pulso de la arteria temporal afectada puede estar disminuido o ausente.
3. Pérdida visual monocular indolora.
   En aproximadamente el 30% de los pacientes, existe antecedente de episodios de amaurosis fugaz a los pocos días de la pérdida permanente de la visión. La administración oportuna de esteroides puede evitar la pérdida permanente de la vista.
4. Dolor en los músculos de la mandíbula al masticar (claudicación mandibular).
5. Velocidad de sedimentación globular elevada (VSG > 50 mm/h).
   La VSG es una excelente herramienta de cribado para la ACG: un valor de VSG normal hace que la ACG sea altamente improbable. Sin embargo, la elevación de la VSG es inespecífica debido a que puede estar presente en muchas enfermedades infecciosas, neoplásicas e inflamatorias. Otros marcadores inflamatorios que frecuentemente están incrementados en la ACG son la proteína C reactiva y el recuento de plaquetas (trombocitosis).

SINOPSIS

La ACG es una vasculitis sistémica que afecta principalmente a las arterias extracraneales de tamaño medio a grande y que se acompaña de marcadores de inflamación sistémica y síntomas sistémicos y reumatológicos. En la biopsia de la arteria temporal superficial se observa una inflamación granulomatosa con predominio de monocitos y células gigantes multinucleadas en la pared arterial. La vasculitis puede ser irregular («lesiones salteadas»), por lo que es necesario obtener muestras para biopsia de 1-3 cm de longitud de la arteria temporal y seccionarlas finamente para detectar la inflamación intramural. En la biopsia se observa inflamación de la pared del vaso en más del 85% de los casos de ACG; en raras ocasiones, puede ser necesaria una biopsia de la arteria temporal contralateral para confirmar el diagnóstico.

El proceso vasculítico ocasiona la oclusión de los vasos sanguíneos y la consiguiente isquemia de los nervios ópticos y la retina. El infarto del nervio óptico (neuropatía óptica isquémica anterior arterítica) causa la pérdida permanente de la visión hasta en un 20% de los pacientes. La afectación vasculítica de otras arterias extracraneales puede manifestarse con claudicación mandibular o lingual, o diplopía. Por lo tanto, a cualquier paciente con sospecha de ACG se le debe preguntar específicamente si ha experimentado pérdida de visión transitoria, visión doble o dolor en la mandíbula al masticar. Con poca frecuencia, la ACG puede afectar las arterias que irrigan el cerebro o las extremidades; en este caso pueden ocurrir accidentes cerebrovasculares isquémicos o claudicación de las extremidades.

Los corticoesteroides son la primera línea de tratamiento. Deben iniciarse de inmediato siempre que se sospeche de una ACG. El tratamiento temprano disminuye el riesgo de pérdida de visión y de daño neurológico permanente, pero no ayuda a recuperar la vista en el ojo afectado. La terapia contra la interleucina 6 con tocilizumab es muy eficaz y recientemente fue aprobada por la Food and Drug Administration de los Estados Unidos para la ACG.

FIGURAS

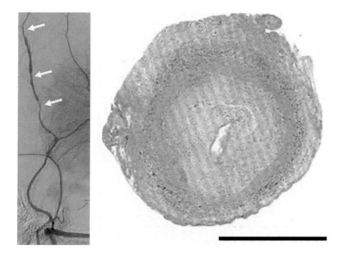

En la angiografía de sustracción digital se muestran las irregularidades con el «burbujeo» de la arteria temporal superficial distal (*flechas*). En el examen patológico de la arteria se observa una hiperplasia intimal concéntrica con indicios de infiltrado inflamatorio dentro de la pared del vaso (reimpreso con autorización de Rinaldo L, Arnold Fiebelkorn CE, Chen JJ, et al. Clinical reasoning: headaches and double vision in a 68-year-old woman. *Neurology*. 2018;91(8):e785-e789).

PREGUNTAS PARA ESTUDIAR POR CUENTA PROPIA

1. Paciente con pérdida visual monocular indolora de inicio agudo tiene edema marcado del disco óptico y hemorragia lineal. Explique por qué estos hallazgos oftalmoscópicos apoyan el diagnóstico de NO isquémica anterior y no la presencia de NO autoinmunitaria.
2. Mujer de 70 años de edad con ACG ha estado reduciendo gradualmente su dosis de esteroides. Su visión se encuentra estable, pero refiere una reciente dificultad para levantar los brazos debido al dolor y la rigidez de los músculos del cuello, los hombros y la parte superior de los brazos de forma bilateral. ¿Cuál es el diagnóstico más probable?
3. ¿Cuál es el hallazgo característico de la ACG en la ecografía Doppler a color de las arterias temporales?
4. Hombre de 60 años de edad se despierta con pérdida visual en el ojo derecho. No tiene cefalea, dolor ocular, claudicación mandibular ni síntomas sistémicos. La VSG es de 30 mm/h. En la oftalmoscopia se observa una marcada inflamación del nervio óptico derecho y el disco óptico izquierdo «saturado». ¿Cuál es el diagnóstico más probable?
5. Mujer de 70 años de edad con miopía acude a consulta por pérdida de visión en el ojo izquierdo. Describe múltiples destellos de luz y moscas volantes previo a la aparición de la pérdida visual. La oftalmoscopia es normal. ¿Qué causa oftalmológica reversible de pérdida de la visión debe considerarse en esta paciente?

DESAFÍO

Paciente de 70 años de edad con ACG confirmada por biopsia presenta visión borrosa de reciente aparición. La oftalmoscopia es normal. ¿Cuáles podrían ser los posibles mecanismos de la pérdida de visión relacionada con la ACG en este paciente?

BIBLIOGRAFÍA

Salvarani C, Pipitone N, Versari A, Hunder GG. Clinical features of polymyalgia rheumatica and giant cell arteritis. *Nat Rev Rheumatol*. 2012;8(9):509-521.

Stone JH, Klearman M, Collinson N. Trial of tocilizumab in giant-cell arteritis. *N Engl J Med*. 2017;377(4):317-328.

Weyand CM, Goronzy JJ. Giant-cell arteritis and polymyalgia rheumatica. *N Engl J Med*. 2014;371(1):50-57. [recurso en línea gratuito]

38

Hipertensión intracraneal idiopática

Síndrome de causa desconocida que cursa con presión intracraneal incrementada que afecta predominantemente a mujeres con sobrepeso u obesidad.

CARACTERÍSTICAS PRINCIPALES

1. Cefalea en una mujer con sobrepeso en edad fértil.

    Aunque la hipertensión intracraneal idiopática (HII) puede aparecer en cualquier sexo y edad, existe una fuerte predilección por las mujeres en edad fértil. La cefalea puede ser tensional o migrañosa, puede ocurrir a diario y suele ser más intensa al despertar o con la maniobra de Valsalva. La cefalea a menudo no responde al tratamiento con analgésicos, pero mejora rápidamente con la extracción de líquido cefalorraquídeo (LCR). El dolor en el cuello y la espalda son frecuentes.

2. Oscurecimientos visuales transitorios.

    Los episodios de visión borrosa de menos de un minuto de duración suelen ser provocados por cambios posturales. Puede haber visión borrosa permanente debido a la constricción de los campos visuales e incluso ceguera.

3. Papiledema bilateral.

    La inflamación de los discos del nervio óptico se manifiesta como borramiento de los márgenes del disco óptico, hiperemia del disco óptico y oscurecimiento de los vasos principales (para conocer ejemplos de papiledema, *véase* http://eyewiki.aao.org/Papilledema. [recurso gratuito en línea]). El punto ciego amplio es un hallazgo temprano en el papiledema.

4. Acúfenos pulsátiles.

    La sensación súbita y bilateral de un ruido que concuerda con el ritmo cardíaco.

5. Aumento de la presión de apertura en la punción lumbar (PL).

    Para medir la presión intracraneal (PIC), siempre coloque al paciente en posición de decúbito lateral. Las presiones de apertura del LCR > 25 cm H_2O son inusualmente altas.

SINOPSIS

Los síntomas de aumento de la PIC son inespecíficos en cuanto a la etiología. Las causas secundarias del aumento de la PIC deben ser descartadas antes de poder hacer un diagnóstico de HII. La causa secundaria más importante es una masa intracraneal. Por lo tanto, el primer paso en la evaluación de los pacientes con sospecha de aumento de la PIC es la obtención de imágenes cerebrales. La PL solo puede realizarse después de descartar una masa expansiva. Otras causas secundarias son trombosis de los senos venosos cerebrales, meningitis e hipertensión sistémica maligna, así como las inducidas por fármacos (antibióticos de tetraciclina, vitamina A, tratamientos hormonales, retirada de corticoesteroides). En la HII, la RM cerebral suele ser normal, pero en un examen más detallado se puede observar la silla turca vacía, nervios ópticos tortuosos y aplanamiento de la cara posterior de los globos. Los parámetros del LCR son normales, salvo que la concentración de proteínas puede estar ligeramente reducida. El tratamiento médico de primera línea de la HII es la acetazolamida, que presumiblemente actúa disminuyendo la secreción de LCR por el plexo coroideo. El tratamiento temprano disminuye el riesgo de pérdida de la visión. La pérdida de peso es la única «terapia modificadora de la enfermedad» para la HII.

FIGURAS

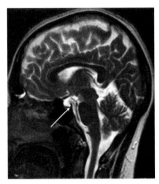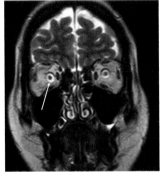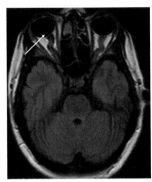

Rasgos característicos de la hipertensión intracraneal idiopática en la RM. *Izquierda:* en la RM sagital en T2 se observa una silla turca parcialmente vacía (*flecha*). *Centro:* imagen coronal en T2 en donde se muestran espacios de LCR periópticos dilatados (*flecha*). *Derecha:* imagen axial FLAIR en la que se observa el pandeo bilateral de los nervios ópticos y el aplanamiento de la cara posterior del globo óptico (*flecha*) (reproducido con autorización de Hassan H, Das A, Baheti NN, et al. Teaching neuroimages: idiopathic intracranial hypertension: MRI features. *Neurology.* 2010;74(7):e24).

PREGUNTAS PARA ESTUDIAR POR CUENTA PROPIA

1. ¿Cuál es la razón anatómica del punto ciego fisiológico? ¿A qué se debe el aumento del punto ciego en un paciente con HII? ¿Cómo evaluaría a un paciente para buscar un punto ciego amplio? ¿Cuál es el mecanismo del papiledema en el aumento de la PIC?

2. Proponga un mecanismo que explique por qué suelen producirse oscurecimientos visuales transitorios cuando los pacientes con HII cambian de estar en posición de decúbito a bipedestación.

3. Mujer de 40 años de edad con bajo peso acude con un nuevo patrón de cefalea diaria y papiledema bilateral. Tiene antecedentes de migraña con aura y hábito tabáquico. Su única medicación prescrita es una píldora anticonceptiva que contiene estrógenos. En la tomografía computarizada craneal sin contraste no se observan alteraciones. En la PL se detecta una presión de apertura de 35 cm H$_2$O. En el análisis del LCR no hay datos de importancia. ¿Cuáles son los «datos de alarma» de HII en este paciente? ¿Qué pruebas adicionales se justifica realizar para descartar una causa tratable importante del aumento de la PIC en esta paciente?

4. ¿Qué opciones quirúrgicas pueden considerarse para los pacientes con HII que experimentan una pérdida visual progresiva a pesar del tratamiento médico óptimo?

5. La PL es más fácil de hacer cuando el paciente está sentado que en decúbito lateral. Considerando el principio de los vasos comunicantes, explique por qué cuando se realiza una PL con el paciente sentado se puede obtener una medición falsamente incrementada de la PIC.

DESAFÍO

Los pacientes con HII pueden referir diplopía. ¿Qué movimiento extraocular puede afectarse? ¿Cuál es la causa probable de la diplopía? ¿Por qué se considera una «falsa señal de localización»?

BIBLIOGRAFÍA

Markey KA, Mollan SP, Jensen RH, Sinclair AJ. Understanding idiopathic intracranial hypertension: mechanisms, management, and future directions. *Lancet Neurol.* 2016;15(1):78-91.

Mollan SP, Hornby C, Mitchell J, Sinclair AJ. Evaluation and management of adult idiopathic intracranial hypertension. *Pract Neurol.* 2018;18(6):485-488. pii: practneurol-2018-002009. [recurso en línea gratuito]

Trastornos del movimiento

Breve introducción a los trastornos del movimiento

...en las comidas, el tenedor, al no estar debidamente dirigido, a menudo no levanta el bocado del plato, y, cuando se coge, se lleva con mucha dificultad a la boca. En este período, el paciente rara vez puede suspender la agitación de sus miembros.

James Parkinson[*]

La patogenia de la mayoría de los trastornos del movimiento está íntimamente relacionada con los núcleos de sustancia gris profunda conocidos como *núcleos basales* (NB). Simplificando de forma excesiva, se puede conceptualizar a los NB como estaciones de relevo de sustancia gris que se encuentran entre la sustancia gris cortical externa y la sustancia gris talámica interna. En una sección coronal media, los principales NB aparecen aproximadamente en el siguiente orden de afuera hacia adentro: caudado, putamen (dos componentes del estriado), globo pálido externo (GPe), globo pálido interno (GPi), núcleo subtalámico y sustancia negra.

---

[*] James Parkinson (1755-1824) ejerció medicina general en la pequeña ciudad inglesa de Hoxton. Publicó la primera descripción detallada de la enfermedad de Parkinson en su ensayo «On Shaking Palsy». Parkinson también fue un geólogo consumado. Al concederle una medalla de oro por su trabajo sobre los fósiles, el Royal College of Surgeons comentó: «los frutos de sus esfuerzos se distinguen por el sello de la sencillez y la verdad. Expresan el más loable celo en la búsqueda y la promulgación del conocimiento, en beneficio de la humanidad» (citado en Lewis PA. James Parkinson: the man behind the shaking palsy. *J Parkinsons Dis.* 2012;2(3):181-187).

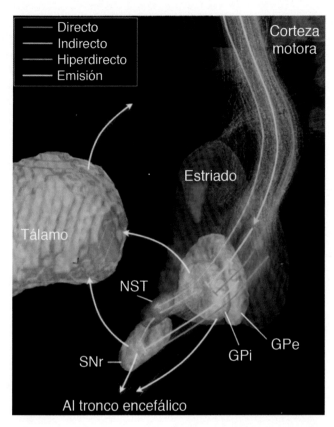

Los núcleos basales y sus principales interconexiones según las imágenes de espectro de difusión de 30 sujetos del Proyecto Conectoma Humano. Las vías directas, indirectas e hiperdirectas se visualizan en diferentes colores. GPe, globo pálido externo; GPi, globo pálido interno; NST, núcleo subtalámico; SNr, sustancia negra reticulada (crédito: Andreashorn - Own work, CC BY-SA 4.0, https://commons.wikimedia.org/w/index.php?curid=46586775).

En el modelo clásico de la enfermedad de Parkinson (EP, cap. 39), la degeneración de las neuronas productoras de dopamina en la parte compacta de la sustancia negra da lugar, a través de una serie de pasos de supresión y facilitación, a la inhibición de los movimientos mediados por la corteza (por eso ocurre la bradicinesia). Este modelo no explica muchas otras características destacadas de la EP, pero produce algunas predicciones importantes, como que la estimulación del núcleo subtalámico (NST) facilita la salida de los NB y reduce la bradicinesia. Esta predicción se ha confirmado y la estimulación cerebral profunda del NST es ahora una estrategia aceptada para tratar la EP. El modelo también predice que la disminución de la salida del núcleo estriado causa una estimulación excesiva de la corteza motora e hipercinesia. Este es el caso de la enfermedad de Huntington (EH, cap. 41), un trastorno hipercinético prototípico resultante de la pérdida de neuronas GABAérgicas (GABA, *gamma-aminobutyric acid*) en el núcleo caudado.

Otros trastornos del movimiento hipercinético mencionados en esta sección son el temblor esencial (cap. 40) y la distonía tardía (cap. 43). La enfermedad de Wilson, un trastorno del movimiento hereditario muy raro que puede presentarse con hipercinesia o bradicinesia, se incluye porque no solo es tratable, sino potencialmente reversible (cap. 42). La sección finaliza con una descripción de diversas alteraciones que se encuentran en los límites de los trastornos del movimiento. El síndrome de las piernas inquietas (SPI), una de las afecciones neurológicas más frecuentes y que se caracteriza por la necesidad irresistible de mover las extremidades, se analiza en el capítulo 44. El síndrome de Tourette (cap. 45) es un trastorno usual de la infancia caracterizado por tics motores y fónicos. El último capítulo está dedicado a los trastornos funcionales del movimiento, que suelen imitar a los trastornos orgánicos del movimiento.

39

Enfermedad de Parkinson

Trastorno neurodegenerativo del movimiento bradicinético asociado con la pérdida de células productoras de dopamina en la sustancia negra.

CARACTERÍSTICAS PRINCIPALES

1. Temblor asimétrico en reposo.

   Son característicos el temblor de «cuenta monedas», que afecta a los dedos índice y pulgar, y el temblor en una mano durante la pronación y supinación (a menudo la primera manifestación de la EP). A medida que progresa la enfermedad, el temblor se extiende a ambos brazos y puede afectar a las piernas e incluso el tronco.

2. Hipocinesia y bradicinesia.

   Hay disminución (*hipo*) y lentitud (*bradi*) de movimientos (*cinesia*) que se manifiestan en una marcha lenta y arrastrada, «facies de máscara» (hipomimia), con una disminución del ritmo de parpadeo, voz suave (hipofonía) y caligrafía pequeña (micrografía).

3. Rigidez.

   El aumento del tono muscular, con calidad de trinquete (rigidez de rueda dentada), puede ponerse de manifiesto con maniobras de distracción, como pedir a los pacientes que dibujen círculos imaginarios en el aire con una mano, mientras se comprueba la rigidez en la otra.

4. Inestabilidad postural.

   Los reflejos posturales se exploran con la prueba de retropulsión. Se pide al paciente que se incorpore rápidamente posterior a un tirón hacia atrás súbito de ambos hombros. Una prueba positiva hace que los pacientes den más de dos pasos hacia atrás o se caigan. En las últimas etapas de la enfermedad, hay una festinación al caminar, como si el paciente tratara de alcanzar el centro de gravedad que se encuentra frente a su base de apoyo.

5. Respuesta a la levodopa.

   La EP responde invariablemente al tratamiento con levodopa (L-dopa) en las primeras fases, mientras que en las últimas, la L-dopa es menos eficaz y a menudo se complica con las discinesias inducidas por el tratamiento.

SINOPSIS

El parkinsonismo es un síndrome hipocinético cuyos rasgos cardinales se representan en la siguiente figura. El parkinsonismo puede ser una manifestación de un trastorno neurodegenerativo idiopático (p. ej., la EP) o de trastornos neurodegenerativos más raros, a menudo denominados síndromes «Parkinson plus». El parkinsonismo también puede desarrollarse de forma secundaria a ciertos medicamentos (bloqueadores de los receptores de la dopamina), trastornos vasculares, encefalitis, traumatismos y causas estructurales.

La EP suele ser una enfermedad esporádica, pero alrededor del 10% de los pacientes son portadores de una mutación patogénica. Muchas de estas mutaciones están relacionadas con la proteína sinucleína α, el principal constituyente de los cuerpos de Lewy, que son el sello patológico de la EP. Presumiblemente, la sinucleína α ejerce un efecto tóxico sobre las neuronas dopaminérgicas, especialmente en la parte compacta de la sustancia negra, lo que lleva a la apoptosis. Las estrategias terapéuticas en la EP se centran en aumentar la concentración de dopamina o en estimular los receptores de dopamina en el cerebro. Estas estrategias son muy eficaces en las primeras fases de la enfermedad, pero, en las fases posteriores, los síntomas motores resistentes al tratamiento y las características no motoras se vuelven cada vez más prominentes y difíciles de manejar. La estimulación cerebral profunda del NST y del globo pálido puede proporcionar un alivio sustancial de los síntomas motores en los casos resistentes al tratamiento.

La EP es un trastorno prototípico del movimiento, pero los síntomas no motores son frecuentes y profundamente perjudiciales para la calidad de vida de los pacientes. Algunos síntomas (como el deterioro del sentido del olfato, el trastorno del sueño REM (*rapid eye movement*), la depresión y el estreñimiento) pueden ser anteriores a las manifestaciones motoras durante años e incluso décadas, mientras que otros, como la hipotensión ortostática y el deterioro cognitivo, surgen en las últimas fases de la EP. Se ha planteado la hipótesis de que los síntomas no motores pueden deberse al depósito patológico de los cuerpos de Lewy fuera de los núcleos basales, en los nervios olfatorios (pérdida de olfato), el sistema nervioso entérico (estreñimiento), el sistema nervioso autónomo (hipotensión ortostática), el tálamo y la corteza cerebral (deterioro cognitivo).

FIGURAS

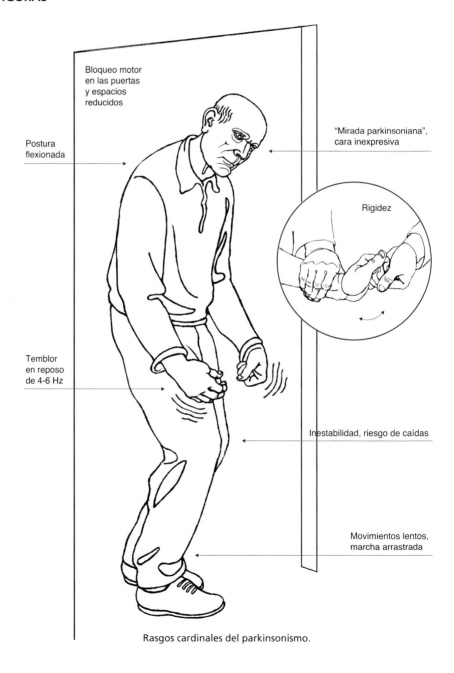

Rasgos cardinales del parkinsonismo.

PREGUNTAS PARA ESTUDIAR POR CUENTA PROPIA

1. La rigidez, un síntoma extrapiramidal debido a una lesión de los núcleos basales, y la espasticidad, que se debe a lesiones del tracto corticoespinal, se caracterizan por un aumento del tono muscular. ¿Cómo diferenciaría la espasticidad de la rigidez durante la exploración? Defina los fenómenos de «rueda dentada», «tubo de plomo» y «de la navaja». ¿Cuál de estos términos se aplica a la espasticidad y cuál a la rigidez?

2. La hidrocefalia normotensiva (HNT) se manifiesta con una marcha arrastrada de pasos cortos. ¿Qué signos neurológicos le ayudarán a diferenciar a un paciente con marcha arrastrada ocasionada por la EP de un paciente con HNT?

3. Hombre de 60 años de edad experimenta rigidez, temblores y marcha lenta y arrastrada. Se sospecha de EP, pero en la gammagrafía de medicina nuclear (MN) con DaT (transportador de dopamina) no se observan hallazgos de la enfermedad. ¿Qué causas de parkinsonismo son compatibles con un estudio de MN-DaT sin alteraciones?

4. Hombre de 90 años de edad con EP y demencia leve ingresa en el hospital con neumonía. Se agita por la noche («empeoramiento vespertino») y se le administra haloperidol para «calmarlo». En pocas horas, es incapaz de hablar, caminar o alimentarse por sí mismo. ¿Cuál es la explicación fisiopatológica subyacente a su rápida descompensación?

5. Una cuestión importante cuando se evalúa a un paciente con un trastorno hipocinético es si tiene EP o uno de los síndromes «Parkinson plus». Relacione cada conjunto de características clínicas «plus» de la siguiente tabla (columna central) con el síndrome que mejor lo ejemplifica (columna derecha):

A	Mioclonía, distonía, apraxia (incapacidad para realizar un movimiento planificado)	Parálisis supranuclear progresiva (PSP)
B	Alucinaciones visuales, confusión episódica, cambios de personalidad	Atrofia multisistémica, tipo cerebeloso (AMS-C)
C	Caídas frecuentes, inestabilidad postural, apraxia de la apertura de los párpados e incapacidad para mirar hacia abajo a la orden	Atrofia multisistémica, tipo autónomico (AMS-A)
D	Ataxia de los miembros y del tronco, falta de respuesta a la l-dopa	Degeneración corticobasal (DCB)
E	Síntomas autonómicos tempranos prominentes, incluyendo síncope, hipotensión ortostática y disfunción vesical y sexual	Demencia con cuerpos de Lewy (DCL)

DESAFÍO

Existen varias formas de aumentar la concentración de dopamina en el cerebro. Una de ellas es proveer una terapia de sustitución de la dopamina (carbidopa/levodopa). Sugiera estrategias farmacológicas para activar los receptores de dopamina en el cerebro. Compare sus respuestas con los mecanismos de acción de la entacapona, el ropinirol y la selegilina.

BIBLIOGRAFÍA

Chaudhuri KR, Healy DG, Schapira AH; National Institute for Clinical Excellence. Non-motor symptoms of Parkinson's disease: diagnosis and management. *Lancet Neurol.* 2006;5(3):235-245.

Kalia LV, Lang AE. Parkinson's disease. *Lancet.* 2015;386(9996):896-912.

Perlmutter JS. Assessment of Parkinson disease manifestations. *Curr Protoc Neurosci.* 2009; Chapter 10:Unit10.1. [recurso en línea gratuito]

40 **Temblor esencial**

Trastorno de temblor progresivo, generalmente de causa familiar.

CARACTERÍSTICAS PRINCIPALES

1. Inicio insidioso y progresión lenta de temblor de los miembros superiores.
   El temblor puede estar presente en la adolescencia, pero normalmente no interfiere en el funcionamiento diario hasta mucho más tarde.
2. Temblor de acción y postural.
   El temblor es más evidente cuando el paciente está realizando una acción (como verter agua en una taza o mientras mantiene una postura con los brazos extendidos) que en reposo.
3. El temblor disminuye con la ingesta de alcohol.
   Esta característica se observa en aproximadamente la mitad de los pacientes con temblor esencial (TE), pero no en los temblores de otras causas.
4. Ausencia de otros tipos de movimientos anómalos.
   No hay rasgos parkinsonianos ni distonía.
5. Antecedentes familiares de temblor.
   Los antecedentes familiares están presentes en hasta el 70% de los pacientes con TE.

SINOPSIS

El TE afecta aproximadamente al 1% de la población mundial. La denominación «esencial» implica que la causa subyacente es desconocida y que el temblor es la principal, y generalmente la única, manifestación de la enfermedad. Se piensa que el temblor se origina por las oscilaciones en el circuito córtico-ponto-cerebeloso-talámico-cortical, pero no se sabe qué impulsa estas oscilaciones. Las dos terapias mejor establecidas para el TE son los betabloqueadores y la primidona. Los casos más intratables pueden beneficiarse de inyecciones de toxina botulínica en músculos seleccionados o de intervenciones neuroquirúrgicas: estimulación cerebral profunda, talamotomía y termoablación talámica guiada con ultrasonido dirigida al núcleo ventral intermedio talámico. A pesar de la naturaleza claramente autosómica dominante del TE, su base genética sigue siendo desconocida.

FIGURAS

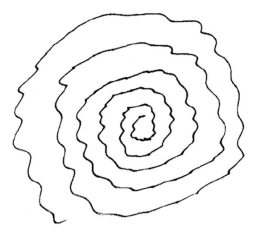

Dibujo de la espiral de Arquímedes realizado por un paciente con TE (reproducido con autorización de Campbell WW. *Clinical Signs in Neurology: A Compendium.* Philadelphia, PA: Wolters Kluwer; 2015:Figure A.12).

La escritura de Samuel Adams, uno de los fundadores de los Estados Unidos, muestra indicios de TE (citado en Louis ED. Samuel Adams' tremor. *Neurology.* 2001;56(9):1201-1205).

PREGUNTAS PARA ESTUDIAR POR CUENTA PROPIA

1. Una pregunta clínica habitual es si el temblor del paciente es compatible con el TE o la EP. Para cada una de las siguientes características del temblor, marque si describe el temblor de la EP o del TE:

Frecuencia	3-5 Hz _____	4-8 Hz _____
El temblor es mayor durante	Reposo _____	Actividad _____
Partes del cuerpo afectadas	Mandíbula, lengua _____	Cabeza, cuerdas vocales _____
Mejora con	l-dopa _____	Alcohol _____
Principalmente simétrico	Sí _____	No _____

2. El temblor fisiológico ocurre en todos los individuos sanos. Rara vez es visible a simple vista, pero puede surgir por la ansiedad, el estrés, la falta de sueño o el consumo excesivo de cafeína. El temblor fisiológico aumentado es una versión exagerada del temblor fisiológico normal y no es un signo de enfermedad. Describa cómo diferenciaría un temblor fisiológico aumentado del TE por la frecuencia del temblor y las maniobras de desenmascaramiento (acción en comparación con mantener las manos firmes).

3. ¿Cómo diferenciaría el temblor de otros movimientos hipercinéticos como el mioclono, la corea o los tics? ¿Cuál es la característica que define a un temblor?

4. La forma de hablar de una persona puede dar pistas importantes para el diagnóstico. En la EP, el habla puede ser hipofónica, mientras que en el TE, el habla puede tener una calidad temblorosa cuando están afectadas las cuerdas vocales. Otro trastorno que confiere al habla un carácter tartamudo es la disfonía espasmódica. ¿Qué características vocales le ayudarían a distinguir entre ambos? ¿Cómo aparecen los movimientos de las cuerdas vocales durante la fonación en la laringoscopia en el TE y en la disfonía espasmódica?

5. Está evaluando a un paciente con un temblor durante la actividad. ¿Qué causas reversibles de temblor deben descartarse antes de hacer un diagnóstico de TE?

DESAFÍO

Casi todos los temblores y movimientos anómalos disminuyen durante el sueño. ¿Qué temblor persiste durante el sueño?

BIBLIOGRAFÍA

Frucht S. Evaluation of patients with tremor. *Pract Neurol*. 2018:58-62. http://practicalneurology.com/2018/05/evaluation-of-patients-with-tremor/. [recurso en línea gratuito]
Haubenberger D, Hallett M. Essential tremor. *N Engl J Med*. 2018;378(19):1802-1810.
Louis ED. Samuel Adams' tremor. *Neurology*. 2001;56(9):1201-1205.

41 Enfermedad de Huntington

Trastorno hipercinético progresivo autosómico dominante.

CARACTERÍSTICAS PRINCIPALES

1. Corea progresiva.

   La corea se manifiesta inicialmente en las manos y la cara, y posteriormente progresa hasta afectar todas las extremidades y el tronco. La distonía asociada es frecuente. Las fases tardías pueden estar marcadas por la bradicinesia y la rigidez.

2. Síntomas neuropsiquiátricos.

   Los cambios de personalidad, la inflexibilidad mental, la obsesividad, la irritabilidad, la impulsividad, la ansiedad, la depresión y la apatía pueden preceder o coincidir con la aparición del trastorno del movimiento. Los síntomas cognitivos son sutiles al principio de la enfermedad, pero se hacen más prominentes a medida que esta progresa.

3. Atrofia del caudado en la resonancia magnética (RM).

   La pérdida de células en el núcleo caudado conduce a la atrofia del caudado y al agrandamiento de las astas frontales de los ventrículos laterales.

4. Historia familiar.

   Las mutaciones *de novo* son raras, y casi todos los pacientes tienen un antepasado con la enfermedad de Huntington.

5. Un número anómalo de repeticiones CAG (citosina, adenina y guanina) en el gen de Huntington (también conocido como gen *HTT* o *HD*).

   Los pacientes desarrollan la EH si heredan más de 40 repeticiones CAG (penetrancia total). Las manifestaciones clínicas también pueden estar presentes con 36-40 copias CAG.

SINOPSIS

«Cuando uno o ambos progenitores presentan manifestaciones de la enfermedad, uno o varios de sus descendientes la padecerán invariablemente si llegan a la edad adulta. No obstante, si por casualidad estos niños pasan por la vida sin ella, el hilo se rompe y los nietos y bisnietos de los antepasados originales tendrán la seguridad de que están libres de la enfermedad». Estas clarividentes observaciones de un médico estadounidense, James Huntington, que capturan brevemente el modo de herencia autosómico dominante, se hicieron décadas antes de que se conociera el histórico descubrimiento de Gregor Johann Mendel sobre las leyes de la herencia, y más de 120 años antes del descubrimiento del gen de Huntington. Una sola copia del gen de Huntington que contenga un exceso de repeticiones CAG es suficiente para causar la enfermedad (este es el rasgo definitorio de un trastorno autosómico dominante), porque la proteína HTT mutante contiene un exceso de glutamato y es tóxica para las neuronas GABAérgicas del caudado y el putamen. La atrofia del caudado es evidente en la RM cerebral. En la autopsia, el volumen del caudado se reduce hasta en un 95%.

Actualmente, la EH es una enfermedad incurable e implacablemente progresiva que conduce a la muerte en los 20 años posteriores al diagnóstico. Es posible que la tetrabenazina mejore la corea, presumiblemente a través del agotamiento de la dopamina en la hendidura sináptica, pero puede exacerbar la depresión. Un conocimiento profundo del mecanismo molecular de la EH da esperanzas de que haya una terapia génica exitosa. En un reciente estudio demostrativo preliminar se constató que la administración intratecal del oligonucleótido antisentido, diseñado para inhibir el ácido ribonucleico mensajero de la HTT, redujo las concentraciones de HTT mutante en el líquido cefalorraquídeo (Tabrizi SJ, Leavitt BR, Landwehrmeyer NB, et al. *N Engl J Med.* 2019;380:2307-2316).

FIGURAS

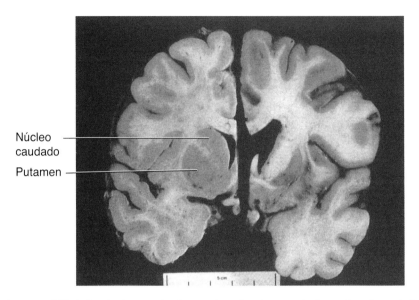

El cerebro sano del lado *izquierdo* se contrasta con el cerebro de un paciente con la enfermedad de Huntington (EH) a la *derecha*. Obsérvese la dilatación del ventrículo lateral y la desaparición casi completa de la cabeza del caudado y el putamen en la EH (de Strange PG. *Brain Biochemistry and Brain Disorders*. New York: Oxford University Press; 1992: Fig. 11.2. Reproducido con autorización de Oxford Publishing Limited a través de PLSclear).

PREGUNTAS PARA ESTUDIAR POR CUENTA PROPIA

1. ¿Cómo diferenciarías la corea de la inquietud excesiva o los tics?
2. Los pacientes con EH mencionan que duermen mal y que pierden peso. ¿Qué síntoma potencialmente tratable de la EH debe considerarse que puede ser responsable de estas manifestaciones clínicas?
3. Un joven de 18 años de edad que es hijo de un padre con EH desarrolla bradicinesia y rigidez. ¿Cuál es la explicación más probable?
4. Hombre de 35 años de edad refiere movimientos sutiles involuntarios de los dedos de las manos y los pies. Sospecha que está teniendo síntomas tempranos de la EH, que afectó a su padre y a su abuela, pero no entiende por qué está desarrollando los síntomas tan temprano en la vida: su padre tuvo los síntomas hasta los 40 años de edad y su abuela hasta los 50. ¿Cuál es la explicación genética de este hallazgo? Explique por qué un padre sano con 35 copias CAG en el gen de Huntington puede tener un hijo con EH.
5. Un adulto mayor tiene corea de reciente aparición. ¿Qué causas metabólicas, iatrógenas y endocrinas reversibles deben considerarse antes de atribuir la corea a una alteración neurodegenerativa?

DESAFÍO

Las pruebas genéticas para la EH se relacionan mucho con dilemas éticos. Consideremos un adulto asintomático cuyo abuelo tenía EH (el probando). El hombre quiere saber si es portador del gen de la EH, mientras que su madre, hija del probando, no desea conocer su estado. Si se permite que el nieto del probando se realice las pruebas y se descubre que es portador de la mutación patógena en la HTT, la conclusión inevitable es que su madre, que desea permanecer agnóstica ante su riesgo, también debe ser portadora de la mutación patógena. Una situación similar ocurre cuando la progenie asintomática del probando de la EH desea realizarse una prueba genética preimplantacional para asegurarse de que el embrión no es portador del gen mutado, pero no quiere conocer su propio estado. Revelar el estado de la EH del embrión desenmascara el estado de los padres. Diseñe una estrategia para las pruebas de preimplantación de la EH que no revele el estado genético de los padres (pista: la estrategia consiste en poner a prueba a los padres de los padres).

BIBLIOGRAFÍA

Caron NS, Wright GEB, Hayden MR. Huntington disease. In: Adam MP, Ardinger HH, Pagon RA, et al, eds. *GeneReviews*®. Seattle (WA): University of Washington; 1993-2019. https://www.ncbi.nlm.nih.gov/books/NBK1305/. [recurso en línea gratuito]

Ghosh R, Tabrizi SJ. Huntington disease. *Handb Clin Neurol*. 2018;147:255-278.

https://www.hda.org.uk/professionals/resources-for-professionals/best-practice-in-huntington-s-disease. [recurso en línea gratuito]

42 Enfermedad de Wilson

Trastorno autosómico recesivo del metabolismo del cobre con manifestaciones neurológicas, psiquiátricas, hepáticas y hemáticas.

CARACTERÍSTICAS PRINCIPALES

1. Movimientos anómalos.
   En la enfermedad de Wilson (EW) puede observarse la presencia de temblor, incluido el clásico pero infrecuente «temblor de aleteo», distonía, corea, parkinsonismo y ataxia.
2. Disartria.
3. Anillo de Kayser-Fleischer (AKF).
   El AKF es un anillo amarillo-marrón en la parte externa de la córnea compuesto por finos depósitos granulares de cobre en la membrana de Descemet. Se aprecia mejor en la exploración con lámpara de hendidura y siempre está presente en pacientes con manifestaciones neurológicas. El AKF puede desaparecer después de la terapia de quelación.
4. Pruebas de función hepática anómalas.
   La EW puede manifestarse como hepatitis aguda, recurrente o crónica, e incluso como insuficiencia hepática fulminante.
5. Concentraciones aumentadas de cobre en orina y disminución de la concentración sérica de ceruloplasmina.
   La ceruloplasmina es el principal transportador de cobre en el suero. Las concentraciones de ceruloplasmina están disminuidas en la EW porque es inestable a menos que se cargue con cobre.

SINOPSIS

La EW es un trastorno autosómico recesivo del metabolismo del cobre. Se debe a una mutación en el gen *ATP7B* que causa la producción de una adenosina trifosfatasa (ATPasa) transportadora de cobre defectuosa en el hígado. Esta ATPasa se encarga de desintoxicar el cuerpo del exceso de cobre transportándolo de los hepatocitos a la bilis. Las mutaciones en el gen hacen que el cobre se acumule en el hígado (transaminitis, insuficiencia hepática), en el tronco encefálico y los núcleos basales (síntomas bulbares y extrapiramidales), en los circuitos frontoestriatales (síntomas cognitivos y psiquiátricos) y en la córnea (AKF). Hasta la fecha se han descrito más de 500 mutaciones patógenas. Por lo tanto, a veces puede ser necesaria la secuenciación completa del gen *ATP7B* para confirmar el diagnóstico.

La EW suele presentarse en la segunda o tercera década de la vida y es mortal si no se trata. La progresión puede detenerse con una terapia de quelación (D-penicilamina, trientina) y cinc, que bloquea la absorción de cobre en el intestino. El tratamiento es de por vida con un control regular de las concentraciones de cobre en orina y suero. Los pacientes con EW grave pueden ser considerados para un trasplante de hígado.

FIGURAS

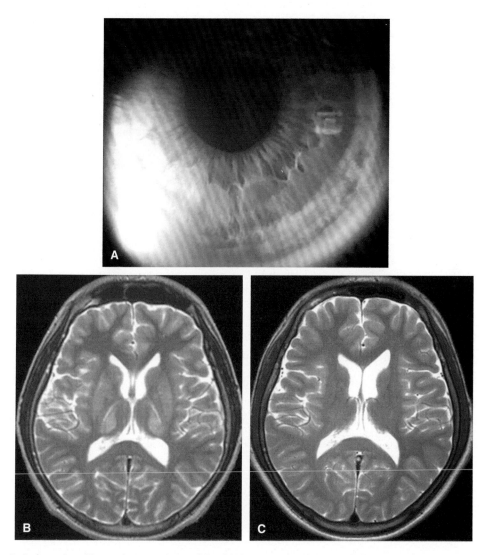

A. En la exploración con lámpara de hendidura de la córnea se observan anillos de Kayser-Fleischer, depósitos de cobre marrón en la membrana de Descemet. **B** y **C.** En las resonancias magnéticas cerebrales de un paciente con enfermedad de Wilson se detectan hiperintensidades T2 bilaterales y simétricas en el putamen, el tálamo y las extremidades posteriores de las cápsulas internas (B). Después de 4 años de tratamiento, las lesiones hiperintensas mejoraron notablemente (C) (A, reimpreso con autorización de Vodopivecl, McGrath E, Vaitkevicius H. Teaching NeuroImages: Ocular findings in a patient with Wilson disease and venous sinus thrombosis. *Neurology.* 2017;88(7):e55-e56. B y C, reproducidos con autorización de Park HK, Lee JH, Lee MC, et al. Teaching NeuroImages: MRI reversal in Wilson disease with trientine treatment. *Neurology.* 2010;74(17):e72).

PREGUNTAS PARA ESTUDIAR POR CUENTA PROPIA

1. ¿Por qué es importante realizar pruebas de detección de la EW a los familiares asintomáticos de los pacientes con la enfermedad?

2. El trasplante de hígado es el tratamiento definitivo de la cirrosis hepática debida a la EW y también puede prevenir el deterioro neurológico. Con base en sus conocimientos sobre el defecto metabólico del cobre en la EW, sugiera una explicación de por qué un paciente puede suspender la terapia de quelación después del trasplante de hígado.

3. Hombre de 40 años de edad con EW es incapaz de tolerar la terapia de quelación y comienza a tomar suplementos de cinc. Después de unos meses de tratamiento, desarrolla parestesias en las extremidades y marcha inestable. En la exploración se observa una marcha espástica-atáxica y una distribución de la pérdida sensitiva en forma de guante y calcetín. La concentración sérica de vitamina B_{12} es normal. ¿Qué causa de mieloneuropatía reversible debe considerarse? Explique el probable mecanismo bioquímico de la mieloneuropatía en este paciente.

4. Mujer de 50 años de edad desarrolla dificultades cognitivas, ataxia, distonía y temblores. La ceruloplasmina sérica es baja. Se sospecha EW, pero los AKF están ausentes y en la orina de 24 h se observa una concentración normal de cobre. También tiene anemia microcítica con concentraciones disminuidas de hierro y aumentadas de ferritina sérica. ¿Cuál es el diagnóstico unificador probable?

5. Niño de 7 años de edad, previamente sano, es remitido con el neurólogo por dificultad para caminar de reciente evolución y la preocupación por una «posible parálisis cerebral». El neurólogo identifica que la causa del deterioro de la marcha es una distonía. ¿Por qué este cuadro clínico no es compatible con la parálisis cerebral? ¿Qué medicación debe probarse para tratar eficazmente la distonía en este niño?

DESAFÍO

¿Qué enfermedades neurológicas hereditarias pueden tratarse con éxito por medio de un trasplante de órganos?

BIBLIOGRAFÍA

Bandmann O, Weiss KH, Kaler SG. Wilson's disease and other neurological copper disorders. *Lancet Neurol.* 2015;14(1):103-113. [recurso en línea gratuito]

Ferenci P, Caca K, Loudianos G, et al. Diagnosis and phenotypic classification of Wilson disease. *Liver Int.* 2003;23(3):139-142.

43 Distonía tardía

Distonía debida al tratamiento con fármacos bloqueadores de los receptores de la dopamina.

CARACTERÍSTICAS PRINCIPALES

1. Distonía.
   La *distonía* se define como la co-contracción de los músculos agonistas y antagonistas que da lugar a movimientos, posturas o temblores anómalos.
2. La distonía suele ser desencadenada por un movimiento voluntario.
3. La distonía puede aliviarse con un truco sensitivo o un simple movimiento (*gesto antagónico*).
4. Antecedentes de exposición a bloqueadores de los receptores de la dopamina.
   La distonía tardía (DT) suele presentarse después de años de tratamiento con fármacos antipsicóticos típicos o, con menor frecuencia, atípicos. En raras ocasiones, puede observarse DT posterior a una breve exposición a los bloqueadores de los receptores de la dopamina utilizados para tratar dolencias gastrointestinales (metoclopramida y proclorperazina).
5. La DT no se resuelve al suspender los bloqueadores de los receptores de la dopamina.
   A diferencia de la mayoría de los efectos secundarios relacionados con los fármacos, la DT rara vez se resuelve por completo tras la retirada del fármaco e incluso puede surgir después de la interrupción de los bloqueadores de los receptores de la dopamina.

SINOPSIS

La distonía es causada por la co-contracción *simultánea* o casi simultánea de los músculos agonistas y antagonistas. La distonía se manifiesta como posturas, movimientos de torsión o temblores («temblor distónico») anómalos, que pueden ser difíciles de diferenciar de los verdaderos temblores rítmicos resultantes de las contracciones *secuenciales* de los músculos agonistas y antagonistas; puede presentarse por trastornos hereditarios. Más de 15 genes han sido implicados en enfermedades en las que la distonía es una característica predominante, y docenas de otros trastornos hereditarios presentan distonía como parte de un fenotipo neurológico complejo. La distonía también puede ser una consecuencia de una lesión cerebral perinatal o adquirida, de una encefalitis, de un accidente cerebrovascular o de otras lesiones cerebrales estructurales y del uso de medicamentos, ya sea de forma aguda o por un tratamiento prolongado (tardío).

El empleo crónico de los bloqueadores de los receptores de la dopamina se asocia con la discinesia tardía, una forma de corea que se manifiesta como fruncimiento de labios, chasquido de labios, protrusión de la lengua y, con menor frecuencia, DT. Suele afectar la cara y el cuello (retrocolis) y puede ser difícil de distinguir clínicamente de las distonías genéticas. Los resultados son mejores cuando la DT se reconoce de forma temprana y el bloqueador de los receptores de la dopamina se retira con éxito.

FIGURAS

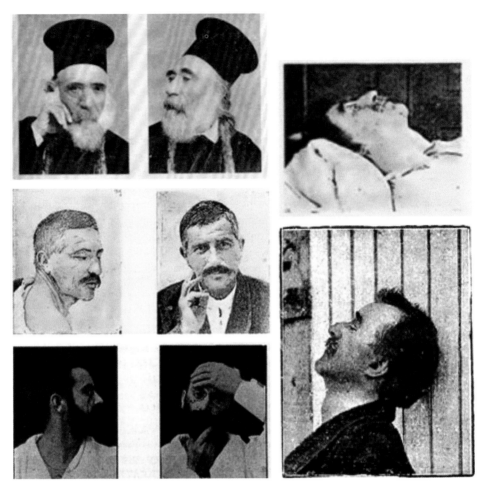

Fotografías de gestos antagonistas en pacientes con distonía hereditaria a partir de los casos presentados por Brissaud en su Lección de 1894. En el extremo derecho hay un paciente que intenta reducir la tortícolis apoyando la cabeza sobre una almohada o contra la pared (reproducido con autorización de Broussolle E, Laurencin C, Thobois S, et al. Early illustrations of geste antagoniste in cervical and generalized dystonia. *Tremor Other Hyperkinet Mov (N Y)*. 2015;5:332).

PREGUNTAS PARA ESTUDIAR POR CUENTA PROPIA

1. Mujer de 30 años de edad acude al servicio de urgencias con una fuerte migraña y náuseas. Recibe una dosis de metoclopramida intravenosa y a los pocos minutos presenta una postura inclinada hacia atrás con los ojos en blanco. Tiene dificultades para hablar, pero responde a las preguntas de forma adecuada. ¿Cuál es el diagnóstico probable y qué medicamentos deben administrarse para reducir estos síntomas?
2. Describa la presentación característica de la distonía focal que afecta a los párpados, la laringe, el cuello, el brazo y la mano.

3. A una mujer de 60 años de edad se le empieza a administrar olanzapina, un medicamento antipsicótico, «para ayudarla a dormir». Posteriormente, acude a urgencias con fiebre, confusión, rigidez de cuello y concentraciones aumentadas de creatina-cinasa sérica. Suponiendo que se hayan descartado las causas infecciosas, ¿cuál es el diagnóstico probable? ¿Cuál es el tratamiento óptimo de esta enfermedad?

4. Hombre de 50 años de edad que toma antipsicóticos para el trastorno bipolar tiene distonía facial y del cuello de reciente aparición. ¿Qué causa reversible de distonía de inicio en el adulto debe descartarse antes de hacer el diagnóstico de DT?

5. Hombre de 25 años de edad con esquizofrenia, en tratamiento estable con risperidona, acude para la evaluación de un trastorno del movimiento de reciente aparición. Parece inquieto, se levanta con frecuencia de la silla y se balancea continuamente de un lado a otro. Cuando se le pide que se quede quieto, es capaz de hacerlo brevemente, y después continúa con los movimientos. ¿Cuál es el diagnóstico más probable? ¿Qué se puede hacer para disminuir sus ganas de moverse sin comprometer el tratamiento de la esquizofrenia?

DESAFÍO

Proponga una explicación plausible sobre las razones por las que el bloqueo de los receptores de dopamina, que lógicamente debería conducir a un trastorno hipocinético (parkinsonismo), da lugar a una distonía tardía hipercinética.

BIBLIOGRAFÍA

Albanese A, Bhatia K, Bressman SB, et al. Phenomenology and classification of dystonia: a consensus update. *Mov Disord*. 2013;28(7):863-873.

Saifee TA, Edwards MJ. Tardive movement disorders: a practical approach. *Pract Neurol*. 2011;11(6):341-348. [recurso en línea gratuito]

44 Síndrome de las piernas inquietas

Enfermedad frecuente caracterizada por tensión sensitiva episódica que se alivia con el movimiento.

CARACTERÍSTICAS PRINCIPALES

1. Molestias sensitivas o tensión en las piernas.
   Descrita de forma variable como «reptante», «inquietante», «rastrera», «tirante» y «de hormigueo», la sensación suele afectar a las piernas, pero puede extenderse a los brazos y el tronco.
2. Necesidad irresistible de moverse («acatisia»).
   La acatisia surge en respuesta a la tensión sensitiva, pero puede ocurrir sin ella.
3. Los síntomas comienzan o empeoran durante un período de inactividad.
   Los síntomas del síndrome de piernas inquietas (SPI) empeoran en las noches, sobre todo al intentar conciliar el sueño, y pueden interferir con él. Los síntomas suelen desaparecer a primera hora de la mañana.
4. Mover o estirar las piernas mejora o alivia temporalmente los síntomas.
5. Los síntomas responden al tratamiento con los fármacos agonistas de la dopamina.
   El SPI puede intensificarse después de un período de tratamiento exitoso con fármacos dopaminérgicos («aumento»).

SINOPSIS

El SPI es uno de los trastornos neurológicos más frecuentes. Alrededor del 10% de los adultos tienen síntomas de SPI. La prevalencia aumenta con la edad y en pacientes con anemia ferropénica, insuficiencia renal, embarazo y entre quienes tienen antecedentes familiares de SPI (la heredabilidad entre gemelos es superior al 50%). En el SPI grave, que es poco frecuente, los síntomas tienen un efecto muy perjudicial en la calidad de vida, ya que los movimientos alteran el sueño y hacen que los pacientes eviten cualquier actividad que requiera estar sentados durante mucho tiempo. Con frecuencia coexiste con otros problemas de sueño: hasta el 90% de los pacientes con SPI también experimentan movimientos periódicos de las extremidades durante el sueño (MPES). En los MPES, la dorsiflexión de los dedos gordos del pie y de los tobillos, así como la flexión ocasional de las rodillas y de las caderas se producen en series de cuatro o más durante el sueño. Los MPES pueden diagnosticarse con una polisomnografía que incluya la electromiografía (EMG) del músculo tibial anterior.

La fisiopatología del SPI es desconocida. La disfunción de las vías dopaminérgicas y las concentraciones disminuidas de hierro en los núcleos basales y el tálamo probablemente son factores que contribuyen a ello. Todos los pacientes con SPI deben ser examinados para detectar insuficiencia de hierro, ya que los pacientes con concentración disminuida de ferritina responden bien a los suplementos de hierro y no requieren un tratamiento sintomático a largo plazo. Los agonistas de la dopamina, como el ropinirol, son muy eficaces en el SPI, pero el reconocimiento de que los síntomas pueden intensificarse después de un período de tratamiento exitoso («aumento») llevó a algunos expertos a recomendar la gabapentina y la pregabalina como tratamientos de primera línea.

FIGURAS

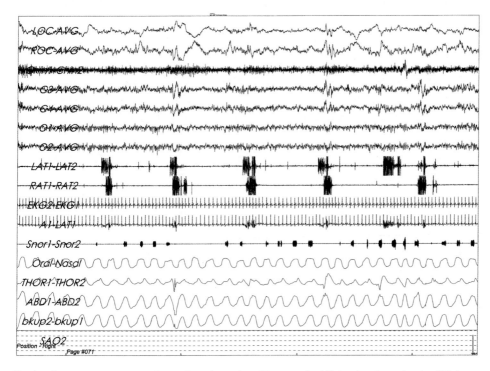

En el polisomnograma se muestra un tren de contracción muscular bilateral en los músculos tibiales anteriores (derivaciones LAT1 y RAT1) compatible con los movimientos periódicos de las extremidades durante el sueño (MPES) (reproducido con autorización de Geyer JD, Carney PR. *Atlas of Polysomnography*. 3rd ed. Philadelphia, PA: Wolters Kluwer; 2017:Fig. 5.3).

PREGUNTAS PARA ESTUDIAR POR CUENTA PROPIA

1. Hombre de 90 años de edad con diabetes mellitus de larga evolución refiere sensaciones desagradables en las piernas. ¿Qué preguntas haría para determinar si sus síntomas se deben a SPI, neuropatía diabética, artritis o calambres (en la práctica, estas alteraciones frecuentemente coexisten)?

2. Mujer de 90 años de edad con un SPI bien controlado refiere empeoramiento brusco de sus síntomas. Usted revisa su historial de medicación y observa algunos cambios en comparación con la última visita. ¿Qué medicamentos de prescripción o de venta libre se sabe que exacerban los síntomas del SPI? Si ninguna de las modificaciones en el tratamiento puede explicar fácilmente el empeoramiento de los síntomas, ¿qué pruebas de laboratorio deben solicitarse?

3. ¿Qué terapias no farmacológicas son beneficiosas en el SPI?

4. Hombre de 70 años de edad es tratado con ropinirol para el SPI. Requiere dosis crecientes para controlar sus síntomas. Durante la visita al médico, su esposa le informa de cambios en su personalidad: aunque normalmente es frugal y taciturno, perdió miles de dólares en un sitio en línea de apuestas deportivas e hizo comentarios inapropiados a desconocidos. La esposa del paciente está preocupada por la posibilidad de que esté desarrollando demencia como lo hizo su madre. ¿Qué causa reversible de los cambios de personalidad debe considerarse en este paciente?

5. Hombre de 50 años de edad con un historial de esquizofrenia tratada desde hace tiempo refiere que no puede dejar de moverse. ¿Cuál es la causa más probable de estos síntomas? ¿Qué preguntas haría para tratar de distinguir esta enfermedad del SPI?

DESAFÍO

En la hemocromatosis, las concentraciones de hierro en suero e hígado están aumentadas, pero estas son normales en el cerebro. Sugiera una explicación para esta aparente discrepancia. Explique por qué la administración de suplementos de hierro en casos de SPI es eficaz cuando la concentración sérica de hierro es baja, pero no cuando es normal.

BIBLIOGRAFÍA

Trenkwalder C, Allen R, Högl B, et al. Comorbidities, treatment, and pathophysiology in restless legs syndrome. *Lancet Neurol.* 2018;17(11):994-1005.

https://www.rls.org/. [recurso en línea gratuito]

Wijemanne S, Ondo W. Restless Legs Syndrome: clinical features, diagnosis and a practical approach to management. *Pract Neurol.* 2017;17(6):444-452. [recurso en línea gratuito]

45 Síndrome de Tourette

Trastorno hipercinético de inicio en la infancia, caracterizado por tics motores y fónicos.

CARACTERÍSTICAS PRINCIPALES

1. La edad media de inicio es de 5-6 años de edad.

   Los síntomas tienden a alcanzar su punto máximo en las etapas prepuberal y puberal temprana y disminuyen al final de la adolescencia. La mayoría de los pacientes «superan» el síndrome de Tourette (ST) a los 18 años de edad, pero el 30% tendrá persistencia o reemergencia de tics en la edad adulta.

2. Tics motores.

   Los *tics motores* son «movimientos repentinos, rápidos, recurrentes, no rítmicos y estereotipados» (*Diagnostic and Statistical Manual of Mental Disorders* [DSM-5®]). Al principio del curso de la enfermedad, predominan los tics simples (parpadear, entrecerrar los ojos, hacer pucheros, etc.), mientras que los tics más complejos (tocar, golpear, girar, etc.) tienden a surgir más tarde. Copiar los gestos de los demás (ecopraxia) o los gestos obscenos (copropraxia) son ejemplos de tics complejos que causan deterioro social.

3. Tics fónicos (o vocales).

   Los *tics fónicos* son tics motores que afectan los órganos de fonación y articulación. Van desde tics simples, como carraspear u oler, hasta otros más complejos, como la repetición de palabras y frases propias (palilalia) o ajenas (ecolalia). Verbalizar obscenidades, una forma de tics vocales (coprolalia), ocurre hasta en el 20% de los pacientes con ST.

4. Impulsos premonitorios previos a los tics.

   Una sensación de «malestar», «rigidez» u «hormigueo» suele preceder a los tics y se alivia con los tics o movimientos. Los tics pueden suprimirse brevemente, pero el impulso se vuelve difícil de controlar después de un período de supresión. Los tics tienden a desaparecer durante las actividades que requieren atención sostenida y control motor, como tocar un instrumento musical.

5. Deterioro de la atención y del control de los impulsos.

   En el 90% de los pacientes con ST se producen trastornos concomitantes del comportamiento, psiquiátricos y del neurodesarrollo. La comorbilidad más frecuente es el trastorno por déficit de atención e hiperactividad (TDAH), seguido de los trastornos de aprendizaje, obsesivo-compulsivo y del comportamiento. El ST también es frecuente en niños con trastorno del espectro autista y retraso global del desarrollo.

SINOPSIS

Se estima que entre el 20 y 30% de los niños presentan tics en algún momento, pero la persistencia de tics motores y fónicos durante al menos un año, como se requiere para el diagnóstico del ST, se observa en menos del 1% de los niños, principalmente en los varones. Los tics en el ST pueden ser difíciles de distinguir de los hábitos, estereotipias o manierismos, pero hay pruebas de que el ST es un trastorno orgánico del movimiento que involucra los circuitos de los núcleos basales. Los estudios de neuroimagen funcional implican la disfunción de los circuitos de núcleos basales-talamocorticales en la génesis del ST. Las alteraciones en estos circuitos pueden perjudicar la capacidad del paciente para inhibir programas motores no deseados y pueden subyacer a los déficits de atención y control de impulsos que tan frecuentemente acompañan al ST. Los tics responden a los antagonistas de los receptores de la dopamina (neurolépticos), lo que implica que el ST es un estado hiperdopaminérgico. El ST tiene un componente genético: los hermanos de primer grado de un paciente con ST tienen un riesgo 15 veces mayor de padecer los tics.

FIGURAS

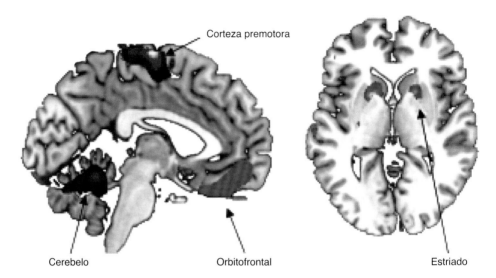

En el patrón metabólico de la gammagrafía FDG-PET de pacientes con síndrome de Tourette (ST) se observa un aumento del metabolismo premotor y cerebeloso y una disminución del metabolismo estriatal y orbitofrontal en comparación con los controles sanos. Estos hallazgos sugieren que los síntomas del ST surgen a través de la actividad anómala de redes cerebrales funcionales específicas (reproducido con autorización de Pourfar M, Feigin A, Tang CC, et al. Abnormal metabolic brain networks in Tourette syndrome. *Neurology*. 2011;76(11):944–952).

PREGUNTAS PARA ESTUDIAR POR CUENTA PROPIA

1. ¿Qué característica de la contracción muscular está presente en la distonía pero ausente en los tics? ¿Qué característica sensitiva de los tics suele estar ausente en la distonía? ¿Persisten los tics y la distonía durante el sueño?
2. ¿Qué característica subjetiva está presente en los tics complejos (tocar), pero no en la compulsión (lavarse las manos)?
3. ¿Qué clases de medicamentos han mostrado beneficios en el ST?
4. Dados los frecuentes efectos secundarios del tratamiento farmacológico en los niños, los medicamentos suelen reservarse para los casos más discapacitantes de ST. Como primera línea, se recomiendan varias formas de terapia cognitivo-conductual. Explique cómo se pueden aprovechar los impulsos premonitorios para controlar los tics con la terapia de inversión de hábitos.
5. El ST se encuentra entre los trastornos no mendelianos más heredables. Sugiera una razón por la que los esfuerzos para identificar una base genética de esta alteración con la secuenciación del exoma completo han fracasado (compare su respuesta con Marchuk DS, Crooks K, Strande N, et al. *PLoS One*. 2018;13(12):e0209185. [recurso en línea gratuito]).

DESAFÍO

El ST se encuentra en el límite entre los trastornos de movimiento orgánicos y funcionales. ¿Cómo distinguiría los tics vocales y motores del ST de un trastorno de tic funcional? (Compare su respuesta con Ganos C, Edwards MJ, Müller-Vahl K. "I swear it is Tourette's!": On functional coprolalia and other tic-like vocalizations. *Psychiatry Res.* 2016;246:821-826).

BIBLIOGRAFÍA

Cravedi E, Deniau E, Giannitelli M, Xavier J, Hartmann A, Cohen D. Tourette syndrome and other neurodevelopmental disorders: a comprehensive review. *Child Adolesc Psychiatry Ment Health.* 2017;11:59. [recurso en línea gratuito]

Jankovic J, Kurlan R. Tourette syndrome: evolving concepts. *Mov Disord.* 2011;26(6):1149-1156. [recurso en línea gratuito]

Robertson MM, Eapen V, Singer HS, et al. Gilles de la Tourette syndrome. *Nat Rev Dis Primers.* 2017;3:16097.

46 Trastornos funcionales del movimiento

Síndromes clínicos definidos por movimientos anómalos que no coinciden con alguna causa neurológica conocida.

CARACTERÍSTICAS PRINCIPALES

1. Incongruencia de movimientos.
   Los movimientos suelen ser exagerados durante las pruebas y se reducen cuando se desvía la atención de los pacientes o cuando no se les observa.
2. Los movimientos varían en tipo, amplitud y frecuencia de manera incongruente con los trastornos orgánicos del movimiento.
   Por ejemplo, un temblor que varía en frecuencia y dirección, o que es «entrenable» (cambios de frecuencia que coinciden con la frecuencia del golpeo de la mano contralateral), no se observa con etiologías orgánicas.
3. Patrón de marcha incongruente con un trastorno neurológico orgánico.
   La «marcha acrobática», en la que el paciente casi se cae y experimenta balanceos bruscos, requiere un alto grado de coordinación, lo que no es compatible con que el paciente refiera pérdida de coordinación. La «marcha inadaptada» es cuando el paciente arrastra la pierna «más débil» detrás de él en lugar de circunducirla como sería de esperar en una hemiparesia orgánica.
4. «Debilidad que cede».
   El grado de debilidad en las pruebas de confrontación no corresponde con el rendimiento funcional. Por ejemplo, el paciente es incapaz de levantar la pierna del suelo, pero puede levantarse de una silla sin ayuda. El signo de Hoover aprovecha la extensión sinérgica involuntaria de la pierna «paralítica» cuando se pide a los pacientes que flexionen la pierna contralateral no afectada contra una resistencia, como se muestra en la siguiente figura.
5. Antecedentes de muchos síntomas inexplicables desde el punto de vista médico.
   El paciente se realiza múltiples pruebas por una serie de síntomas inespecíficos como palpitaciones, náuseas, dolor abdominal, dispepsia, disfunción menstrual y sexual y dolores corporales difusos. Puede haber una historia de múltiples cirugías sin hallazgos patológicos.

SINOPSIS

Los trastornos neurológicos funcionales (TNF), de los que aproximadamente la mitad son displasia neuromuscular (DNM), representan hasta el 15% de las consultas externas de neurología. Con una lista confusamente larga de síntomas y signos, y sin hallazgos de laboratorio o de imagen en los cuales basarse, el diagnóstico de la DNM depende únicamente de la perspicacia clínica y la experiencia del médico evaluador. La DNM no es un diagnóstico por defecto para cualquier alteración inusual que no se explique de otra manera. Como ejemplo, las distonías heredadas genéticamente eran consideradas por muchos «demasiado extrañas» para ser un trastorno orgánico hasta que se descubrió su base genética. Más bien, el diagnóstico de la DNM depende de los antecedentes clínicos «positivos» y de los hallazgos de la exploración que sustenten dicho diagnóstico.

Dado que los movimientos anómalos en la DNM parecen muy similares a los movimientos provocados voluntariamente, se ha postulado que los pacientes presentan los síntomas a través de las vías motoras voluntarias, pero no son plenamente conscientes de que están produciendo estos movimientos. En congruencia con esta hipótesis está el hallazgo de una disminución de la conectividad funcional entre la unión temporoparietal derecha, que ha sido implicada en el sentido de autoagencia y las regiones sensitivomotoras (Maurer CW, La Faver, Ameli R, et al. *Neurology*. 2016;87(6):564-570).

El cambio a las teorías con base neurológica supone un alejamiento de la conceptualización histórica del trastorno de conversión como una reacción al trauma psicológico. Los criterios actuales de los TNF ya no requieren un antecedente de trauma psicológico para el diagnóstico. No obstante, en un subgrupo de pacientes con TNF, el trauma psicológico es probablemente un factor importante que contribuye a la afección y la terapia del trauma a veces puede ser útil o incluso curativa. Otros abordajes incluyen la fisioterapia especializada (mediante espejos y videograbaciones), la terapia cognitivo-conductual y la psicoterapia. El factor pronóstico clave es la aceptación del paciente ante el diagnóstico de TNF.

FIGURAS

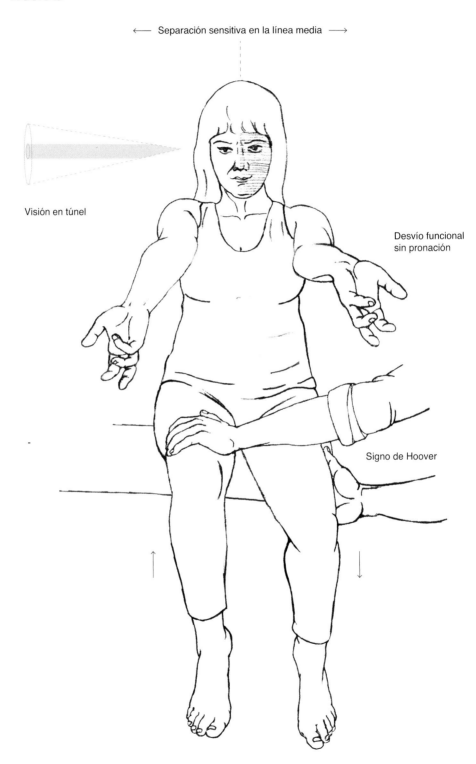

Hallazgos no orgánicos típicos del trastorno neurológico funcional. En el signo de Hoover, existe una fuerte extensión de la cadera de la pierna izquierda «paralítica» cuando se pide al paciente que flexione la cadera del lado derecho fuerte.

PREGUNTAS PARA ESTUDIAR POR CUENTA PROPIA

1. A veces puede ser difícil diferenciar los TNF de los trastornos ficticios. ¿Cuál es la diferencia esencial en la forma de definir ambas alteraciones?

2. Las comorbilidades psiquiátricas como la ansiedad, la depresión o las psicosis no son más frecuentes en los TNF que en las afecciones neurológicas orgánicas. Sin embargo, los pacientes con TNF tienen más síntomas disociativos somáticos. ¿Qué preguntas haría para obtener una historia clínica orientada a síntomas disociativos?

3. El «potencial de preparación» (*Bereitschaftspotential*), detectable en la electroencefalografía, es generado por el área motora suplementaria y precede al movimiento voluntario entre 1 y 2 s. Explique cómo puede utilizarse la presencia o ausencia del potencial de preparación para diferenciar las mioclonías funcionales de las mioclonías orgánicas de origen cortical.

4. Las pruebas motoras pueden realizarse en condiciones de «hacer» o de «romper» (*make or break*). En la condición de «hacer», el examinador mantiene su brazo fijo y se le pide al paciente que empuje tan fuerte como pueda para superar la resistencia del brazo del examinador. En la condición de «romper», el examinador empuja contra la extremidad del paciente hasta que es capaz de vencer la resistencia del paciente. En la paresia neurológica, la fuerza generada en las dos afecciones es similar. ¿Predeciría usted que un paciente con TNF rinde más en condiciones de «hacer» o de «romper»? (Compare su respuesta con van der Ploeg RJ, Oosterhuis HJ. *J Neurol Neurosurg Psychiatry*. 1991;54(3):248-251. [recurso en línea gratuito]).

5. Aproximadamente la mitad de los pacientes con temblores funcionales refieren que sus síntomas iniciaron de forma abrupta, a menudo posterior a un supuesto desencadenante. Por lo tanto, el inicio abrupto es una pista importante de la DNM. ¿Qué causas orgánicas de los temblores también pueden aparecer de forma brusca?

DESAFÍO

¿Qué trastorno neurológico funcional puede diagnosticarse con un alto grado de certeza mediante una prueba objetiva?

BIBLIOGRAFÍA

Adams C, Anderson J, Madva EN, LaFrance WC Jr, Perez DL. You've made the diagnosis of functional neurological disorder: now what? *Pract Neurol*. 2018;18(4):323-330. [recurso en línea gratuito]

Edwards MJ, Bhatia KP. Functional (psychogenic) movement disorders: merging mind and brain. *Lancet Neurol*. 2012;11(3):250-260.

https://www.neurosymptoms.org/. [recurso en línea gratuito]

Trastornos de la consciencia y las funciones cognitivas superiores

Breve introducción a los trastornos de la consciencia y las funciones cognitivas superiores

La lesión en la parte anterior del cerebro (lóbulos frontales)... no daña la capacidad de la persona para aprender, percibir o recordar... [sin embargo] es incapaz de formar intenciones duraderas, planificar el futuro o determinar el curso de su comportamiento. Solo puede responder a las señales que capta del exterior... aunque su pasado permanece intacto, se le arrebata cualquier posibilidad de futuro... y pierde precisamente lo que hace a una persona humana.

Alexander Luria[*]

El cerebro está compuesto por cien mil millones de neuronas y más de cien billones de sinapsis incrustadas en una matriz de más de cien mil millones de células gliales. Recibe un litro de sangre oxigenada cada minuto a través de una red de 650 km de capilares. El cerebro es un órgano delicado y con altas necesidades de mantenimiento que requiere unas condiciones homeostáticas reguladas con precisión para su correcto funcionamiento. Por lo tanto, no es de extrañar que una amplia gama de afecciones (infecciones, alteraciones electrolíticas, deshidratación, enfermedades sistémicas, sustancias psicoactivas, etc.) puedan desajustar la función cerebral y ocasionar un estado confusional agudo (cap. 47), también conocido como *delírium* (en latín, «salirse del surco»). Incluso una alteración mecánica relativamente «menor» debida a un traumatismo craneal no acompañada de signos visibles de daño cerebral oculta una cascada compleja y de largo alcance de acontecimientos: la liberación de neurotransmisores excitatorios, la afluencia intracelular de calcio, la hiperactivación de las bombas de membrana, la glucólisis con aumento de la producción de lactato y el deterioro de la función neuronal. Estos cambios se manifiestan en una multiplicidad de síntomas y un estado de hipometabolismo cerebral que puede durar semanas e incluso más tiempo (conmoción cerebral, cap. 48). Una disfunción cerebral limitada a un área circunscrita, pero estratégicamente importante, puede generar síntomas alarmantes. Un ejemplo es la amnesia global transitoria (AGT, cap. 49), que resulta de la interrupción de los circuitos del hipocampo que apoyan la codificación de nuevos recuerdos («amnesia anterógrada»). Aunque la AGT se asemeja superficialmente a un estado confusional agudo, una exploración cuidadosa del estado mental solo mostrará déficits de memoria, mientras que en el delírium hay una marcada falta de atención y déficits cognitivos de diversos dominios. Curiosamente, a veces se observa amnesia anterógrada después de una conmoción cerebral, lo que sugiere que los circuitos de memoria del hipocampo se encuentran entre las vías que se interrumpen en la conmoción cerebral.

El delírium, las conmociones cerebrales y la AGT son afecciones agudas y (normalmente) de resolución espontánea. En cambio, las demencias son crónicas y progresivas. Las demencias provocan un grado de deterioro cognitivo que interfiere en las funciones sociales y laborales de los pacientes y, con el tiempo, incluso en las actividades cotidianas más aprendidas. En el ideario popular, la demencia es sinónimo de olvido y pérdida de memoria. De hecho, la enfermedad de Alzheimer (EA, cap. 50), la forma más conocida y frecuente de demencia, suele caracterizarse

---

[*] Alexander Romanovich Luria (1902-1977), neuropsicólogo ruso-judío y uno de los padres de la evaluación neuropsicológica moderna. Entre sus libros figuran *The Frontal Lobes*, *Higher Cortical Function in Men* y *The Neuropsychology of Memory*. La cita del epígrafe está tomada de un notable relato de un caso descrito por Luria, *The Man with a Shattered World. The history of a brain wound*.

por una amnesia temprana y prominente. Sin embargo, la amnesia no es una característica que se presente en otras demencias. La demencia con cuerpos de Lewy (DCL, cap. 51) suele implicar déficits ejecutivos y visuoespaciales, mientras que la memoria está relativamente a salvo al principio. La demencia frontotemporal (DFT, cap. 52) se manifiesta con cambios de personalidad (variante conductual) o con alteraciones del lenguaje (variante lingüística). La EA, la DCL y la DFT son demencias asociadas con el depósito patológico de proteínas (proteinopatías) que alteran las redes de gran escala que sustentan las funciones cognitivas superiores. Los síntomas que se presentan dependen de cuál de esos circuitos resulte afectado primero. Sin embargo, no todas las demencias son «proteinopatías». La demencia vascular (cap. 53) es el resultado de una serie de causas cerebrovasculares. La distinción entre causas neurodegenerativas y vasculares no es tan absoluta como sugieren los libros de texto, y en la mayoría de los casos en los que se realizan autopsias se constata un depósito patológico de proteínas junto con una lesión vascular.

Las demencias actualmente afectan a más de 50 millones de personas en todo el mundo y suponen un gasto de salud superior al del cáncer y las enfermedades cardiovasculares juntas. Se prevé que el número de casos de demencia se triplique en las próximas décadas debido al aumento de la esperanza de vida. Por desgracia, muy pocas demencias son reversibles. Una causa potencialmente tratable, la hidrocefalia normotensiva, se analiza en el capítulo 54. En la siguiente tabla se enumeran otras causas. Aunque son raras, estas enfermedades deben ser consideradas antes de hacer el diagnóstico de una enfermedad irreversible e incurable.

Causas potencialmente tratables o reversibles del deterioro cognitivo

Endocrinas	Insuficiencia orgánica	Neoplásicas	Vasculares
Hipotiroidismo e hipertiroidismo	Insuficiencia hepática	Linfoma primario del SNC	Hematoma subdural crónico
Enfermedad de Cushing	Insuficiencia cardíaca	Neoplasias del SNC	Trombosis del seno venoso cerebral
Enfermedad de Addison	Insuficiencia respiratoria	Enfermedad cerebral metastásica	Fístula arteriovenosa dural
Hiperparatiroidismo		Meningitis neoplásica	Angiopatía amiloide inflamatoria cerebral
Infecciosas	**Tóxicas/metabólicas**	**Autoinmunitarias/ paraneoplásicas**	**Varias**
VIH/sida	Insuficiencia de vitamina B_{12}	Encefalitis autoinmunitaria	Convulsiones/AET
Neurosífilis	Insuficiencia de tiamina	Encefalopatía de Hashimoto	Enfermedad de Wilson
Enfermedad de Whipple	Abuso en el consumo de alcohol	Vasculitis primaria del SNC	Traumatismo craneal
Enfermedad de Lyme	Toxicidad por plomo u otros metales	Neurosarcoidosis	Hidrocefalia normotensiva
Absceso cerebral	Porfiria	LES (manifestaciones neurológicas)	Depresión («seudodemencia»)
Meningitis crónica (tuberculosa, criptocócica, otros agentes micóticos)	Medicamentos psicoactivos	Esclerodermia (manifestaciones neurológicas)	

AET, amnesia epiléptica transitoria; LES, lupus eritematoso sistémico; SNC, sistema nervioso central; VIH, virus de la inmunodeficiencia humana.

La sección termina con la muerte cerebral (cap. 55). La muerte cerebral, que es el equivalente legal de la muerte en los países occidentales, requiere de una considerable habilidad neurológica para su diagnóstico.

BIBLIOGRAFÍA

https://faculty.washington.edu/chudler/facts.html#brain. [recurso en línea gratuito]
https://www.who.int/en/news-room/fact-sheets/detail/dementia. [recurso en línea gratuito]

47 Delírium (estado confusional agudo)

Estado confusional agudo debido a una variedad de factores de estrés fisiopatológicos; especialmente frecuente entre los pacientes hospitalizados y de edad avanzada.

CARACTERÍSTICAS PRINCIPALES

1. Factores de estrés fisiopatológicos.
   Los factores de estrés más frecuentes son las infecciones, el desequilibrio electrolítico, la hipoxia, la insuficiencia orgánica, el infarto de miocardio, la embolia pulmonar, los fármacos psicoactivos, las intoxicaciones, los síndromes de abstinencia, las cirugías, las quemaduras y la deshidratación.
2. La encefalopatía se desarrolla durante horas o días.
   Los síntomas pueden fluctuar a lo largo del día y suelen ser peores por la noche («empeoramiento vespertino»).
3. Alteración del grado de excitación.
   Los pacientes con delírium *hiperactivo* están agitados e hipervigilantes y pueden tener alucinaciones visuales y delirios, mientras que los pacientes con delírium *hipoactivo* están calmados, letárgicos, no cooperan y son lentos para responder.
4. Falta de atención.
   Los pacientes se distraen fácilmente, son incapaces de seguir una conversación o de realizar tareas mentales complejas.
5. Déficits cognitivos en múltiples ámbitos.
   Un examen del estado mental revela déficits en el lenguaje, la memoria y los dominios visuoespaciales. Estos déficits representan un cambio respecto al punto de referencia cognitivo del paciente.

SINOPSIS

Las «3A» del delírium son el cambio **a**gudo de la **a**ctivación y la **a**tención. Debido a que los pacientes con delírium pueden parecer hiper- o hipoactivos, y su capacidad para mantener la atención fluctúa a lo largo del día, el diagnóstico puede quedar oculto a simple vista. El delírium es, por mucho, el síndrome neuropsiquiátrico adquirido más frecuente en los entornos hospitalarios, pero se calcula que dos terceras partes de los casos pasan desapercibidos. Los pacientes con demencia preexistente, los adultos mayores y aquellos con fragilidad, así como los que han tenido una intervención quirúrgica, corren el mayor riesgo de experimentar delírium durante la hospitalización. Las escalas validadas, como el algoritmo diagnóstico *Confusion Assessment Method* (CAM), facilitan un diagnóstico preciso y pueden completarse en cuestión de minutos.

La causa del delírium suele ser evidente por el contexto médico. Los casos sin una causa evidente deben ser examinados para detectar infecciones frecuentes, desequilibrios electrolíticos, insuficiencias endocrinas o vitamínicas y exposición a fármacos psicoactivos y drogas de abuso. En algunos casos se debe realizar una electroencefalografía (EEG) (si se sospecha de convulsiones subclínicas), una resonancia magnética (RM) del cerebro (para descartar un accidente cerebrovascular o una lesión estructural) y una punción lumbar (para descartar una infección del sistema nervioso central [SNC] o una encefalitis autoinmunitaria). Las «3D» (**d**emencia, **d**epresión y trastorno **d**elirante [psicótico]) son conocidos por su similitud con el delírium.

FIGURAS

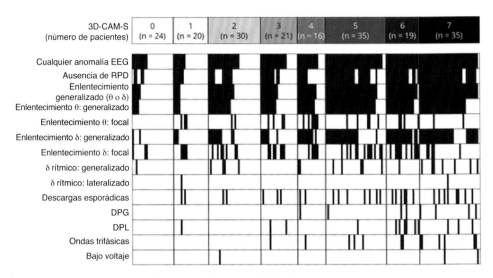

El número de anomalías en la electroencefalografía (EEG) (celdas negras) aumenta con una mayor puntuación de delírium. DPG, descargas periódicas generalizadas; DPL, descargas periódicas lateralizadas; RPD, ritmo posterior dominante (reproducido con autorización de Kimchi EY, Neelagiri A, Whitt W, et al. Clinical EEG slowing correlates with delirium severity and predicts poor clinical outcomes. *Neurology.* 2019;93(13):e1260-e1271).

PREGUNTAS PARA ESTUDIAR POR CUENTA PROPIA

1. Se le pide evaluar a un hombre de 80 años de edad hospitalizado con un estado mental alterado. En la exploración, presenta errores parafásicos ocasionales y es incapaz de seguir órdenes complejas. ¿Qué preguntas durante el examen del estado mental le ayudarán a diferenciar el delírium de la afasia en este paciente?

2. Los pacientes con depresión pueden estar distraídos y mostrar un enlentecimiento psicomotor. ¿Qué antecedentes (perfil temporal, síntomas asociados o contexto médico) favorecerían el diagnóstico de depresión en comparación con el de delírium hipoactivo?

3. El delírium puede manifestarse con síntomas psicóticos como delirios y alucinaciones. ¿Cuál es la principal diferencia entre el tipo de alucinaciones que se observan en los trastornos psicóticos como la esquizofrenia y las que se observan en el delírium?

4. Se le pide evaluar a una mujer de 90 años de edad por «agitación». La paciente está inquieta, se levanta y se baja con frecuencia de una silla y se pasea por el pasillo. Niega estar ansiosa o agitada. Su patrón de habla no tiene alteraciones. Se orienta, es capaz de hacer series de 7, deletrea «MUNDO» al revés y obtiene una puntuación perfecta en el examen mental breve de Folstein. En una revisión de la medicación se observa que recientemente ha empezado a tomar paroxetina por un diagnóstico de depresión leve. Nombre el síndrome que puede semejar la agitación en esta paciente. ¿Cuál es la causa probable?

5. Mujer de 90 años de edad, confundida, es llevada al servicio de urgencias por su hija. La paciente estaba cognitivamente intacta hace un día y refería diarrea. En la exploración, la presión arterial es de 100/60 mm Hg y la frecuencia cardíaca de 95 latidos por minuto. La temperatura, la oximetría de pulso y la glucosa en el dedo estaban dentro de los límites normales. El examen del estado mental es concordante con delírium hipoactivo.

La relación nitrógeno ureico en sangre/creatinina es de 20:1. Por lo demás, el perfil electrolítico no tiene alteraciones. Los estudios para detectar infecciones tienen resultados negativos. ¿Cuál es la causa probable del delírium? ¿Qué prueba podría ayudar a confirmar su sospecha clínica? ¿Cuál es el tratamiento?

DESAFÍO

Se le ha encomendado el diseño de un programa para reducir las tasas de delírium en su hospital. ¿Qué intervenciones aplicaría para los pacientes de riesgo? (Compare sus respuestas con las directrices del NICE que se citan a continuación.)

BIBLIOGRAFÍA

Inouye SK. Westendorp RG, Saczynski JS. Delirium in elderly people. *Lancet*. 2014;383(9920):911-922. [recurso en línea gratuito]
https://www.nice.org.uk/guidance/cg103. [recurso en línea gratuito]

48 Conmoción cerebral (lesión cerebral traumática leve)

Síndrome neurocognitivo posterior a un traumatismo craneoencefálico leve.

CARACTERÍSTICAS PRINCIPALES

1. Antecedentes de traumatismo craneoencefálico.

   El traumatismo craneoencefálico puede ser directo (golpe en la cabeza, lesión por explosión) o indirecto (latigazo cervical).

2. Los síntomas comienzan en el momento del impacto y evolucionan en minutos u horas.

   Posterior al impacto, es posible que los pacientes «vean estrellas» o, con menor frecuencia, experimenten una breve pérdida de consciencia o una crisis convulsiva generalizada. Las conmociones cerebrales más graves pueden asociarse con la pérdida de memoria durante el período posterior a la lesión («amnesia anterógrada»), y a veces incluso anterior a la lesión («amnesia retrógrada»).

3. Presentación polisintomática.

   Los síntomas se dividen en varias categorías: somáticos (la cefalea es el más frecuente, a menudo con una mayor sensibilidad a la luz y los sonidos), cognitivos («obnubilación»), afectivos (irritabilidad/labilidad), vestibulares (mareos, inestabilidad), visuales (visión borrosa) y del sueño (alteración del ciclo de sueño/vigilia).

4. Los síntomas se resuelven en días o semanas.

   En el 10-15% de los casos, los síntomas pueden durar un año o más.

5. No hay hallazgos en la RM cerebral sin contraste ni en la tomografía computarizada (TC) craneal.

   Los hallazgos anómalos, como las fracturas de cráneo, las hemorragias epidurales, subdurales, subaracnoideas o intraparenquimatosas y el edema cerebral, indican una forma más grave de lesión cerebral traumática (LCT). Los estudios de neuroimagen no son necesarios para la evaluación de la conmoción cerebral a menos que haya «datos de alarma» (paciente difícil de despertar, déficits neurológicos focales, vómitos repetidos y comportamiento anómalo).

SINOPSIS

La conmoción cerebral se encuentra en el extremo leve del espectro de la LCT, pero el paciente la percibe como bastante discapacitante. Por definición, la exploración neurológica posterior a una conmoción cerebral es normal y el paciente tiene una «puntuación perfecta» en la escala de coma de Glasgow (https://www.cdc.gov/masstrauma/resources/gcs.pdf. [recurso en línea gratuito]). La realización de una TC de cráneo a todas las personas con traumatismos craneoencefálicos y síntomas neurológicos expondría innecesariamente a millones de pacientes a la radiación y representaría un gasto de recursos médicos. El abordaje preferido es estratificar la necesidad de realizar estudios de neuroimagen en función de la presencia o ausencia de síntomas preocupantes utilizando herramientas de evaluación validadas, como la *Post-Concussion Symptom Scale*. Las directrices sobre el tratamiento de la conmoción cerebral para los profesionales médicos y otras personas (padres, entrenadores) están disponibles en https://www.cdc.gov/headsup/ [recurso en línea gratuito].

FIGURAS

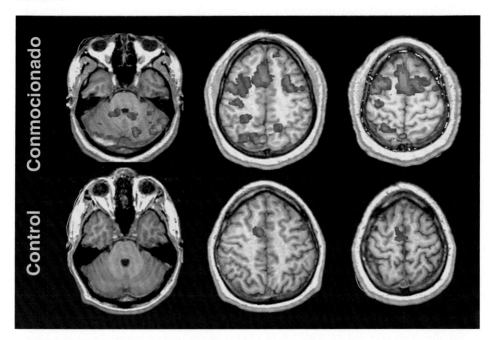

El paciente conmocionado (*superior*) tenía una activación significativamente mayor en las regiones corticales y subcorticales una semana después de la conmoción cerebral en comparación con el paciente de control (*inferior*) (cortesía de Kelly J. Jantzen, MD. In: Gean AD. *Brain Injury: Applications from War and Terrorism*. Philadelphia, PA: Wolters Kluwer Health/Lippincott Williams & Wilkins; 2014: Fig. 5.25).

PREGUNTAS PARA ESTUDIAR POR CUENTA PROPIA

1. ¿Cuáles son los elementos críticos de la exploración general y neurológica en un paciente que ha sufrido un traumatismo craneoencefálico?

2. De esta lista de síntomas y criterios clínicos, marque los que sugieren la necesidad de realizar un estudio de neuroimagen posterior a una conmoción cerebral:

Edad < 2 años de edad
Edad 16-65 años de edad
Amnesia para los acontecimientos que ocurrieron posterior al traumatismo craneoencefálico
Dificultad para dormir en los días posteriores a la lesión
Vómitos recurrentes
Crisis convulsiva generalizada varias horas después de la lesión
Irritabilidad
Cefalea leve
Tratamiento con anticoagulantes
Somnolencia persistente, dificultad para despertarse
Cefalea que empeora progresivamente en las horas posteriores a la lesión
Lesiones en estado de embriaguez
Déficits neurológicos focales (asimetría pupilar, dificultad para hablar o mover parte del cuerpo)
Evidencia de fractura de la base del cráneo: hematoma sobre el mastoides (signo de Battle), hematoma debajo de los ojos («ojos de mapache»), salida de líquido cefalorraquídeo (LCR) por los oídos (otorrea) o por la nariz (rinorrea)

Compare su respuesta con https://braininjuryguidelines.org/concussion/fileadmin/media/adult-concussion-guidelines-3rd-edition.pdf [recurso en línea gratuito].

3. Hombre de 60 años de edad que sufrió una caída en la cara unas semanas antes refiere cefalea posicional de reciente aparición que empeora al levantarse. Tiene secreción nasal transparente y persistente de la fosa nasal izquierda. El médico de urgencias sospecha que hay una filtración de LCR. ¿Qué pruebas de imagen y de laboratorio deberían realizarse para comprobar esta hipótesis?

4. Joven de 15 años de edad se cayó de la bicicleta y se golpeó la cabeza. No llevaba casco. Tiene un gran hematoma en el cuero cabelludo, pero no hay evidencia de fractura de cráneo. Tras 2 h de observación en el servicio de urgencias, refiere cefalea leve. En la exploración neurológica no hay alteraciones. Se toma la decisión de darle el alta y se retira con sus padres. ¿Qué síntomas se les debe indicar a los padres que vigilen en el niño y cuáles serían indicativos para que regresen al servicio de urgencias? (Compare sus respuestas con las directrices de los CDC en https://www.cdc.gov/headsup/providers/discharge-materials.html [recurso en línea gratuito].)

5. Mujer de 80 años de edad es llevada a urgencias posterior a un accidente de tránsito. Inicialmente, refiere dolor de cuello y cabeza intensos, pero está lúcida y en la exploración neurológica no hay alteraciones. Al cabo de 2 h, está somnolienta, se desmaya en medio de una conversación y tiene menos movimientos espontáneos en el lado derecho. ¿Cuál es el diagnóstico más importante a tener en cuenta que puede explicar el empeoramiento del estado mental? ¿Qué pruebas deben solicitarse con urgencia? Si en la TC craneal sin contraste no hay alteraciones, ¿qué diagnóstico puede explicar mejor la nueva aparición de somnolencia y hemiparesia? ¿Qué pruebas adicionales son necesarias?

DESAFÍO

Una pregunta interesante es: ¿a qué se debe la pérdida de consciencia en la LCT leve? El *sustrato anatómico de la vigilia* es el sistema reticular activador ascendente (SRAA), una red suelta de núcleos dentro del tegmento pontomesencefálico con proyecciones a los tálamos y la corteza cerebral. La pérdida de consciencia suele producirse cuando el oxígeno o la glucosa son insuficientes para mantener la función cerebral, como en el síncope; cuando existe una disfunción bihemisférica difusa, como en las crisis convulsivas generalizadas o por efecto de los medicamentos; o si hay un daño estructural en el SRAA, como en las hemorragias pontinas. Proponga un mecanismo capaz de explicar la pérdida de consciencia en la conmoción cerebral (compare su respuesta con Chancellor SE, Franz ES, Minaeva OV, Goldstein LE. *Semin Pediatr Neurol.* 2019;30:14-25).

BIBLIOGRAFÍA

Dwyer B, Katz DI. Postconcussion syndrome. *Handb Clin Neurol.* 2018;158:163-178.

McCrory P, Meeuwisse W, Dvořák J, et al. Consensus statement on concussion in sport-the 5th international conference on concussion in sport held in Berlin, October 2016. *Br J Sports Med.* 2017;51(11):838-847. [recurso en línea gratuito]

49 Amnesia global transitoria

Síndrome de pérdida de memoria anterógrada transitoria.

CARACTERÍSTICAS PRINCIPALES

1. Inicio agudo de los síntomas.
   Los síntomas se desarrollan en cuestión de minutos.
2. Amnesia anterógrada.
   La amnesia anterógrada (que significa «ir hacia delante» en latín), es decir, la incapacidad para codificar nuevos recuerdos tras la aparición de los síntomas, es la característica que define esta enfermedad. También puede haber cierto grado de amnesia retrógrada (que significa «ir hacia atrás» en latín), es decir, pérdida de los recuerdos adquiridos antes de la aparición de los síntomas.
3. Solo la memoria explícita es afectada, mientras que la memoria implícita (procedimental) y la memoria de trabajo (plazo inmediato) permanecen intactas.
   Los dominios cognitivos no relacionados con la memoria, como el lenguaje, la percepción, la inteligencia general y la praxis, también están intactos.
4. La duración típica de la amnesia es de 4-6 h.
   Los pacientes pueden no recordar el episodio de amnesia global transitoria (AGT). No suele haber secuelas cognitivas a largo plazo.
5. Áreas puntuales de restricción de la difusión en uno o ambos hipocampos.
   Estas lesiones características de la RM suelen aparecer entre 1 y 3 días después del inicio de los síntomas y se resuelven en 2 semanas. La secuencia ponderada en T2 puede mostrar una señal hiperintensa correspondiente dentro del hipocampo.

SINOPSIS

La AGT es un diagnóstico clínico. Un escenario típico es el de una persona de mediana edad o mayor, previamente sana, que de forma repentina parece estar «atrapada en el tiempo» y es incapaz de retener información nueva durante más de unos minutos. Los pacientes parecen confundidos, preguntando repetidamente dónde estaban y, sin embargo, pueden hablar, leer y escribir con fluidez, realizar cálculos aritméticos, copiar figuras complejas y rendir bien en todas las tareas cognitivas excepto en las pruebas de memoria episódica. No se requiere una RM del cerebro para el diagnóstico, pero si se obtiene, debe examinarse para detectar una lesión en la región CA1 del hipocampo, que es muy característica de la AGT. Este hallazgo en la RM confirma la naturaleza localizada de este síndrome. Curiosamente, la AGT con frecuencia se desencadena por factores de estrés físico, como la inmersión en agua fría y el ejercicio extenuante, o por factores de estrés emocional, lo que difumina la frontera entre la psicología y la neurología.

En raras ocasiones, un paciente con una presentación similar a la de la AGT puede tener convulsiones que afecten los circuitos de la memoria. Este síndrome, denominado *amnesia epiléptica transitoria* (AET), suele distinguirse de la AGT por su carácter recurrente, su menor duración, los rasgos epilépticos asociados (alucinaciones olfativas o gustativas, automatismos, episodios de mirada fija) y la respuesta a los medicamentos anticonvulsivos. La AET es muy rara pero es importante reconocerla, ya que es una de las pocas causas reversibles de pérdida de la memoria.

FIGURAS

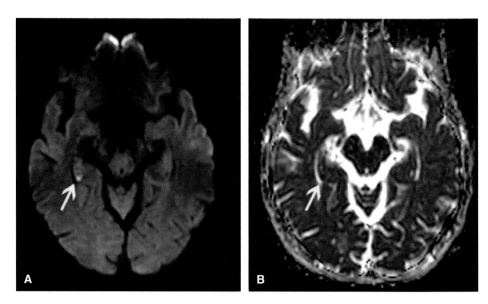

La resonancia magnética de un hombre de 71 años de edad con AGT tiene un pequeño foco de difusión restringida en la porción lateral del hipocampo derecho. **A.** Imágenes ponderadas por difusión [DWI, *diffusion-weighted imaging*], *flecha*. **B.** Imágenes de coeficiente de difusión aparente [ADC, *apparent diffusion coefficient*], *flecha* (reproducido con autorización de Cuello Oderiz C, Miñarro D, Dardik D, et al. Teaching NeuroImages: hippocampal foci of restricted diffusion in transient global amnesia. *Neurology*. 2015;85(20):e145).

PREGUNTAS PARA ESTUDIAR POR CUENTA PROPIA

1. Un paciente con AGT es capaz de recordar y repetir siete dígitos de un número telefónico, pero un minuto después es incapaz de recordar que se le haya pedido que memorice los dígitos. ¿Qué nos enseña este hallazgo sobre el papel del hipocampo en la memoria inmediata (de trabajo) y la memoria a corto plazo (episódica)?

2. Para un observador casual, un paciente con AGT y un paciente con delírium pueden parecer confundidos de modo semejante. ¿Qué datos del examen del estado mental diferencian el AGT del delírium?

3. Mujer de 18 años de edad, previamente sana, fue encontrada por la policía deambulando en un parque. Parece confundida y es incapaz de decir su nombre, su dirección o la fecha actual, pero habla con frases completas y sigue órdenes sencillas. El recuerdo inmediato es de 0/3 palabras. ¿Qué características son altamente atípicas para la AGT? ¿Qué diagnóstico sugiere la incapacidad para decir el nombre? ¿Qué trastornos deben considerarse en el diagnóstico diferencial?

4. Hombre de 80 años de edad es llevado a un neurólogo para evaluar su pérdida de la memoria. En las pruebas, presenta amnesia anterógrada y una cuadrantanopsia homónima derecha. Suponiendo que una sola lesión sea la responsable de estos dos hallazgos, ¿qué estructuras vecinas pueden estar afectadas para que se tenga este cuadro clínico (para obtener créditos adicionales, proporcione una localización alternativa para esta combinación de síntomas)?

5. Uno de los pacientes más estudiados en la historia de la neurología (y posiblemente de toda la medicina) fue H. M. De joven, a H. M. se le habían realizado lobectomías temporales bilaterales para controlar sus convulsiones, lo que le dejó una amnesia anterógrada de por vida. Sin embargo, fue capaz de aprender nuevas y complejas tareas motoras. Explique, en términos neuroanatómicos, por qué la intervención quirúrgica provocó la pérdida de la memoria declarativa (consciente) mientras que dejó intacta la memoria no declarativa (inconsciente).

DESAFÍO

Una característica aparentemente paradójica de la pérdida de memoria retrógrada en la AGT, el traumatismo craneoencefálico, la terapia electroconvulsiva y la enfermedad de Alzheimer es que los recuerdos más lejanos tienden a recordarse mejor que los más recientes. Este fenómeno se denomina «gradiente de Ribot». Proponga una explicación para este gradiente (compare su respuesta con «el modelo estándar de consolidación de sistemas»).

BIBLIOGRAFÍA

Arena J, Rabinstein A. Transient global amnesia. *Mayo Clin Proc*. 2015;90(2):264-272. [recurso en línea gratuito]
Bartsch T, Butler C. Transient amnesic syndromes. *Nat Rev Neurol*. 2013;9:86-97.

50 Enfermedad de Alzheimer

Demencia asociada con el depósito de placas de amiloide β (Aβ) y ovillos neurofibrilares de tau.

CARACTERÍSTICAS PRINCIPALES

1. La aparición suele ser después de los 70 años de edad y la prevalencia aumenta con la edad.
   La enfermedad de Alzheimer (EA) afecta al 3% de las personas menores de 74 años de edad, al 17% de las personas de 75-84 años de edad y al 32% de las personas de 85 años o más.
2. La capacidad para aprender y retener nueva información es afectada de manera temprana.
   La EA es un síndrome predominantemente amnésico, pero también se reconocen varias variantes raras no amnésicas: atrofia cortical posterior (déficits visuoespaciales, apraxia), logopénica (afasia primaria progresiva) y frontal (apatía progresiva, desinhibición conductual).
3. Los síntomas evolucionan lentamente a lo largo de los años.
   Los pacientes con EA viven entre 3 y 11 años después del diagnóstico, y algunos sobreviven incluso más tiempo.
4. Depósito patológico de amiloide en el cerebro.
   El depósito de amiloide puede medirse *in vivo* con la tomografía por emisión de positrones (PET, *positron emission tomography*) basada en el ligando amiloide y la concentración de $A\beta_{1-42}$ en el LCR. Es importante no sobreinterpretar estos hallazgos, ya que en la mitad de las personas de 85 años de edad o más sin deterioro cognitivo tanto la PET en busca de amiloide como la concentración de $A\beta_{1-42}$ en el LCR son «anómalas».
5. Depósito patológico de tau fosforilada en el cerebro.
   La *tau fosforilada* (P-tau) es un marcador de los ovillos neurofibrilares intracelulares que, junto con las placas amiloides extracelulares, constituyen la «firma biológica de la EA». El depósito de P-tau en el cerebro se correlaciona con la unión del ligando tau en la PET y las concentraciones de P-tau en el LCR.

SINOPSIS

Puede parecer extraño que una enfermedad tan frecuente como la EA, la causa más usual de demencia, no haya sido nombrada hasta el siglo XX. Este reconocimiento tardío se hace más comprensible si tenemos en cuenta que las placas extracelulares de amiloide β y los ovillos neurofibrilares intracelulares de tau hiperfosforilados solo pudieron apreciarse con la llegada de la microscopía moderna y las técnicas de tinción especializadas. Estos hallazgos neuropatológicos fueron descritos por primera vez por Alois Alzheimer y siguen definiendo la enfermedad que lleva su nombre. Recientemente, se ha hecho posible cuantificar la patología amiloide y tau en personas vivas mediante análisis de LCR e imágenes por PET basadas en ligandos.

La EA comienza de forma insidiosa y progresa lenta pero inexorablemente. El depósito secuencial de tau en el cerebro («estadificación de Braak») se correlaciona con la progresión clínica y radiológica de la enfermedad: el depósito de tau se detecta primero en los lóbulos temporal y parietal medios (deterioro temprano de la memoria, atrofia del hipocampo y de la precuña), y después se extiende a las regiones límbicas y a toda la neocorteza (deterioro cognitivo global). El depósito patológico de amiloide puede detectarse más de una década antes de que se manifiesten los síntomas clínicos. Los inhibidores de la acetilcolinesterasa (AChE, *acetylcholinesterase*) y la memantina (antagonista del receptor *N*-metil-D-aspartato [NMDA]) retrasan modestamente la progresión de la enfermedad. Por el contrario, los medicamentos que tienen un alto «índice anticolinérgico» (anticolinérgicos, antipsicóticos, antihistamínicos y otros) (https://www.health.harvard.edu/newsletter_article/anticholinergic-cognitive-burden-scale [recurso en línea gratuito]) empeoran los síntomas cognitivos y deben evitarse en la EA siempre que sea posible. En la referencia del NICE citada más abajo se pueden encontrar directrices completas sobre el tratamiento de la EA.

FIGURAS

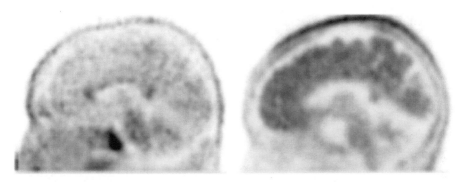

Exploración con F-18 flobetapil de un control sano (*izquierda*) y de un paciente con enfermedad de Alzheimer (*derecha*). Existe un marcado aumento de las placas amiloides en el paciente (cortesía de Robert Wagner, MD, Director of Nuclear Medicine, Loyola University Chicago, Stritch School of Medicine).

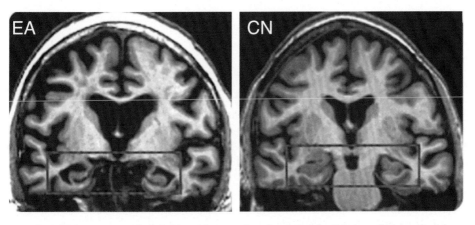

La atrofia del lóbulo temporal medial es evidente en la enfermedad de Alzheimer (EA) (*rectángulo rojo*) si se compara con el volumen normal del lóbulo temporal medial en el control normal (CN) (reproducido con autorización del Dr. Val Lowe, Mayo Clinic, Rochester, MN. En: McKeith IG, Boeve BF, Dickson DW, et al. Diagnosis and management of dementia with Lewy bodies: fourth consensus report of the DLB Consortium. *Neurology*. 2017;89(1):88-100).

PREGUNTAS PARA ESTUDIAR POR CUENTA PROPIA

1. La memoria puede dividirse en funciones de codificación, almacenamiento y recuperación. En la evocación libre, se pide a los pacientes que memoricen varias palabras y las repitan transcurrido un lapso de unos minutos. La evocación libre se perjudica si alguna de las

funciones de la memoria está dañada. En la evocación inducida, los pacientes reciben una pista con cada palabra y se les ofrece la pista para activar sus recuerdos si son incapaces de recordar la palabra después de un retraso de unos minutos. La pista facilita codificar la formación de la memoria. En los pacientes con demencia por EA y por otras causas que tienen un rendimiento similar en la evocación libre, ¿cuál sería su predicción del rendimiento en la evocación inducida: mejor o igual que en la evocación libre? ¿Por qué?

2. En un pequeño porcentaje de pacientes con EA, esta es un trastorno autosómico dominante. ¿Cuáles son algunos de los genes asociados con la EA autosómica dominante de aparición temprana? ¿El descubrimiento de la forma genética de la EA apoya la «teoría amiloide» de la patogenia de la EA o la «teoría tau»?

3. Mujer de 75 años de edad con EA leve experimenta confusión y alucinaciones visuales en el transcurso de varios días. Explique por qué estos cambios no son compatibles con la evolución de la EA. ¿Qué preguntas haría y qué pruebas ordenaría para dilucidar la causa de sus síntomas?

4. Hombre de 85 años de edad es traído por sus familiares, quienes están preocupados por la aparición de demencia temprana. El paciente refiere mala memoria. Se ha vuelto más solitario, rara vez entabla conversaciones y pasa la mayor parte del día durmiendo. Tiene una puntuación de 28/30 en el *Mini-Mental Status Examination* (MMSE). Por lo demás, la exploración neurológica no tiene características notables. El estudio ampliado de la demencia (RM cerebral, detección de deficiencias metabólicas, endocrinas y vitamínicas, pruebas de abuso de sustancias y estudios de LCR en busca de encefalopatías autoinmunitarias, infecciones crónicas y marcadores amiloides y tau) está dentro de los límites normales. ¿Qué causa potencialmente reversible de los síntomas del paciente hay que tener en cuenta?

5. Incluso la patología avanzada de la EA puede detectarse en una autopsia de individuos sin antecedentes de deterioro cognitivo. Explique la discrepancia entre la cognición normal y los hallazgos neuropatológicos compatibles con la EA. Proponga una explicación de por qué el riesgo de EA es mayor entre las personas analfabetas.

DESAFÍO

Hay una escuela de pensamiento que considera que la EA debe definirse no como un síndrome clínico de demencia amnésica de múltiples dominios, sino por la presencia de los biomarcadores de la EA. La ventaja de este abordaje es que se centra en los mecanismos biológicos específicos de la EA y no en los signos y síntomas clínicos inespecíficos. ¿Cuáles son algunos de los inconvenientes de definir la enfermedad en términos de biomarcadores (compare sus respuestas con McCleery J, et al. *Age Aging*. 2019;48(2):174-177 [recurso en línea gratuito])?

BIBLIOGRAFÍA

Dubois B, Feldman HH, Jacova C, et al. Advancing research diagnostic criteria for Alzheimer's disease: the IWG-2 criteria. *Lancet Neurol*. 2014;13(6):614-629.
https://www.alz.org/media/Documents/facts-and-figures-2018-r.pdf. [recurso en línea gratuito]
https://www.nice.org.uk/guidance/ng97/chapter/Recommendations. [recurso en línea gratuito]

51 Demencia con cuerpos de Lewy

Demencia asociada con el parkinsonismo y el depósito intraneuronal de la proteína sinucleína α («cuerpos de Lewy»).

CARACTERÍSTICAS PRINCIPALES

1. Disfunción ejecutiva al principio del curso.
   La atención y los dominios visuoespaciales también son afectados de forma temprana, mientras que las alteraciones de la memoria y el lenguaje son manifestaciones más tardías.
2. Niveles fluctuantes de alerta.
   La aparición brusca de un discurso o comportamiento desorganizado, falta de atención y alteración de la consciencia («desconexión», falta de respuesta) puede confundirse con un delírium o un síncope.
3. Alucinaciones e ilusiones visuales.
   Las alucinaciones visuales, principalmente de personas y animales, ocurren en el 80% de los pacientes con demencia con cuerpos de Lewy (DCL) temprana. En cambio, las alucinaciones visuales son poco frecuentes en la EA, aunque pueden estar presentes en la fase avanzada.
4. Parkinsonismo.
   Los rasgos parkinsonianos se desarrollan en aproximadamente el 85% de los pacientes con DCL, pero suelen ser menos graves que en la enfermedad de Parkinson (EP).
5. Trastorno del comportamiento del sueño con movimientos oculares rápidos (TCS-REM, [*rapid eye movement*]).
   Los TCS-REM son un precursor de sinucleinopatías como la DCL o la EP y pueden preceder a las manifestaciones cognitivas y motoras durante muchos años. En un paciente con demencia, el sueño REM sin atonía en la polisomnografía, incluso sin movimientos oculares rápidos clínicamente presentes, apoya el diagnóstico de DCL.

SINOPSIS

Los síntomas clínicos de la DCL y la EA se superponen. Desde el punto de vista patológico, la mayoría de los pacientes con DCL tienen placas amiloides, mientras que aproximadamente la mitad con EA tienen depósitos de sinucleína. Sin embargo, a efectos didácticos, es útil destacar los contrastes entre estas dos enfermedades. La DCL cursa con déficits ejecutivos, visuoespaciales y alucinaciones visuales. En consecuencia, existe un hipometabolismo occipital y temporoparietal posterior en la PET con fluorodesoxiglucosa (FDG). A diferencia de la EA, la memoria está relativamente conservada y el metabolismo de los lóbulos temporales mediales es relativamente normal. La DCL es una «sinucleinopatía» caracterizada por inclusiones de sinucleína α («cuerpos de Lewy») dentro de las neuronas de la corteza cerebral, el tronco encefálico y la sustancia negra. En cambio, la EA es una «tauopatía». Todas las sinucleinopatías (EP, atrofia multisistémica, DCL) tienen rasgos parkinsonianos. Cuando los síntomas parkinsonianos son sutiles o están ausentes, los estudios de imagen con el transportador de dopamina (DaT-SCAN) pueden ser útiles para el diagnóstico. La captación de DaT en los núcleos basales está reducida en las sinucleinopatías pero no en las otras demencias. En la DCL, al igual que en la EA, también hay pérdida de neuronas de acetilcolina, y los pacientes con ambas demencias se benefician de los inhibidores de la colinesterasa.

FIGURAS

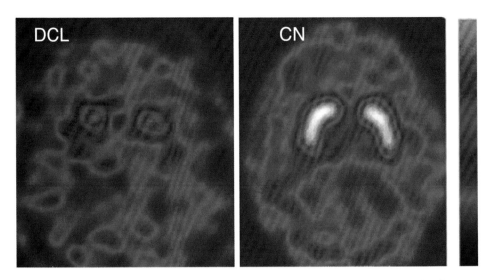

Imágenes de SPECT con [123]yodo FP-CIT en un paciente con demencia con cuerpos de Lewy (DCL) y en un control normal. La captación es mínima en los casos de DCL, que se limita al caudado (aspecto de «punto» o «punto final»), en comparación con la fuerte captación en el caudado y el putamen en los controles normales (aspecto de «coma») (reproducido con autorización de McKeith IG, Boeve BF, Dickson DW, et al. Diagnosis and management of dementia with Lewy bodies: fourth consensus report of the DLB consortium. *Neurology*. 2017;89(1):88-100).

PREGUNTAS PARA ESTUDIAR POR CUENTA PROPIA

1. ¿Qué preguntas podría hacer para inducir síntomas de déficit ejecutivo y visuoespacial? ¿Qué pruebas sirven para evaluar mejor estos dominios cognitivos?

2. El deterioro cognitivo es frecuente en la EP, y el parkinsonismo es usual en la DCL. ¿Qué criterios se utilizan para diferenciar una sinucleinopatía de otra?

3. Hombre de 70 años de edad con diagnóstico de EA tiene dificultades para conciliar el sueño. El médico tratante prescribe una dosis baja de haloperidol. Después de una sola dosis, el paciente experimenta confusión grave y tiene alucinaciones visuales floridas. ¿Qué demencia coincide con este cuadro clínico? ¿Cuál es la razón fisiopatológica de la reacción intensa a este medicamento antidopaminérgico?

4. Mujer de 65 años de edad, cognitivamente intacta, con parkinsonismo precoz, recibe tratamiento con un agonista de la dopamina. Hacia el final del período de ajuste, se confunde y tiene alucinaciones visuales. ¿Cuál es la explicación más probable?

5. Mujer de 40 años de edad experimenta déficits cognitivos, alucinaciones visuales, distonía y rigidez durante un período de 2 meses. ¿Qué características desaconsejan el diagnóstico de DCL? ¿Cuáles son las causas más probables? ¿Qué pruebas auxiliares deben realizarse?

DESAFÍO

El eterno debate entre los que «agrupan» y los que «dividen» ocurre en relación con las dos sinucleinopatías más frecuentes: la EP y la DCL. ¿Deben considerarse estos dos trastornos clínicamente distintos con una fisiopatología subyacente similar como dos extremos de un espectro o dividirse en dos categorías distintas? Presente argumentos a favor y en contra de cada posición (compare su respuesta con los puntos de vista del debate presentado por Berg D, et al. *Mov Disord*. 2014;29(4):454-462 y Boeve BF, et al. *Mov Disord*. 2016;31(11):1619-1622 [recurso en línea gratuito]).

BIBLIOGRAFÍA

Gomperts SN. Lewy body dementias: dementia with Lewy bodies and Parkinson disease dementia. *Continuum (Minneap Minn)*. 2016;22(2 Dementia):435-463. [recurso en línea gratuito]

McKeith IG, Boeve BF, Dickson DW, et al. Diagnosis and management of dementia with Lewy bodies: fourth consensus report of the DLB Consortium. *Neurology*. 2017;89(1):88-100. [recurso en línea gratuito]

52 | Demencia frontotemporal

La demencia frontotemporal (DFT), o degeneración lobular frontotemporal, es un grupo de enfermedades neurodegenerativas definidas por el deterioro del comportamiento, la función ejecutiva y el lenguaje.

CARACTERÍSTICAS PRINCIPALES

1. Edad máxima de aparición entre los 45 y 65 años de edad.
2. Deterioro progresivo del comportamiento social o de las habilidades lingüísticas.
   Se reconocen tres variantes principales de DFT. La variante de comportamiento es el fenotipo más frecuente. Se caracteriza por cambios tempranos en la personalidad, desinhibición de la conducta, comportamiento socialmente inapropiado, falta de empatía, egoísmo, descuido del cuidado personal, estereotipias y comportamientos compulsivos. La afasia primaria progresiva, una variante menos frecuente, se caracteriza por déficits tempranos en la comprensión, producción y gramática del lenguaje. La variante semántica se caracteriza por el deterioro de la denominación y la comprensión, pero la fluidez y la gramática son normales.
3. No hay antecedentes de trastornos psiquiátricos.
   Este requisito puede ser difícil de determinar, ya que los trastornos psiquiátricos pueden imitar la DFT. Los comportamientos compulsivos de la DFT pueden diagnosticarse erróneamente como un trastorno obsesivo-compulsivo. La falta de sociabilidad y de higiene personal puede confundirse con la depresión. Los delirios y la euforia pueden diagnosticarse erróneamente como trastorno bipolar o psicótico. Los cambios de personalidad pueden confundirse con el trastorno de personalidad narcisista o esquizoide.
4. Antecedentes familiares de DFT.
   Los antecedentes familiares están presentes en el 40% de los pacientes.
5. Atrofia frontotemporal en la RM.
   Pueden estar implicados los lóbulos frontales, los lóbulos temporales anteriores, la corteza cingulada anterior y la corteza insular. El patrón específico de atrofia se correlaciona con las variantes de la enfermedad.

SINOPSIS

A diferencia de la EA y la DCL, que se definen patológicamente por la acumulación anómala de una proteína específica, la DFT es un grupo de síndromes clínicos asociados con varias proteínas diferentes. Las variantes de la DFT tienen una superposición clínica considerable entre sí y pueden superponerse con los síndromes parkinsonianos atípicos y la enfermedad de la motoneurona. El curso de la DFT es implacablemente progresivo, con una esperanza de vida media de 7 años. La información sobre los tratamientos sintomáticos junto con consejos de apoyo están disponibles a través de diversas organizaciones de apoyo a los pacientes (https://ecdc.org.au/ftd-toolkit [recurso en línea gratuito]).

Es más probable que la DFT ocurra en grupos familiares que la EA y la DCL, pero hay que indagar no solo sobre los diagnósticos de DFT en los parientes, sino sobre cualquier demencia y trastorno psiquiátrico. Algunas mutaciones patológicas (como la expansión hexanucleotídica en el gen *C9orf72*, que causa una variante conductual de la DFT) predisponen a los familiares de un probando a padecer trastornos psicóticos. Este ejemplo ilustra lo artificial de la distinción entre enfermedades psiquiátricas y neurológicas.

FIGURAS

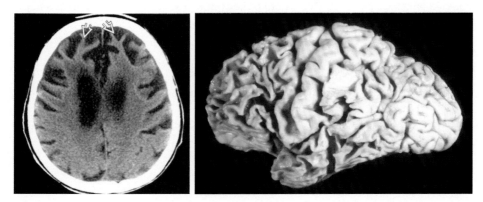

Atrofia frontal en la TC craneal en un paciente con DFT (*cabezas de flecha*). En la autopsia de otro paciente se observa una atrofia de los lóbulos frontal y temporal «en forma de filo de cuchillo» (cortesía del Dr. José Biller).

PREGUNTAS PARA ESTUDIAR POR CUENTA PROPIA

1. En la RM cerebral de un paciente con DFT se observa una atrofia temporal principalmente en el lado derecho. ¿Cuál de las tres variantes de esta forma de demencia es más probable en este paciente?
2. La edad de inicio menor de 65 años de edad y los déficits tempranos del lenguaje son atípicos para la EA, pero no descartan este diagnóstico. ¿Cómo se puede diferenciar la EA de la DFT en un paciente con demencia de inicio temprano y déficits de lenguaje?
3. El psicólogo Endel Tulving propuso una distinción entre la «memoria episódica», vinculada con la experiencia personal («¿anduvo en bicicleta esta mañana?») y la memoria semántica, que se refiere al conocimiento impersonal del mundo («¿qué es una bicicleta?»). La memoria episódica y semántica son formas de memoria declarativa (consciente). También existe una forma de memoria no declarativa (inconsciente) (la memoria motriz de montar en bicicleta). Explique por qué la clasificación actual de las demencias, que diferencia la EA de la DFT, apoya la distinción de Tuvling entre memoria semántica y episódica.
4. Hombre de 60 años de edad con la variante conductual de la DFT desarrolla atrofia y debilidad muscular. En la exploración se observan signos de la motoneurona superior e inferior. ¿Cuál es la explicación más probable? ¿Dónde esperaría ver la atrofia cerebral en la RM de este paciente?
5. Mujer de 65 años de edad con DFT refiere que su mano izquierda toma objetos involuntariamente. Necesita utilizar la mano derecha para deshacer las acciones no deseadas de la mano izquierda. ¿Cómo se llama este fenómeno? ¿Cuál es su base anatómica? ¿En qué otras afecciones se puede observar este fenómeno?

DESAFÍO

La presencia de la mutación *C9orf72*, la más frecuentemente asociada con la DFT, se correlaciona con delirios somáticos prominentes. ¿Cómo se pueden «atar los cabos» entre una mutación proteínica específica y un fenotipo clínico concreto (compare su respuesta con la de Sivasathiaseelan, et al., citada más adelante)?

BIBLIOGRAFÍA

Bang J, Spina S, Miller BL. Frontotemporal dementia. *Lancet.* 2015;386(10004):1672-1682. [recurso en línea gratuito]

Sivasathiaseelan H, Marshall CR, Agustus JL, et al. Frontotemporal dementia: a clinical review. *Semin Neurol.* 2019;39(2):251-263.

53 Demencia vascular

Demencia debida a una serie de alteraciones cerebrovasculares.

CARACTERÍSTICAS PRINCIPALES

1. Deterioro temprano de la atención, el procesamiento de la información y la función ejecutiva.
   Los síntomas se atribuyen en gran medida a la alteración de los circuitos frontoestriatales.
2. Cambios de personalidad.
   La falta de iniciativa, la apatía y la depresión son frecuentes.
3. La demencia vascular (DV) se caracteriza por un inicio gradual en lugar de insidioso y una progresión gradual en lugar de progresiva.
   La aparición del deterioro cognitivo puede ser posterior a un accidente cerebrovascular.
4. Signos corticoespinales y corticobulbares.
   Entre ellos se encuentran la hemiparesia, la disartria, la hiperreflexia patológica, el signo de Babinski y las alteraciones de la marcha (marcha hemiparética o marcha «frontal», de paso corto y base ancha).
5. Estigmas de enfermedad cerebrovascular crónica en la RM cerebral o en la TC craneal.
   El diagnóstico de la DV requiere una carga suficiente de enfermedad cerebrovascular que pueda explicar el deterioro cognitivo; por lo general está afectado un tercio o más de la sustancia blanca subcortical.

SINOPSIS

En términos generales, la DV puede describirse como una demencia «subcortical» caracterizada por una velocidad de procesamiento lenta, falta de atención y una disfunción ejecutiva temprana prominente, así como por cambios en la personalidad, mientras que la EA es una demencia «cortical» en la que la amnesia va seguida de otras «A»: afasia, apraxia y agnosia. A diferencia de los artículos en un estante del supermercado que están etiquetados individualmente, las demencias a menudo son difíciles de catalogar con una etiqueta de diagnóstico. Sus síntomas se superponen y es frecuente la discordancia clínico-patológica. En algunos casos, más del 20% de los pacientes con diagnóstico de EA tenían patología no relacionada con la EA al realizarse la autopsia. Por el contrario, se han encontrado marcadores amiloides en un tercio de los casos de DV. Este hallazgo puede explicar por qué los inhibidores de la colinesterasa han resultado beneficiosos en la DV. A pesar de la superposición, la distinción entre demencias vasculares y neurodegenerativas es especialmente importante para la investigación clínica, ya que las terapias experimentales están diseñadas para dirigirse a mecanismos específicos de la enfermedad. Los mecanismos que subyacen a la DV son la ateroesclerosis de las grandes arterias, la enfermedad de los vasos pequeños, la arterioloesclerosis, las microhemorragias cerebrales, la siderosis superficial del SNC, los infartos y los microinfartos. El pilar del tratamiento es la prevención de nuevos accidentes cerebrovasculares.

FIGURAS

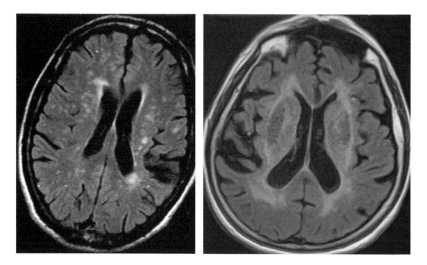

RM cerebral en pacientes con demencia vascular moderada (*izquierda*) e intensa (*derecha*).

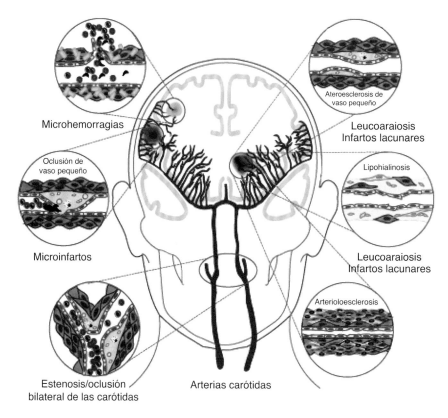

Ejemplos de mecanismos de daño cerebrovascular (reimpreso con autorización de Iadecola C. The pathobiology of vascular dementia. *Neuron*. 2013;80(4):844-866. Copyright © 2013 Elsevier).

PREGUNTAS PARA ESTUDIAR POR CUENTA PROPIA

1. Explique por qué el MMSE de Folstein, una herramienta de cribado ampliamente utilizada para la EA, no es sensible para diagnosticar la DV.

2. Dado que la DV afecta a la sustancia blanca subcortical frontal, pueden aparecer «signos de liberación frontal» en la exploración. Nombre algunos de los signos de liberación frontal y describa cómo los evaluaría.

3. Mujer de 50 años de edad acude a valoración posterior a un accidente cerebrovascular. En sus antecedentes médicos destacan los cuadros frecuentes de migrañas con aura. No tiene factores de riesgo vascular. En la RM cerebral se muestra un pequeño infarto subcortical y una carga inesperadamente alta de lesiones en T2 y lagunas. Hay una afectación de la sustancia blanca en los polos temporales anteriores y en las cápsulas externas. Su madre padecía «demencia vascular» y falleció a causa de un accidente cerebrovascular a los 60 años de edad. ¿Qué trastorno genético hay que tener en cuenta? ¿Cuál es el defecto patológico subyacente?

4. Mujer de 70 años de edad se realizó una RM cerebral posterior a una conmoción cerebral leve. En la RM no se mostraron signos de lesión cerebral traumática, pero se observaron «varias hiperintensidades subcorticales en T2 de la sustancia blanca». La paciente está preocupada por una posible demencia vascular. ¿Cuál es la prevalencia de las lesiones subcorticales de la sustancia blanca en este grupo de edad?

5. La esclerosis múltiple y la enfermedad cerebrovascular causan lesiones hiperintensas en la sustancia blanca en T2 en la RM. Hay una superposición radiológica en la apariencia de la RM de estas dos enfermedades, pero también hay diferencias importantes. Las lesiones inflamatorias de la esclerosis múltiple tienden a formarse en torno a pequeñas vénulas, mientras que las lesiones microvasculares de la enfermedad cerebrovascular son consecuencia principalmente de la oclusión de pequeñas arterias. Para cada tipo de lesión, escriba si es más típica de una enfermedad desmielinizante o cerebrovascular:

Lesiones de la parte inferior del cuerpo calloso	
Lesiones en forma de cuña en la superficie del cerebelo	
Lesiones en la sustancia blanca temporal anterior	
Lesión que colinda con la superficie externa del tronco encefálico	
Lesiones que se extienden perpendicularmente desde el borde de los ventrículos laterales	

DESAFÍO

¿Qué enfermedades deben sospecharse si un paciente con DV tiene múltiples hemorragias corticales pequeñas? Explique por qué este trastorno puede considerarse tanto vascular como amiloide.

BIBLIOGRAFÍA

O'Brien JT, Thomas A. Vascular dementia. *Lancet*. 2015;386(10004):1698-1706.

Raz L, Knoefel J, Bhaskar K. The neuropathology and cerebrovascular mechanisms of dementia. *J Cereb Blood Flow Metab*. 2016;36(1):172-186. [recurso en línea gratuito]

54 Hidrocefalia normotensiva

Síndrome potencialmente reversible de deterioro cognitivo y de la marcha asociado con el agrandamiento ventricular.

CARACTERÍSTICAS PRINCIPALES

1. Apraxia de la marcha.
   La marcha se describe como «*marche a petit pas*» (en francés, «marcha con pequeños pasos») o «magnética», porque es difícil de iniciar, lenta, de base ancha, cautelosa, con una distancia al suelo reducida.
2. «Déficits subcorticales frontales».
   En los primeros estadios se observan sobre todo disfunciones ejecutivas, falta de atención y ralentización psicomotriz. Los cambios cognitivos surgen después de que se manifiestan los déficits de la marcha, mientras que ocurre lo contrario en las demencias neurodegenerativas.
3. Incontinencia de urgencia.
   Los síntomas urinarios iniciales de polaquiuria y urgencia pueden evolucionar hacia la incontinencia urinaria.
4. Agrandamiento ventricular en la TC o la RM sin evidencia de obstrucción del LCR («hidrocefalia comunicante»).
   El agrandamiento de los ventrículos en la hidrocefalia normotensiva (HNT) no es proporcional a la atrofia cortical, a diferencia de las enfermedades neurodegenerativas en las que hay atrofia central y cortical.
5. Mejoría de la marcha después de la punción lumbar de «gran volumen».
   Por lo general, es necesario extraer entre 30 y 50 mL de LCR para obtener una respuesta (prueba de alto volumen: «punción evacuadora»). En los casos con una respuesta ambigua a la punción lumbar, se puede introducir un drenaje lumbar externo durante 2 o 3 días.

SINOPSIS

La tríada clásica de trastorno de la marcha, deterioro cognitivo e incontinencia urinaria puede atribuirse a la alteración de las vías subcorticales frontales. Hay una ralentización de la mente y de la marcha, como también puede observarse en la demencia subcortical. Los síntomas vesicales probablemente sean resultado de la interrupción de la inhibición tónica desde los lóbulos frontales al centro de micción pontino, un «interruptor general para la micción».

El diagnóstico de la HNT no es sencillo. La «tríada clásica» está presente en menos de la mitad de los pacientes en el momento del diagnóstico, y los componentes individuales de esta tríada son habituales entre los pacientes con otros trastornos cerebrovasculares o neurodegenerativos, como la EA y la EP. El agrandamiento de los ventrículos acompaña invariablemente al envejecimiento y no es fácil definir lo que constituye un «agrandamiento patológico». La cuestión más importante a la hora de considerar el diagnóstico de la HNT es si las características clínicas y radiológicas se explican mejor por las afecciones vasculares o neurodegenerativas más frecuentes. La respuesta a esta pregunta determinará si se debe realizar la «punción evacuadora» del LCR y, potencialmente, la colocación de una derivación. La derivación mejora la marcha en los pacientes con HNT y puede tener un efecto positivo en la cognición, pero los pacientes con demencias neurodegenerativas no obtienen ningún beneficio del procedimiento y pueden experimentar un empeoramiento de la enfermedad y complicaciones graves, como disfunción de la derivación, infecciones, convulsiones y hematomas subdurales.

FIGURAS

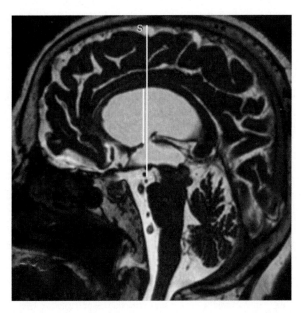

En la RM en T2 mediosagital de un paciente con HNT se observan ventrículos laterales agrandados y arqueamiento del cuerpo calloso. El índice Z de Evans es la relación entre la longitud axial máxima de las astas frontales (*línea más corta*) y la longitud axial craneal máxima a nivel del agujero de Monro (*línea más larga*); es una medida del agrandamiento ventricular (reproducido con autorización de Kantarci K, Irwin DJ, Jack Jr. CR, et al. Normal aging, dementia and neurodegenerative disease. En: Atlas SW, ed. *Magnetic Resonance Imaging of the Brain and Spine*. 5th ed. Philadelphia, PA: Wolters Kluwer; 2016:687:Figure 15.38).

PREGUNTAS PARA ESTUDIAR POR CUENTA PROPIA

1. ¿Cuál es la diferencia entre la ataxia de la marcha y la apraxia de la marcha? ¿Cómo se comportarían los pacientes con estas afecciones al pedirles dibujar un círculo imaginario con los pies en el aire o mostrar cómo pedalean una bicicleta imaginaria mientras están recostados?

2. La parálisis supranuclear progresiva (PSP), un trastorno extrapiramidal del movimiento con importantes anomalías de la marcha, caídas tempranas y déficits cognitivos «subcorticales», tiene un cuadro clínico semejante al de la HNT. ¿Cómo se comportarían los pacientes con PSP y HNT en la «prueba del tirón», en la que se pide a un paciente de pie que mantenga su postura y evite caer hacia atrás después de tirar repentinamente de sus hombros desde atrás? ¿Qué características extrapiramidales se espera observar en la PSP pero no en la HNT?

3. La hidrocefalia puede deberse a la obstrucción del flujo del LCR en cualquier punto, desde su origen en el plexo coroideo hasta su entrada en los senos venosos. Nombre los procesos patológicos que podrían conducir a la hidrocefalia en la porción respectiva de la vía del LCR y el tamaño resultante del ventrículo lateral y del cuarto ventrículo:

Obstrucción a nivel de ...	Proceso patológico	Tamaño de los ventrículos laterales	Tamaño del cuarto ventrículo
Agujero de Monro			
Acueducto cerebral			
Agujeros de Luschka/Magendie			
Espacio subaracnoideo			

4. Las pruebas urodinámicas permiten medir la presión normal de llenado de la vejiga, la contracción del músculo vesical (detrusor hiperactivo o hipoactivo) y si el esfínter se relaja durante la contracción de la vejiga o se contrae (en la disinergia detrusor-esfínter [DSD]). Prediga el volumen de llenado, la actividad del detrusor y la presencia de DSD en las pruebas urodinámicas de los pacientes con HNT, lesión de la médula espinal y neuropatía autonómica diabética (compare sus respuestas con Kavanagh A, et al. *Can Urol Assoc J.* 2019;13(6):E157-E176 [recurso en línea gratuito]).

5. La velocidad de la marcha se ha llamado el «sexto signo vital». ¿Cuáles son los principales desenlaces clínicos que se correlacionan con la velocidad de la marcha (compare su respuesta con el trabajo de Fritz y Lusardi citado más abajo)?

DESAFÍO

En la HNT, la presión de apertura del LCR es normal y no hay papiledema. Sin embargo, los síntomas clínicos pueden explicarse al recurrir con una «tensión» en las fibras subcorticales frontales debido al aumento de la presión del LCR, y en la RM se muestra un «ribete periventricular» (señal T2 alta) debido a la absorción subependimaria del LCR. ¿Cómo podría cuadrar la discrepancia entre la presión del LCR de apertura normal con la evidencia clínica indirecta y los indicios en la RM de un aumento en la presión del LCR?

BIBLIOGRAFÍA

Fritz S, Lusardi M. White paper. "walking speed: the sixth vital sign". *J Geriatr Phys Ther.* 2009;32(2):46-49. [recurso en línea gratuito]

Picascia M, Zangaglia R, Bernini S, Minafra B, Sinforiani E, Pacchetti C. A review of cognitive impairment and differential diagnosis in idiopathic normal pressure hydrocephalus. *Funct Neurol.* 30(4):217-228. [recurso en línea gratuito]

55 Muerte cerebral

Pérdida de las funciones cerebrales, incluidos los reflejos del tronco encefálico, el equivalente legal a la muerte en los Estados Unidos.

CARACTERÍSTICAS PRINCIPALES

1. Antecedentes de una lesión cerebral extremadamente grave.
   Las causas más frecuentes son el paro cardíaco prolongado, la hemorragia cerebral con hernia y el traumatismo craneoencefálico intenso.
2. No hay respuestas a los estímulos verbales o dolorosos.
3. Ausencia de reflejos en el tronco encefálico.
   En la muerte cerebral, las pupilas son de tamaño medio y no reaccionan a la luz. No hay movimientos extraoculares en las pruebas calóricas, no hay reflejos corneales, no hay movimientos faciales a los estímulos nocivos, no hay reflejo nauseoso y no hay reflejo de tos en la aspiración traqueal.
4. Ausencia de estímulo respiratorio (apnea).
   Después de preoxigenar al paciente, se desconecta el ventilador. Si no hay movimientos respiratorios (no hay jadeos), y la concentración de CO_2 en la gasometría arterial está aumentada a más de 60 mm Hg, o 20 mm Hg por encima de la concentración basal, la prueba es concordante con apnea.
5. Exclusión de causas reversibles de coma.
   Las causas reversibles del coma incluyen hipotensión, hipotermia, anomalías electrolíticas o endocrinas graves, exposición a sustancias sedantes legales e ilegales (barbitúricos) o a fármacos neuromusculares (anestésicos, organofosforados). Otros cuadros clínicos que asemejan la muerte cerebral son el síndrome de Guillain-Barré grave y las lesiones de la columna cervical alta.

SINOPSIS

A lo largo de la historia de la humanidad, el límite entre la vida y la muerte fue bastante obvio. La respiración y los latidos del corazón significaban la vida, y su ausencia, la muerte. Cualquiera que pudiera determinar si la respiración y los latidos del corazón se hubieran detenido podría declarar a una persona muerta de forma fiable. La invención de los ventiladores mecánicos y otros avances en los cuidados críticos han introducido nuevas complejidades en una cuestión que parecía color «blanco y negro». Se hizo posible mantener las funciones respiratorias y circulatorias del paciente en ausencia de cualquier actividad cerebral clínicamente detectable. ¿La persona con «muerte cerebral» está viva o muerta? La postura legal en los Estados Unidos y en muchos otros países, y respaldada por las principales sociedades médicas, incluida la American Academy of Neurology, es que «la pérdida completa de consciencia (coma), de los reflejos del tronco cerebral y de la capacidad independiente para la ventilación (apnea), en ausencia de cualquier factor que implique una posible reversibilidad», significa «muerte cerebral», que es el equivalente a la muerte circulatoria. Esta definición permite retirar el soporte de órganos a un paciente con muerte cerebral y extraer sus órganos vitales (corazón, hígado, riñón).

El concepto de *muerte cerebral*, consagrado por la ley y aceptado por la comunidad médica en general, no está exento de detractores. Es difícil estar seguro de que realmente hubo un «cese completo de la actividad cerebral», ya que el examen clínico solo evalúa esencialmente las respuestas motoras. Es probable que exista un pequeño grado de actividad cerebral posterior a la muerte cerebral y la despolarización neuronal extendida puede registrarse de forma fiable después de realizar el diagnóstico clínico (Dreier JP, et al. *Ann Neurol.* 2018;83(2):295-310). En raras ocasiones, incluso se pueden registrar potenciales evocados corticales y del tronco encefálico en individuos con muerte cerebral (*véase* la bibliografía). A nivel práctico, la determinación de la muerte cerebral es propensa a errores. En un estudio reciente se reveló que solo al 25% de los pacientes declarados con «muerte cerebral» se les realizaron las pruebas neurológicas necesarias para establecer el diagnóstico de muerte cerebral (Braksick SA, et al. *Neurology.* 2019;92:e888-e894). En el plano ético, el concepto también plantea una serie de cuestiones difíciles, como si la declaración de muerte cerebral sirve al interés del paciente o del receptor del órgano (Clarke MJ, et al. *Ann Thorac Surg.* 2016;10:2053-2058).

FIGURAS

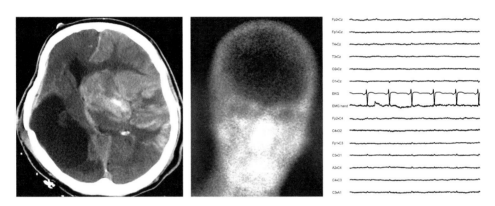

Izquierda. TC craneal de un paciente con una hemorragia intracerebral extremadamente grave, desplazamiento masivo de la línea media y atrapamiento del ventrículo lateral derecho. *Centro.* El «signo de la nariz caliente» en la gammagrafía muestra la ausencia de perfusión en el cerebro, pero la persistencia de la perfusión de la cara y la nariz a través de las arterias carótidas extracraneales es compatible con el diagnóstico de muerte cerebral. *Derecha.* En el «electroencefalograma plano» no hay actividad en las derivaciones cerebrales, pero sí actividad cardíaca en el electrocardiograma, congruente con la muerte cerebral pero no diagnóstica de ella (izquierda, cortesía del Dr. José Biller. Centro y derecha, reimpreso con autorización de Daffner RH, Hartman MS. *Clinical Radiology: The Essentials.* 4th ed. Philadelphia, PA: Wolters Kluwer Health/Lippincott Williams & Wilkins; 2013: Fig. 12.52c y reimpreso con autorización de Stern JM. *Atlas of EEG Patterns.* 2nd ed. Philadelphia, PA: Wolters Kluwer Health/Lippincott Williams & Wilkins; 2013: Fig. 17.2).

PREGUNTAS PARA ESTUDIAR POR CUENTA PROPIA

1. Explique en términos sencillos la diferencia entre «coma» y «muerte cerebral».
2. ¿Por qué ciertos movimientos motores complejos, como el «triple reflejo» o el «signo de Lázaro», son compatibles con el diagnóstico de muerte cerebral, pero el más débil intento de respiración no lo es?
3. ¿Por qué un electroencefalograma «plano» (isoeléctrico) es un criterio necesario pero no suficiente de muerte cerebral?

4. ¿Por qué en los criterios de determinación de la muerte cerebral se exige que la temperatura corporal sea superior a 36 °C, pero no que sea inferior a un determinado umbral?

5. Un paciente recibe altas dosis de fármacos bloqueadores neuromusculares, lo que suprime todas las respuestas motoras y los reflejos del tronco encefálico. Este escenario es clínicamente indistinguible de la muerte cerebral. ¿Qué prueba auxiliar podría ayudar a determinar si el paciente tiene realmente muerte cerebral o está completamente paralizado?

DESAFÍO

Un paciente ha cumplido todos los criterios de muerte cerebral y se convoca al equipo de trasplantes para extraerle los órganos vitales. ¿Debe realizarse este procedimiento con o sin anestesia? Encuentre argumentos para cada posición.

BIBLIOGRAFÍA

Koenig MA, Kaplan PW. Brain death. *Handb Clin Neurol*. 2019;161:89-102.

Wijdicks EF, Varelas PN, Gronseth GS, Greer DM; American Academy of Neurology. Evidence-based guideline update. Determining brain death in adults: report of the Quality Standards Subcommittee of the American Academy of Neurology. *Neurology*. 2010;74(23):1911-1918. [recurso en línea gratuito]

Trastornos cerebro-vasculares

Breve introducción a los trastornos cerebrovasculares

FALSTAFF: Y además he oído que su alteza ha sido nuevamente atacada por esa p... de apoplejía.

LORD JUSTICIA: Bien, que el cielo le restablezca. Os ruego que me dejéis hablaros.

FALSTAFF: Esa apoplejía, según yo, es una especie de letargo, si vuestra señoría permite; una especie de adormecimiento en la sangre, un j... hormigueo.

LORD JUSTICIA: ¿Qué diablos estáis diciendo? Será lo que sea.

FALSTAFF: Proviene de un sufrimiento agudo, de exceso de estudio y perturbación del cerebro. He leído en Galeno la causa de sus efectos; es algo como una sordera.

William Shakespeare, Enrique IV[*]

Como señala Falstaff, el accidente cerebrovascular (ACV) o ictus (el término más antiguo es «apoplejía» [griego: «abatido»]) es una afección muy patológica con diversas manifestaciones clínicas. Nuestra comprensión de los mecanismos del ACV se ha perfeccionado desde Galeno. Los ACV isquémicos, que comprenden aproximadamente el 85% del total, son el resultado de una obstrucción en una o más de las arterias precerebrales o cerebrales, generalmente debido a la ateroesclerosis o una embolia. Una comprensión profunda de los síndromes neurovasculares presupone el conocimiento de la anatomía cerebrovascular, que se revisará aquí brevemente.

La irrigación arterial del cerebro procede del par de arterias carótidas y del par de arterias vertebrales (AV). Las arterias carótidas hacen posible la «circulación anterior» del cerebro, que abastece a los dos tercios anteriores de los hemisferios cerebrales y a algunos de los núcleos basales. Las arterias vertebrales hacen posible la «circulación posterior», que abastece la cara posterior de los hemisferios cerebrales, algunos de los núcleos basales, los tálamos, el tronco encefálico y el cerebelo. Las circulaciones anterior y posterior están conectadas a través del polígono de Willis y otras conexiones colaterales.

En esta sección se describen algunos de los síndromes vasculares más frecuentes asociados con la enfermedad estenooclusiva de las arterias más grandes de la circulación anterior (la arteria carótida interna [ACI] y la arteria cerebral media [ACM] [caps. 56 y 57]) y de la circulación posterior (las AV, la arteria basilar [AB] y la arteria cerebral posterior [ACP]) (caps. 58-60). También se mencionan los síndromes clásicos de los ACV lacunares en el tronco encefálico y en otros sitios, que son el resultado de la enfermedad de los vasos pequeños (caps. 61 y 62), y el síndrome de la hemorragia intracerebral, que suele ocurrir por la rotura de las arterias perforantes intracraneales (cap. 63). Otro tipo de ACV hemorrágico (la hemorragia subaracnoidea [HSA] no traumática es una temible complicación de la rotura de un aneurisma cerebral (cap. 64).

Respecto al sistema venoso, el drenaje cerebral se realiza a través de los sistemas venosos profundos y superficiales, que desembocan en los senos venosos dentro de las meninges durales a través de las «venas emisarias». La rotura de las «venas emisarias» en el espacio entre la duramadre y el cerebro da lugar a hematomas subdurales (HSD), una afección frecuente en los adultos mayores (cap. 65). Los ACV debidos a la trombosis de los senos venosos cerebrales

---

[*]William Shakespeare (1564-1616), posiblemente el mayor dramaturgo de todos los tiempos, puede haber sido también el más erudito desde el punto de vista médico. La comprensión de Shakespeare de la medicina es tanto más notable cuanto que su educación formal se limitaba a la escuela secundaria. Las referencias a las enfermedades neurológicas en las obras de Shakespeare se han recopilado en Paciaroni y Bogousslavsky. 'William Shakespeare's neurology'. *Prog Brain Res.* 2013;206:3-18).

solo representan alrededor del 1% del total, pero es importante tenerlos en cuenta en el diagnóstico diferencial, ya que requieren un tipo de intervención diferente al del ACV isquémico arterial (cap. 66).

El ACV es la segunda causa de muerte y de pérdida de años de vida ajustados a la discapacidad en los países occidentales. Debido a que los ACV evolucionan rápidamente y conllevan una alta morbilidad, cualquier nuevo síndrome neurológico focal de causa desconocida debe suponerse como de origen vascular hasta que se demuestre lo contrario, y debe evaluarse y tratarse de forma urgente. El trombolítico intravenoso t-PA (alteplasa) mejora los resultados funcionales a largo plazo en el ACV cuando se administra en las primeras 4.5 h posteriores al inicio de los síntomas. Los ACV isquémicos de las grandes arterias pueden ser susceptibles a la realización de técnicas neurointervencionistas modernas de recuperación de coágulos hasta 24 h después del inicio del ACV. Todos los pacientes con ACV se benefician de la atención integral que ofrecen las unidades especializadas y del control de los factores de riesgo vascular para prevenir la recurrencia.

BIBLIOGRAFÍA

Benjamin EJ, Blaha MJ, Chiuve SC, et al. Heart disease and stroke statistics-2017 update: a report from the American Heart Association. *Circulation*. 2017;135(10):e146-e603. [recurso en línea gratuito]
Southerland AM. Clinical evaluation of the patient with acute stroke. *Continuum (Minneap Minn)*. 2017;23(1, Cerebrovascular Disease):40-61.
Van der Worp HB. Clinical practice. Acute ischemic stroke. *N Engl J Med*. 2007;357(6):572-579.

56 Disección de la arteria carótida interna cervical

El desgarro y el hematoma en la capa interna de las paredes de la arteria carótida interna pueden ocasionar una isquemia cerebral o retiniana.

CARACTERÍSTICAS PRINCIPALES

1. Cefalea y dolor ipsilateral en cara y cuello.
   El dolor es el síntoma de presentación más frecuente y puede preceder a otros síntomas durante horas o días. La cefalea suele ser de aparición gradual, pero algunos pacientes pueden experimentar cefalea en estallido.
2. Síndrome de Horner.
   En la mitad de los pacientes con disección de la arteria carótida interna (DAI) se observa miosis y ptosis sin presencia de anhidrosis. La aparición aguda de un síndrome de Horner posganglionar debe atribuirse a la DAI hasta que se demuestre lo contrario.
3. Síntomas visuales ipsilaterales.
   La isquemia retiniana ipsilateral provoca amaurosis fugaz (en griego: «oscurecimiento fugaz») o, en raras ocasiones, pérdida visual monocular permanente.
4. Déficit motor-sensitivo contralateral.
   La isquemia cerebral provoca síndromes hemisféricos focales y afasia si el hemisferio dominante está afectado.
5. Acúfenos pulsátiles.
   Los acúfenos se deben a la turbulencia del flujo a través de un segmento estrecho de la ACI. Puede escucharse un soplo carotídeo durante la auscultación.

SINOPSIS

La disección de la ACI extracraneal puede ser consecuencia de un traumatismo cervical importante (accidente de tránsito, intento de estrangulamiento), un desencadenante trivial (pintar un techo, montar en una montaña rusa) o incluso ocurrir de forma espontánea. La DAI cervical es más frecuente que la intracraneal porque el segmento cervical de la ACI es más móvil y puede entrar en contacto con las apófisis transversas de las vértebras cervicales superiores cuando se estira el cuello. La cefalea y el dolor de cuello son presumiblemente el resultado de la irritación de las fibras sensitivas al dolor a lo largo de la pared de la arteria carótida. El síndrome de Horner es el resultado de la interrupción de las fibras oculosimpáticas del párpado y la pupila cuando ascienden hacia el cráneo a lo largo de la ACI extracraneal. La presencia de amaurosis fugaz ipsilateral por isquemia de la arteria retiniana junto con los síntomas hemisféricos contralaterales ayudan a ubicar la lesión vascular en la ACI. La angiografía por resonancia magnética (ARM) y la angiografía por tomografía computarizada (ATC) son estudios de imagen no invasivos alternativos a la angiografía cerebral por catéter convencional, el estudio de referencia anterior para el diagnóstico de la DAI. La ecografía Doppler a color de las arterias carótidas puede ser útil para detectar hematomas murales y trombos.

La DAI es una causa importante de ACV, especialmente en pacientes jóvenes sin factores de riesgo clásicos. Entre la población de edad avanzada con factores de riesgo vascular, la enfermedad carotídea ateroesclerótica de alto grado es, con mucho, la causa más frecuente de isquemia carotídea. La arteriopatía carotídea cervical sintomática de alto grado requiere una revascularización carotídea con endarterectomía carotídea o la colocación de una endoprótesis vascular (*stent*) y un tratamiento médico óptimo (terapia antiplaquetaria, tratamiento con estatinas a dosis altas y control adecuado de los factores de riesgo como la hipertensión y la diabetes). Las disecciones arteriales cervicocefálicas sintomáticas tienden a recanalizarse espontáneamente y, por lo general, no requieren ninguna intervención más allá del tratamiento antiplaquetario.

FIGURAS

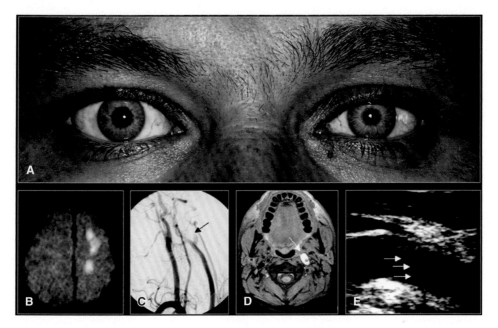

Hallazgos en la disección de la ACI. **A.** Síndrome de Horner parcial (miosis y ptosis del lado izquierdo). **B.** Múltiples lesiones isquémicas agudas frontoparietales izquierdas en las imágenes ponderadas por difusión [DWI, *diffusion-weighted imaging*]. **C.** Angiografía carotídea con indicios de oclusión de la ACI extracraneal izquierda. **D.** Hematoma mural de la ACI (*flecha*) debido a la disección evidente en la RM. **E.** Aspecto del colgajo de la íntima (*flechas*) en la ecografía Doppler, un signo patognomónico de disección (reproducido con autorización de Mazzucco S, Rizzuto N. Teaching neuroimage: Horner syndrome due to internal carotid artery dissection. *Neurology.* 2006;66(5):E19).

PREGUNTAS PARA ESTUDIAR POR CUENTA PROPIA

1. ¿La asimetría pupilar debida al síndrome de Horner es más evidente en una habitación totalmente iluminada o en una habitación con poca luz? Explique su respuesta.
2. ¿Cuál de las características de la DAI extracraneal estaría ausente en la enfermedad ateroesclerótica extracraneal sintomática?
3. Mujer sana de 70 años de edad acude a consulta por episodios de visión borrosa de pocos minutos de duración en su ojo derecho. En la ecografía Doppler carotídea se observa una placa ateroesclerótica en la ACI derecha con una estenosis superior al 70% del diámetro. ¿Cuál es el tratamiento recomendado para la enfermedad estenooclusiva sintomática de la ACI derecha en esta paciente? Si la paciente también tiene una estenosis del 60% del diámetro de la ACI izquierda, ¿cuál sería el tratamiento recomendado para esa arteria? ¿Existe alguna diferencia de recomendación en función de si la estenosis carotídea es sintomática o no?

4. Hombre de 70 años de edad con antecedentes de hiperlipidemia y hábito tabáquico acude con diplopía binocular horizontal y hemiparesia izquierda. En la resonancia magnética (RM) del cerebro se confirma un ACV pontino derecho. ¿Necesita realizar una ecografía Doppler a color carotídea como parte de la evaluación del ACV? Argumente a favor y en contra de la obtención de imágenes de las arterias carótidas en este contexto clínico.

5. Hombre de 55 años de edad acude con cefalea de inicio agudo y hemiparesia derecha. En la RM cerebral se observan cambios isquémicos en la distribución de la ACM izquierda y hemorragia subaracnoidea. ¿Qué localización de la lesión vascular puede explicar ambos hallazgos? Explique por qué estos hallazgos de la RM no son compatibles con una DAI extracraneal.

DESAFÍO

La arteria carótida interna no irriga el tronco encefálico. ¿Cómo explicaría los «signos del tronco encefálico» (parálisis ipsilateral del nervio craneal [NC] III o XII) que se observan en aproximadamente el 10% de los pacientes con DAI?

BIBLIOGRAFÍA

Brott TG, Halperin JL, Abbara S, et al. 2011 ASA/ACCF/AHA/AANN/AANS/ACR/ASNR/CNS/SAIP/SCAI/SIR/SNIS/SVM/SVS guideline on the management of patients with extracranial carotid and vertebral artery disease: executive summary. *Stroke*. 2011;42(8):e420-e463. [recurso en línea gratuito]

Gaba K, Ringleb PA, Halliday A. Asymptomatic carotid stenosis: intervention or best medical therapy? *Curr Neurol Neurosci Rep*. 2018;18(11):80. [recurso en línea gratuito]

Schievink WI. Spontaneous dissection of the carotid and vertebral arteries. *N Engl J Med*. 2001;344(12):898-906.

57 Infarto del territorio de la arteria cerebral media

Síndrome cerebrovascular debido a una enfermedad estenooclusiva de la arteria carótida interna (ACI) o de la arteria cerebral media (ACM).

CARACTERÍSTICAS PRINCIPALES

En la tabla se enumeran las características de los infartos completos del territorio de la ACM izquierda y derecha.

	Síndrome de la ACM izquierda (hemisferio dominante)	Síndrome de la ACM derecha (hemisferio no dominante)
1. Funciones corticales superiores	Afasia global	Inatención hemiespacial izquierda, déficits sensitivos corticales (agrafestesia, astereognosia)
2. Alteración en el campo visual	Hemianopsia homónima derecha	Hemianopsia homónima izquierda
3. Déficits motores	Cara/brazo derechos > debilidad en las piernas Disartria	Cara/brazo izquierdos > debilidad en las piernas Disartria
4. Déficits sensitivos	Déficits hemisensitivos de cara/brazo derechos > pierna	Déficit hemisensitivos de cara/brazo izquierdos > pierna
5. Hallazgos tempranos en los estudios de imagen	TC: signo de la «ACM densa» y signo de la «cinta insular» RM cerebral: difusión restringida en el territorio de la ACM	

SINOPSIS

En la tabla se destacan las características clínicas de un síndrome de «ACM completo», que puede ocurrir con una oclusión del tronco de la ACM. Los síndromes de afasia más limitados y las alteraciones en el campo visual (p. ej., cuadrantanopsia homónima inferior) ocurren por la oclusión de las ramas más distales de la ACM. Dado que el territorio cerebral irrigado por la ACM incluye los campos oculares frontales, la desviación de la mirada hacia el lado de la lesión está presente en la fase aguda, junto con los esperados déficits motores y sensitivos contralaterales (afectación de los aspectos laterales y centrales de las cortezas motoras y sensitivas), afasia (afectación de la región perisilviana izquierda en el hemisferio dominante), inatención contralateral (áreas de integración sensitiva de nivel superior en el hemisferio no dominante) y hemianopsia homónima (radiaciones ópticas). Los ACV en la distribución de la arteria cerebral anterior (ACA) son mucho menos frecuentes. A menudo cursan con síntomas neuropsiquiátricos, como abulia, agitación, perseveración, alteraciones de la memoria y hemiparesia de predominio crural de las extremidades contralaterales. La causa de la mayoría de los ACV de grandes vasos es la cardioembolia o la ateroembolia.

FIGURAS

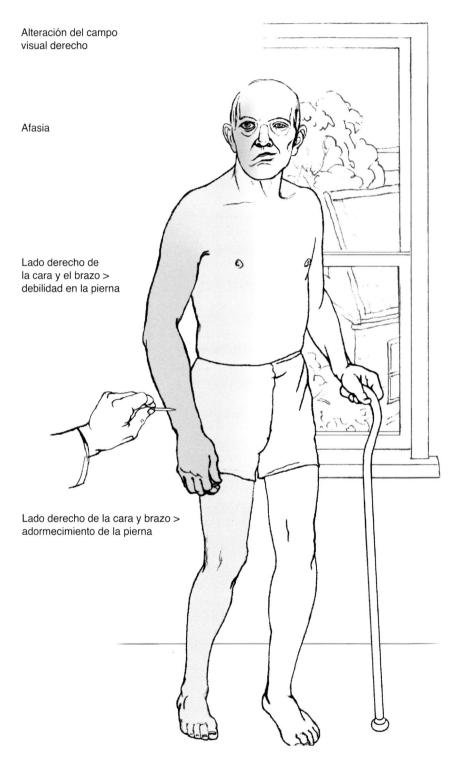

Alteración del campo
visual derecho

Afasia

Lado derecho de
la cara y el brazo >
debilidad en la pierna

Lado derecho de la cara y brazo >
adormecimiento de la pierna

Síntomas típicos del síndrome de la ACM izquierda.

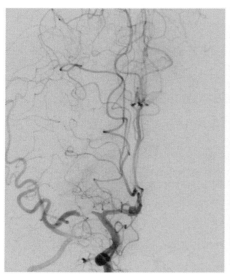 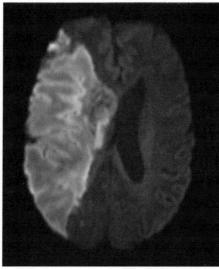

Oclusión del segmento M1 de la ACM derecha en el angiograma cerebral (*izquierda*). Lesión de difusión restrictiva en DWI en infarto completo del territorio de la ACM derecha (*derecha*).

PREGUNTAS PARA ESTUDIAR POR CUENTA PROPIA

1. Los pacientes con afasia pueden ser confundidos con individuos con estados confusionales agudos. ¿Qué pruebas del estado mental ayudan a diferenciar la afasia de un estado confusional agudo?
2. ¿Qué déficits del lenguaje se deben esperar en una oclusión de la división superior de la ACM izquierda y en una oclusión de la división inferior de la ACM izquierda?
3. Por medio de la neuroanatomía de la corteza motora primaria (homúnculo motor), ¿cómo se explica que los infartos del territorio de la ACM ocasionen un mayor grado de debilidad en la cara y el brazo, mientras que los infartos del territorio ACA produzcan mayor debilidad en la pierna que en el brazo?
4. Explique por qué un infarto agudo extenso en el territorio de la ACM no se asocia con una pérdida de consciencia, mientras que un infarto mucho menos extenso que afecte el tálamo o el tronco encefálico superior puede provocar un coma. Si un paciente con un infarto en el territorio de la ACM está somnoliento y obnubilado 2 o 3 días después del inicio de los síntomas, ¿cuál es la explicación más probable? ¿Cuál es la definición de «infarto maligno de la ACM»? ¿Qué intervención quirúrgica puede considerarse para el infarto maligno de la ACM?
5. Mujer de 65 años de edad con un síndrome de la ACM derecha tiene un pulso irregular. Con un electrocardiograma (ECG) se confirma la presencia de fibrilación auricular. ¿Cuál es el mecanismo probable del ACV? ¿Cuál es la estrategia de prevención secundaria del ACV recomendada en este tipo de pacientes?

DESAFÍO

El reflejo vestibuloocular (RVO) provoca la desviación del ojo hacia el lado contralateral cuando se gira la cabeza. Explique cómo el RVO ayuda a diferenciar la desviación de la mirada debida a una lesión vascular supratentorial de la desviación de la mirada por una lesión vascular infratentorial. Explique el «signo de los ojos de muñeca» (reflejo oculocefálico) en términos del RVO. ¿Por qué el reflejo oculocefálico no es compatible con el diagnóstico de muerte cerebral?

BIBLIOGRAFÍA

Huttner HB, Schwab S. Malignant middle cerebral artery infarction: clinical characteristics, treatment strategies, and future perspectives. *Lancet Neurol.* 2009;8(10):949-958.

Navarro-Orozco D, Sánchez-Manso JC. *Neuroanatomy, middle cerebral artery.* In: *StatPearls.* Treasure Island, FL: StatPearls Publishing; 2019. Available from https://www.ncbi.nlm.nih.gov/books/NBK526002/. [recurso en línea gratuito]

58 Infarto del territorio de la arteria cerebral posterior

Síndrome cerebrovascular por enfermedad estenooclusiva de las arterias cerebrales posteriores (ACP).

CARACTERÍSTICAS PRINCIPALES

	Infarto occipital derecho (ACP no dominante)	Infarto occipital izquierdo (ACP dominante)	Infarto occipital bilateral (ACP bilateral)
1. Alteración en el campo visual	Hemianopsia homónima izquierda con preservación macular	Hemianopsia homónima derecha con preservación macular	«Ceguera cortical»
2. Inatención visual	Inatención del campo visual izquierdo		Negación de la ceguera y confabulación (síndrome de Anton)
3. Alucinaciones e ilusiones visuales	Más frecuentes que en las lesiones del lado izquierdo		Alucinaciones visuales frecuentes
4. Déficit de procesamiento visual	Pérdida de orientación topográfica	Anomia (especialmente para los colores) Alexia sin agrafia (si el esplenio del cuerpo calloso está afectado)	
5. Hallazgos tempranos en los estudios de imagen	TC craneal: signo de la ACP densa RM: restricción de la difusión en el territorio de la ACP		

SINOPSIS

La hemianopsia homónima en el infarto de la ACP es el resultado del daño de las vías visuales retroquiasmáticas a nivel de las radiaciones ópticas, que conectan el núcleo geniculado lateral del tálamo con la corteza visual primaria, o con la propia corteza visual primaria en el lóbulo occipital. Los pacientes también pueden experimentar déficits en el procesamiento de la información visual de orden superior: inatención unilateral o incapacidad para unir visualmente una imagen en un todo coherente (simultaneidad). Los pacientes con infartos de la zona marginal bilaterales en las regiones limítrofes entre los territorios de la ACP y la ACM (generalmente por hipoperfusión global) presentan simultagnosia y prosopagnosia (incapacidad para reconocer caras familiares), pero tienen un patrón de defecto en el campo visual diferente al de los ACV del territorio de la ACP. Se produce un interesante «síndrome de desconexión» si hay alteraciones en el campo visual izquierdo y en el esplenio del cuerpo calloso. Los pacientes son incapaces de leer las letras del lado derecho de su campo visual (hemianopsia homónima derecha) y de transferir la información visual intacta del campo visual izquierdo a las áreas del lenguaje del hemisferio dominante (debido al daño en el cuerpo calloso). Como resultado, el lenguaje está efectivamente desconectado de la entrada visual. Los pacientes son incapaces de leer pero pueden escribir («alexia sin agrafia»). Además de la sintomatología visual, los pacientes con oclusión de la ACP proximal a las ramas del mesencéfalo y el tálamo pueden experimentar déficits motores hemicorporales (pedúnculo cerebral del mesencéfalo) y síntomas hemisensitivos, cognitivos y conductuales (afectación talámica).

213

FIGURAS

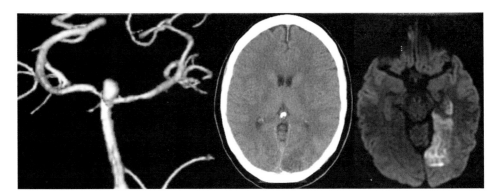

Izquierda: punta del aneurisma basilar, que fue tratado endovascularmente. *Centro:* el procedimiento endovascular se complicó por la señal hipodensa del territorio de la ACP izquierda en la tomografía computarizada (TC) craneal sin contraste. *Derecha:* en la secuencia DWI cerebral se muestra la extensión del infarto en el territorio de la ACP izquierda.

PREGUNTAS PARA ESTUDIAR POR CUENTA PROPIA

1. ¿Cómo comprobaría la inatención visual unilateral en un paciente con una alteración en el campo visual?
2. Explique por qué con la prueba de detección de ACV frecuentemente utilizada, F-A-S-T (cara [*face*], brazo [*arm*], habla [*speech*], tiempo [*time*]), es probable que se pase por alto un ACV en el territorio de la ACP.
3. ¿Por qué el reflejo fotomotor no está alterado en los pacientes con ceguera cortical?
4. Mujer de 80 años de edad presenta una desviación del ojo derecho, hemiparesia izquierda y pérdida importante del campo visual homónimo izquierdo. En la RM cerebral se observa un infarto en los territorios derechos de la ACM y de la ACP. ¿Qué variante usual en la circulación posterior puede explicar un ACV que afecta ostensiblemente tanto la circulación anterior como la posterior? ¿En qué se diferencia el defecto del campo visual en un paciente con un ACV en el territorio ACM/ACP del de un paciente con un ACV en el territorio de la ACP?
5. Mujer de 30 años de edad se presenta a los 3 días del posparto con cefalea y visión borrosa bilateral. Su presión arterial es de 190/90 mm Hg. En la RM se observan lesiones hiperintensas bilaterales y simétricas en el lóbulo occipital en T2. No hay restricción de difusión. La ARM y la venografía por RM (VRM) del cerebro no tienen alteraciones. ¿Cuál es el diagnóstico más probable? ¿Cuál es el siguiente paso en el tratamiento?

DESAFÍO

La «visión ciega» puede ocurrir en personas con ceguera cortical capaces de orientarse en el espacio y alcanzar objetos sin poder percibirlos conscientemente. Mencione la base neuroanatómica de este fenómeno inusual. ¿Qué vías visuales deben estar intactas para permitir la visión ciega?

BIBLIOGRAFÍA

Arboix A, Arbe G, García-Eroles L, Oliveres M, Parra O, Massons J. Infarctions in the vascular territory of the posterior cerebral artery: clinical features in 232 patients. *BMC Res Notes.* 2011;4:329. [recurso en línea gratuito]

Nouh A, Remke J, Ruland S. Ischemic posterior circulation stroke: a review of anatomy, clinical presentations, diagnosis, and current management. *Front Neurol.* 2014;5:30. [recurso en línea gratuito]

59 Oclusión de la arteria basilar

Accidente cerebrovascular en el territorio de la arteria basilar a causa de una aterotrombosis de la arteria basilar o de una embolia procedente del corazón o de las arterias proximales.

CARACTERÍSTICAS PRINCIPALES

1. Alteración de la consciencia.
   Los síntomas abarcan desde la confusión hasta el coma si está afectado el sistema de activación reticular ascendente dentro del tegmento superior del tronco encefálico.
2. Déficit motor bilateral.
   La alteración de los tractos corticoespinales provoca cuadriparesia o tetraplejía. Puede haber una hemiparesia si el accidente cerebrovascular afecta a la mitad del tronco encefálico.
3. Disfagia y disartria.
   La alteración de los tractos corticobulbares puede provocar una alteración o incapacidad para articular sonidos y deglutir (anartria y afagia).
4. Anomalías del movimiento extraocular.
   La oclusión de la arteria basilar (OAB) distal puede semejar una parálisis del nervio craneal (NC III), mientras que la OAB media es más probable que cause parálisis de la mirada. Se han descrito diversos déficits oculomotores característicos, como el nistagmo ocular (sacudidas bruscas y verticales de ambos ojos con un lento retorno a la posición media), el nistagmo rotatorio o de torsión, etcétera.
5. Evolución interrumpida.
   A diferencia de otros ACV isquémicos, que tienen un inicio repentino, la OAB tiende a ser gradual o subaguda debido a la estenosis arterial intracraneal progresiva y la oclusión.

SINOPSIS

La OAB se presenta con una variedad de manifestaciones clínicas. Además de la cefalea, que es el síntoma más frecuente y menos específico, se incluyen el vértigo (isquemia de los núcleos y vías vestibulares), los trastornos visuales (lóbulos occipitales), la hipoestesia o anestesia unilateral o bilateral (lemnisco medial, tractos espinotalámicos o núcleos talámicos), los acúfenos y la pérdida de audición (núcleos cocleares o lemniscos laterales), las crisis de caída (isquemia transitoria de los tractos corticoespinales), la ataxia (cerebelo o vías cerebelosas), el síndrome de Horner (vías oculosimpáticas en el tronco encefálico) y la confusión, la amnesia y el comportamiento onírico (núcleos talámicos y lóbulos temporales mediales). Otros síntomas raros y más difíciles de identificar son los ataques patológicos de risa («*fou rire prodromique*») y las alucinaciones visuales («alucinosis peduncular»). La naturaleza y la gravedad de los síntomas están determinadas por el sitio de la oclusión arterial (arteria basilar proximal, media o distal) y la extensión de la circulación colateral.

El «síndrome de enclaustramiento», la complicación más temida de la OAB, es el resultado de un extenso derrame pontino medial que solo permite el control voluntario del parpadeo y los movimientos oculares verticales. Alejandro Dumas describió esta alteración como un «alma atrapada en un cuerpo que ya no obedece sus órdenes» («El Conde de Montecristo»). Contrariamente a lo que parece, los pacientes con síndrome de enclaustramiento valoran su calidad de vida de forma similar a los individuos sanos (Lulé D, Zickler C, Häcker S, et al. Life can be worth living in locked-in syndrome. *Prog Brain Res*. 2009;177:339-51).

FIGURAS

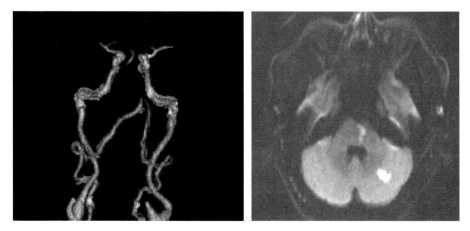

Oclusión de la arteria basilar (OAB) con isquemia en parches en el tronco encefálico y el cerebelo. El paciente se ha recuperado completamente.

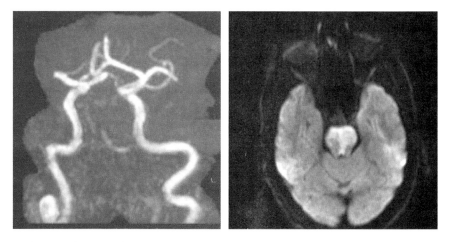

La ARM (*izquierda*) muestra la OAB. En la RM se muestra la ausencia de un borde alrededor del tronco encefálico y del ápice hacia la superficie ventricular; estas características son indicadores de una mala evolución.

PREGUNTAS PARA ESTUDIAR POR CUENTA PROPIA

1. El síndrome de enclaustramiento no afecta las funciones cognitivas superiores, como atestigua el relato autobiográfico de J. D. Bauby, que escribió *The Diving Bell and the Butterfly* con 200 000 parpadeos después de haber sido paralizado por un ACV. Explique cómo diferenciar el síndrome de enclaustramiento del coma al pie de cama de un paciente.

2. Hombre de 40 años de edad acude al servicio de urgencias con cefalea aguda, somnolencia y vértigo. Se sospecha una isquemia del tronco encefálico, pero la RM cerebral y la ARM extracraneal e intracraneal no presentan alteraciones. El paciente refiere varias crisis similares desde los 20 años. Sus síntomas suelen recuperarse en una hora, excepto las cefaleas, que pueden durar varias horas. ¿Cuál es el diagnóstico más probable?

3. Mujer de 50 años de edad acude a urgencias con diplopía, ataxia y debilidad facial bilateral de 3 días de evolución. Los reflejos musculares miotáticos están ausentes tanto en los miembros superiores como en los inferiores. La RM cerebral y la ARM no tienen alteraciones. ¿Cuál es el diagnóstico más probable? ¿Qué estudio de sangre podría ayudar a confirmar su sospecha diagnóstica?

4. El síncope, un síntoma muy frecuente, suele deberse a una caída transitoria de la presión arterial. Excepcionalmente, el síncope puede deberse a una OAB, en cuyo caso, otros síntomas del tronco encefálico suelen sugerir este diagnóstico. Explique por qué la OAB puede provocar un síncope, mientras que la oclusión de la arteria carótida no. Con base en esta idea, explique por qué no se recomienda realizar una ecografía Doppler de las carótidas para el estudio del síncope (para otras pruebas innecesarias pero comúnmente realizadas después de un síncope, *véase* Mendu, et al., referido más adelante).

5. ¿Cuál es un signo precoz de la OAB que puede verse en la TC craneal sin contraste?

DESAFÍO

La mayoría de los casos de síncope se deben a una alteración del control del reflejo barorreceptor (síncope vasovagal) o a hipotensión ortostática. Las causas cardíacas, como la insuficiencia cardíaca congestiva, la valvulopatía o las arritmias cardíacas, son menos frecuentes, pero es importante no pasarlas por alto. Las causas neurológicas del síncope son raras. Las pruebas neurológicas y neurovasculares (TC de cráneo, electroencefalografía y ecografía carotídea) tienen un rendimiento diagnóstico muy bajo y no están indicadas en los casos de síncope sin complicaciones (sin síntomas neurológicos focales ni confusión postictal). Además de la OAB, ¿qué otras causas inusuales de síncope se deben a una alteración intracraneal?

BIBLIOGRAFÍA

Mattle HP. Basilar artery occlusion. *Lancet Neurol*. 2011;10(11):1002-1014.

Mendu ML, McAvay G, Lampert R, Stoehr J, Tinetti ME. Yield of diagnostic tests in evaluating syncopal episodes in older patients. *Arch Intern Med*. 2009;169(14):1299-1305. [recurso en línea gratuito]

60 Disección de la arteria vertebral cervical

Síndrome isquémico por disección de la arteria vertebral extracraneal.

CARACTERÍSTICAS PRINCIPALES

1. Dolor de cuello.

   La mitad de los pacientes refieren dolor en el cuello posterior ipsilateral a la disección de la arteria vertebral. El dolor suele describirse similar al dolor musculoesquelético.

2. Cefalea.

   Dos tercios de los pacientes refieren cefaleas, que suelen ser occipitales y unilaterales. El dolor de cuello y la cefalea pueden preceder a los síntomas isquémicos por horas o días.

3. Mareos y vértigo.

   La mayoría de los pacientes refieren estos síntomas. Los vómitos sin ningún otro síntoma gastrointestinal deben hacer sospechar una causa neurológica o neurootológica.

4. Antecedentes de un «evento desencadenante».

   Solamente la mitad de los pacientes con disección de la arteria vertebral (DAV) pueden identificar un posible factor desencadenante, que puede ir desde lo más obvio (accidente de tránsito) hasta lo más trivial (estornudos, levantar objetos pesados, mover una raqueta, yoga, manipulación quiropráctica cervical).

5. Síntomas y signos clínicos que sugieren isquemia vertebrobasilar.

   El vértigo, la diplopía, la disartria y la ataxia son síntomas frecuentes debidos a la isquemia del tronco encefálico y el cerebelo. El infarto medular lateral (síndrome de Wallenberg) y el infarto medial (síndrome de Déjerine) son síndromes clásicos de la disección de la arteria vertebral.

6. En la ARM o la ATC del cerebro y el cuello se observa un estrechamiento o una oclusión de la arteria vertebral.

   Es posible que en la RM se detecte una restricción de la difusión en la distribución del territorio vestibulobasilar.

SINOPSIS

En general, la DAV es una causa muy rara de ACV, pero no es infrecuente entre los pacientes menores de 45 años de edad sin factores de riesgo vascular. El dolor de cuello, la cefalea unilateral y los mareos son síntomas inespecíficos, pero plantean la posibilidad de la DAV. Cuando se sospecha una DAV, debe llevarse a cabo sin demora una ATC o una ARM específica de la cabeza y el cuello. En el 90% de los pacientes con DAV se produce un ACV isquémico debido a embolización o hipoperfusión. Aunque muchos médicos son partidarios de la anticoagulación a corto plazo en la fase aguda, el estudio *Cervical Artery Dissection in Stroke Study* (CADISS; *Lancet Neurology*. 2015;14(4):361-367) no pudo confirmar la superioridad de la anticoagulación oral sobre el tratamiento antiplaquetario. Los pacientes con disección arterial cervical suelen tener una buena recuperación. A diferencia de los ACV aterotrombóticos estenooclusivos, las arterias disecadas suelen recanalizarse de manera espontánea a los pocos meses de la disección.

FIGURAS

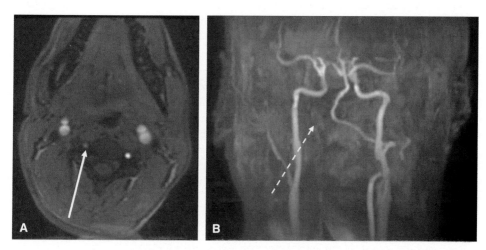

A. La ARM con técnica de «tiempo de vuelo» muestra una disminución del calibre de la arteria vertebral derecha con irregularidad de la señal de flujo a nivel de C2 (*flecha continua*). **B.** Ausencia de señal de flujo en la arteria vertebral derecha intraduralmente (*flecha discontinua*). Estos hallazgos son compatibles con una disección de la arteria vertebral extracraneal derecha (reproducido con autorización de Kornbluh A, Twanow JD. Teaching neuroimages: Adolescent Wallenberg syndrome with overlooked signs: ipsipulsion and ipsilateral facial palsy. *Neurology*. 2018;91(20):e1949-e1950).

PREGUNTAS PARA ESTUDIAR POR CUENTA PROPIA

1. Los mareos y el vértigo son síntomas frecuentes entre los pacientes evaluados en el servicio de urgencias. Solo en una pequeña minoría de casos, la causa del vértigo es la isquemia o la hemorragia de la fosa posterior. Sin embargo, es fundamental no pasar por alto estas causas vasculares, ya que un diagnóstico erróneo puede ocasionar secuelas muy graves. ¿Qué hallazgos en la exploración neurológica son incompatibles con el diagnóstico de vértigo periférico?

2. El *síndrome medular lateral de Wallenberg* es un síndrome clásico del tronco encefálico que puede seguir a una DAV o una oclusión aterotrombótica de la arteria vertebral o de la arteria cerebelosa inferior posterior. Nombre los tractos o estructuras neuroanatómicas que son responsables de los siguientes hallazgos en un paciente con síndrome de Wallenberg:

   • El paciente se desvía hacia un lado cuando se le pide que camine en línea recta a pesar de que la fuerza es normal en la exploración.

   • El paciente tiene dolor en el lado izquierdo de la cara y en el lado derecho del cuerpo.

   • Síndrome de Horner.

   • El paciente tiene una fuerza normal debido a la preservación de ¿qué vías?

   • Varios meses después de un infarto medular lateral, un paciente refiere aumento de la sudoración en el lado izquierdo del cuerpo y la ausencia de sudoración en el lado derecho.

3. Mujer de 50 años de edad con hipertensión arterial de difícil control y antecedentes de disección de la arteria carótida cervical tiene cefalea del lado izquierdo, dolor de cuello y mareos. En la ARM de los vasos de la cabeza y el cuello se muestra una DAV izquierda y un

aneurisma de la arteria comunicante posterior derecha de 5 mm no roto. ¿Qué diagnóstico subyacente podría explicar estos hallazgos y su historial médico? ¿Cuál es el mecanismo probable de la hipertensión no controlada? ¿Qué otras alteraciones raras predisponen a un paciente a las disecciones arteriales?

DESAFÍO

El síndrome de Horner puede ser resultado de una disección cervical de la ACI cervical o de las arterias vertebrales del cuello. Explique el mecanismo del síndrome de Horner en estos dos tipos de disección arterial cervical. Explique cómo las pruebas farmacológicas pueden ayudar a diferenciar el síndrome de Horner debido a una disección de la ACI cervical de aquel debido a una disección de la arteria vertebral. ¿Por qué se espera que la pérdida de sudoración con el síndrome de Horner se produzca en la DAV pero no en la disección de la arteria carótida interna?

BIBLIOGRAFÍA

Caplan LR. Dissections of brain-supplying arteries. *Nat Clin Pract Neurol.* 2008;4(1):34-42. [recurso en línea gratuito]

Gottesman RF, Sharma P, Robinson KA, et al. Clinical characteristics of symptomatic vertebral artery dissection: a systematic review. *Neurologist.* 2012;18(5):245-254. [recurso en línea gratuito]

Síndromes vasculares «cruzados» del tronco encefálico

Accidente cerebrovascular isquémico debido a la oclusión de una de las arterias perforantes que irrigan el tronco encefálico.

CARACTERÍSTICAS PRINCIPALES

En la tabla se resumen los hallazgos clínicos en varios de los denominados «síndromes cruzados del tronco encefálico». Las letras en superíndice hacen referencia al nombre del síndrome.

	Síndromes mesencefálicos ventrales	Síndromes pontinos ventrales	Síndromes pontinos dorsales[F]	Síndromes pontinos dorsales [M-F]	Síndrome medular ventral
1. Déficit del nervio craneal ipsilateral	NC III[W,B,C]	NC VI[R,M-G] NC VII[M-G]	NC VI + parálisis de la mirada horizontal; NC VII		NC XII[D]
2. Hemiparesia contralateral (brazo y pierna)	Sí[W,B]	Sí[R,M-G]	Sí	Sí	Sí
3. Déficits sensitivos contralaterales				Sí (tracto espinotalámico; no incluye la cara)	Sí (lemnisco medial; no incluye la cara)
4. Signos cerebelosos ipsilaterales	Sí[C] (pedúnculo cerebeloso superior)			Sí, hemiataxia (tracto pontocerebeloso)	
5. Signos extrapiramidales ipsilaterales	Sí[B] (núcleo rojo)				

Los de Millard-Gubler (M-G), Raymond (R), Foville (F) y Marie-Foix (M-F) son síndromes pontinos; los de Weber (W), Benedikt (B) y Claude (C) son síndromes mesencefálicos.

SINOPSIS

Los ACV isquémicos del tronco encefálico suelen deberse a la oclusión de las arterias perforantes que nacen de la arteria vertebral o basilar o de sus respectivas ramas: arteria cerebelosa inferior posterior, arteria cerebelosa inferior anterior, arteria cerebelosa superior y ACP. Los síndromes por ACV del tronco encefálico suelen afectar un solo lado del tronco, pero sus manifestaciones clínicas suelen ser «cruzadas», con déficits de los nervios craneales ipsilaterales a la lesión y déficits hemisféricos motores y sensitivos contralaterales a la lesión. La coordenada ventral-dorsal de la lesión puede deducirse en función de los nervios craneales afectados. La parálisis del NC III implica el nivel del mesencéfalo; la parálisis del NC VI (nivel pontino, la parálisis del NC XII), el nivel medular. La coordenada lateral-medial puede deducirse en función de cuáles son los tractos largos implicados: los tractos motores en las lesiones más mediales y los tractos espinotalámicos en las lesiones más laterales. En la tabla se enumeran los síndromes del tronco encefálico con nombre clásico, a excepción del síndrome medular lateral de Wallenberg, que se menciona en el capítulo sobre la disección de la arteria vertebral (cap. 60).

La TC craneal sin contraste sirve para descartar hemorragias del tronco encefálico, pero no es sensible a la isquemia en la fosa posterior. Se recomienda hacer una RM ponderada por difusión (DWI, *diffusion-weighted imaging*) cuando se sospeche un infarto del tronco encefálico, con la advertencia de que algunos infartos, en particular los que afectan al mesencéfalo y al tegmento del puente, no deben descartarse solo porque no hubo hallazgos en la RM-DWI temprana.

FIGURAS

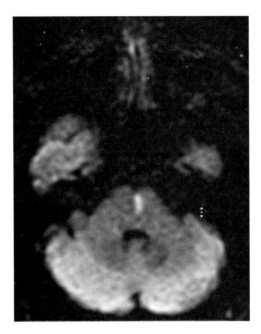

En la secuencia DWI cerebral se muestra un infarto pontino paramediano izquierdo.

PREGUNTAS PARA ESTUDIAR POR CUENTA PROPIA

1. El vértigo (una ilusión de movimiento cuando la persona está estacionaria) es un síntoma frecuente. Una causa poco habitual pero importante del vértigo de nueva aparición es un ACV. Describa cómo realizar la batería de pruebas HiNTS (*Head Impulse-Nistagmus-Test of Skew*), que puede ayudar a «descartar» una lesión del tronco encefálico como causa de vértigo con una sensibilidad que supera la de la RM cerebral. La batería HiNTS consiste en la prueba de impulso cefálico (la prueba unilateral «positiva» confirma una causa periférica), el nistagmo espontáneo o evocado por la mirada (la ausencia confirma una etiología periférica del vértigo), la desviación de la inclinación ocular (la ausencia confirma una causa periférica) y las anomalías en los movimientos oculares de seguimiento suave y sacádicos (la ausencia confirma una causa periférica) (compare su respuesta con la de LaPlant, et al. Vertigo: A hint on the HiNTS examination en http://www.nuemblog.com/blog/hints [recurso en línea gratuito]).

2. Explique la base anatómica de la paresia de la mirada horizontal (la incapacidad para mover ambos ojos más allá de la línea media en una dirección) en los síndromes pontinos dorsales.

3. Explique la base anatómica del «síndrome del uno y medio» (el paciente solo puede mover un ojo hacia fuera).

4. Proponga la localización de una lesión que provoque una parálisis de la lengua y una tetra-plejía flácida que no afecte la cara.
5. El síndrome de Millard-Gubler se manifiesta con parálisis facial ipsilateral a la lesión y parálisis de brazo y pierna contralateral a la lesión. El patrón de debilidad facial es «periférico» (están implicados los músculos faciales tanto superiores como inferiores). Describa cómo una lesión del sistema nervioso central (SNC) puede explicar un patrón «periférico» de parálisis facial.

DESAFÍO

Un ACV pontino puede causar una parálisis facial ipsilateral y una hemiparesia contralateral (síndrome de Millard-Gubler), así como una parálisis facial contralateral y una hemiparesia contralateral (síndrome de Raymond). ¿Cuál es la base neuroanatómica de la debilidad facial en estos dos síndromes del tronco encefálico? Explique la lateralidad de los síntomas faciales en los dos síndromes.

BIBLIOGRAFÍA

Brandt T, Dieterich M. The dizzy patient: don't forget disorders of the central vestibular system. *Nat Rev Neurol*. 2017;13(6):352-362. [recurso en línea gratuito]
Oppenheim C, Stanescu R, Dormont D, et al. False-negative diffusion-weighted MR findings in acute ischemic stroke. *AJNR Am J Neuroradiol*. 2000;21(8):1434-1440.
Querol-Pascual MR. Clinical approach to brainstem lesions. *Semin Ultrasound CT MR*. 2010;31(3):220-229.

62 Síndromes lacunares (de pequeños vasos)

Accidente cerebrovascular isquémico debido a la oclusión de pequeñas arterias terminales y arteriolas penetrantes.

CARACTERÍSTICAS PRINCIPALES

Tenga en cuenta que en esta tabla se describen cinco síndromes lacunares frecuentes, no cinco características de un síndrome.

Síntomas	Localización
1. Hemiparesia motora pura	Tracto corticoespinal contralateral a nivel de la cápsula interna, corona radiada, puente (protuberancia)
2. ACV sensitivo puro (déficits hemisensitivos)	Tálamo posterolateral contralateral, a menudo en el territorio de la arteria talamogeniculada
3. ACV sensitivomotor (déficits hemisensitivos y hemiparesia)	Tálamo contralateral y miembro posterior adyacente de la cápsula interna
4. Hemiparesia atáxica	Puente basal
5. Síndrome disartria-mano torpe	Puente basal, cápsula interna contralateral

SINOPSIS

Los infartos lacunares son lesiones pequeñas de menos de 15 mm de diámetro, de forma redonda u ovoide. Son el resultado de la oclusión de pequeñas arterias terminales y arteriolas penetrantes en las regiones subcorticales profundas del cerebro y del tronco encefálico. Los infartos lacunares en zonas clínicamente relevantes suponen el 30% de todos los ACV isquémicos, pero representan una pequeña fracción de todos los infartos lacunares (la mayoría son «infartos silenciosos»). Las lagunas se encuentran junto a otros estigmas del envejecimiento y la enfermedad vascular: infartos subcorticales, hiperintensidades de la sustancia blanca, espacios perivasculares agrandados (Virchow-Robin) y microhemorragias. En los estudios basados en la población se ha demostrado que una mayor carga de lesiones vasculares en la sustancia blanca se correlaciona con peores resultados cognitivos y de la marcha a largo plazo. De ahí la importancia de controlar los factores de riesgo vascular (hipertensión arterial, diabetes mellitus, hiperlipidemia, obesidad y hábito tabáquico), incluso en pacientes sin antecedentes de ACV.

FIGURAS

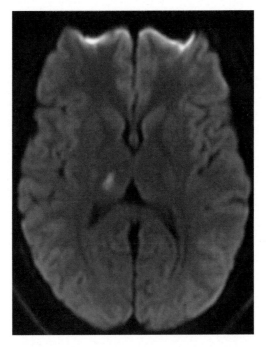

En esta DWI cerebral se muestra un infarto lacunar talámico izquierdo.

PREGUNTAS PARA ESTUDIAR POR CUENTA PROPIA

1. Paciente exfumador de 65 años de edad con antecedentes de hipertensión arterial acudió a urgencias posterior a un episodio de 15 min de adormecimiento alrededor del lado derecho de la boca y la mano derecha. En la exploración neurológica y la TC craneal sin contraste no se observaron alteraciones. ¿Cuál es el nombre de este síndrome? ¿Cuál es la causa más probable? ¿Cuál es el método de evaluación diagnóstica adecuado?

2. Mujer de 60 años de edad experimenta un episodio de 20 min de duración con visión borrosa derecha. Describe una pérdida progresiva de la visión que llega desde el lado derecho hacia el centro. Es la tercera vez que tiene síntomas similares en los últimos 4 años. La exploración física es normal. La evaluación diagnóstica de ACV, incluyendo la RM cerebral y la ARM, no tiene hallazgos destacables. ¿Cuál es el diagnóstico más probable?

3. Hombre de 80 años de edad, previamente sano, presentó movimientos incontrolables y arrítmicos del brazo izquierdo. Suponiendo que la causa de los síntomas sea un infarto lacunar, ¿cuál es la localización más probable? ¿Cuál es el nombre de este síndrome?

4. Mujer de 90 años de edad desarrolla un fuerte dolor en la mitad izquierda de su cuerpo, que anteriormente había sido afectado por un ACV. ¿Cuál es la localización más probable del ACV? ¿Cuál es la causa más probable?

5. ¿Qué trastorno del sueño es un factor de riesgo para un ACV?

DESAFÍO

¿Cómo se califica la progresión de la enfermedad de la sustancia blanca con el envejecimiento vascular en la escala de Fazekas? (Compare su respuesta con la referencia de Forbes que aparece a continuación.)

BIBLIOGRAFÍA

Forbes K. MRI brain white matter change: spectrum of change – how can we grade? *J R Coll Physicians Edinb.* 2017;47:271-271. [recurso en línea gratuito]

Regenhardt RW, Das AS, Lo EH, Caplan LR. Advances in understanding the pathophysiology of lacunar stroke: a review. *JAMA Neurol.* 2018;75(10):1273-1281.

Southerland AM. Clinical evaluation of the patient with acute stroke. *Continuum (Minneap Minn).* 2017;23(1, Cerebrovascular Disease):40-61.

63 Hemorragia intracerebral hipertensiva

Hemorragia en el parénquima cerebral asociada con una hipertensión arterial de larga duración.

CARACTERÍSTICAS PRINCIPALES

1. Deterioro neurológico rápido.
   La progresión de los síntomas de estado normal a obnubilado y comatoso en cuestión de minutos u horas es característica de las hemorragias intracerebrales extensas.
2. Cefalea intensa.
3. Vómitos al inicio de los síntomas.
4. Elevación alarmante de la presión arterial.
   La presión arterial sistólica está mucho más elevada que la basal y puede superar los 220 mm Hg.
5. En la TC craneal sin contraste se muestra una señal brillante (hiperdensa) dentro del parénquima cerebral.
   La utilidad de la RM cerebral se consideró inferior a la de la TC craneal sin contraste para la imagen de la hemorragia parenquimatosa porque la presencia aguda de sangre se observa isointensa en las secuencias de RM ponderadas en T1 y T2. Sin embargo, con la adición de las secuencias de eco de gradiente (GRE, *gradient echo*) y de T2* ponderado por susceptibilidad, que son exquisitamente sensibles a la presencia aguda de productos sanguíneos, la sensibilidad de la RM cerebral es comparable a la de la TC craneal.

SINOPSIS

La hemorragia intracerebral hipertensiva (HIC) es el resultado de la rotura de pequeñas arteriolas penetrantes. Las localizaciones más frecuentes de la HIC hipertensiva espontánea son el putamen, el tálamo, el cerebelo y el puente (protuberancia). Las hemorragias lobulares requieren la evaluación de causas no hipertensivas. La rápida evolución y la gravedad de los síntomas se deben a la expansión rápida del hematoma y el efecto de masa. El aumento de la presión intracraneal puede explicar manifestaciones tan frecuentes de la HIC como el incremento considerable de la presión arterial, las cefaleas y los vómitos. Otras manifestaciones neurológicas dependen de la localización de la HIC y de si hay hemorragia intraventricular, hidrocefalia y desplazamientos compartimentales con hernia cerebral. La hipertensión arterial sigue siendo la causa más frecuente de la HIC espontánea. Otras causas importantes son la angiopatía amiloide cerebral (AAC); la rotura de malformaciones vasculares del SNC; el tratamiento con anticoagulantes orales (antagonistas de la vitamina K, anticoagulantes orales directos); el tratamiento antiplaquetario, las heparinas o los agentes trombolíticos; los fármacos simpaticomiméticos (cocaína, anfetaminas); las diátesis hemorrágicas (leucemia, hemofilia, trombocitopenia, coagulación intravascular diseminada [CID], coagulopatía); las neoplasias primarias o secundarias; la vasculitis sistémica o primaria del SNC; las infecciones del SNC; el síndrome de hiperperfusión cerebral tras la colocación de una endoprótesis vascular en la arteria carótida (AC) y la endarterectomía carotídea; y la trombosis del seno venoso cerebral.

FIGURAS

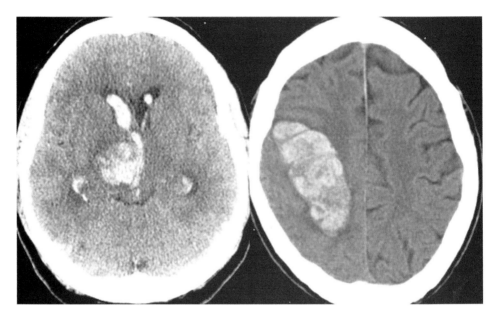

Izquierda: hemorragia talámica hipertensiva con rotura de los ventrículos. *Derecha:* hematoma lobular por coagulopatía hepática en un paciente con trastorno por abuso en el consumo de alcohol.

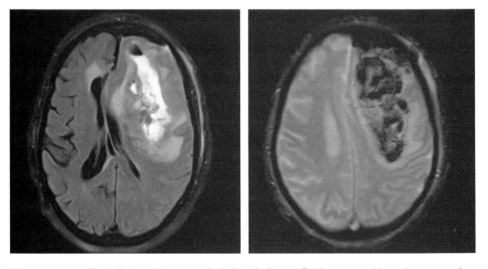

RM por recuperación de la inversión atenuada de líquido (FLAIR, *fluid-attenuated inversion recovery*) de una hemorragia lobular con herniación subfalcina y desplazamiento de la línea media (*izquierda*). La secuencia GRE en una RM posterior resalta la zona de la hemorragia (señal oscura, *derecha*). La segunda RM se hizo después de que el paciente fuera sometido a una craneotomía frontal.

PREGUNTAS PARA ESTUDIAR POR CUENTA PROPIA

1. Un paciente que fue «encontrado inconsciente» es llevado a urgencias. En la TC craneal sin contraste se observa una HIC extensa. ¿Cuáles son las pruebas de laboratorio más importantes que se deben realizar en este momento?

2. Hombre de 75 años de edad con hipertensión arterial de larga duración acude con usted con cefalea de reciente aparición, vómitos y caídas. Está alerta y orientado. No hay alteración de los nervios craneales. La exploración motora y sensitiva son normales. Sin embargo, es incapaz de sentarse o levantarse sin ayuda. Suponiendo que el diagnóstico sea HIC, ¿cuál es la localización más probable del hematoma?

3. Las indicaciones para la intervención quirúrgica no están bien establecidas para la HIC espontánea, excepto en un escenario clínico en el que existe un amplio consenso de que está indicada la extracción quirúrgica urgente del hematoma. ¿Qué escenario es este?

4. Hombre de 75 años de edad, normotenso, acude al servicio de urgencias con cefalea de reciente aparición y hemiparesia izquierda. En la TC craneal sin contraste se observa un hematoma agudo en la sustancia blanca subcortical frontal derecha y hay evidencia de focos más pequeños de hemorragias antiguas en los lóbulos occipital y parietal izquierdos. ¿Cuál es la causa más probable de la HIC en este paciente?

5. ¿Cuáles son los hallazgos oftalmoscópicos más frecuentes de la hipertensión arterial de larga duración y mal controlada? (Compare sus respuestas con https://eyewiki.aao.org/ Hypertensive_retinopathy#Physical_examination. [recurso en línea gratuito])

DESAFÍO

La alarmante historia clínica que se presenta a continuación ilustra muchas de las características cardinales de un ACV hemorrágico. Sugiera un mecanismo patológico que pueda explicar la secuencia de cambios en el tamaño de la pupila descrita por el médico tratante.

«Estaba de muy buen humor por la mañana y sus invitados comentaron... lo bien que se veía. Estaba sentado en una silla (siendo retratado para unos bocetos...) cuando repentinamente refirió una cefalea occipital intensa. Quedó inconsciente en uno o dos minutos. Cuando fue observado 15 minutos después, estaba pálido y sudando profusamente, totalmente inconsciente. Al principio, las pupilas estaban iguales, pero en pocos minutos la pupila izquierda se dilató ampliamente... La presión arterial sistólica era muy superior a 300 mm Hg, la diastólica era de 190 mm Hg... [15 minutos después] la respiración es un poco irregular. La presión arterial ha bajado a 240/120... [30 minutos después] la pupila derecha sigue muy dilatada, la pupila izquierda pasa de una constricción moderada a estar moderadamente dilatada... [15 minutos después] Las pupilas son aproximadamente iguales. Respiración irregular. [1 minuto después] La respiración se detuvo...».

El paciente era Franklin Delano Roosevelt, 32.º presidente de los Estados Unidos. Para más detalles sobre el historial médico de FDR, *véase* http://www.fdrlibraryvirtualtour.org/ graphics/07-38/7.5_FDRs_Health.pdf. [recurso en línea gratuito].

BIBLIOGRAFÍA

Hemphill JC III, Greenberg SM, Anderson CS, et al. Guidelines for the management of spontaneous intracerebral hemorrhage: a guideline for healthcare professionals from the American Heart Association/American Stroke Association. *Stroke*. 2015;46:2032-2060. [recurso en línea gratuito]

Hobson EV, Craven I, Blank SC. Posterior reversible encephalopathy syndrome: a truly treatable neurologic illness. *Perit Dial Int*. 2012;32(6):590-594. [recurso en línea gratuito]

64 Hemorragia subaracnoidea no traumática

La mayoría de las veces, la hemorragia subaracnoidea (HSA) ocurre por la rotura de un aneurisma intracraneal en el espacio subaracnoideo.

CARACTERÍSTICAS PRINCIPALES

1. Cefalea en estallido.

   «El peor dolor de cabeza de mi vida». La cefalea repentina de máxima intensidad al inicio debe llevar a una alta sospecha de HSA, pero las cefaleas más graduales también son compatibles con este diagnóstico. Algunos pacientes pueden tener antecedentes de cefalea en estallido previo a la HSA («sangrado centinela»).

2. Alteración del grado de consciencia.

   El grado de excitación en el momento de la presentación se correlaciona con el pronóstico. Si está consciente, predice mejores resultados; el coma indica peor pronóstico.

3. En la TC craneal sin contraste se observa sangre en el espacio subaracnoideo.

   La sensibilidad de la TC craneal sin contraste para la HSA en las primeras horas de la hemorragia es muy alta cuando la verifica un neurorradiólogo experimentado. A medida que se absorbe la sangre, la sensibilidad disminuye y solo el 50% de los pacientes tendrán sangre subaracnoidea en la TC craneal sin contraste una semana después de la hemorragia.

4. Sangre y productos sanguíneos (bilirrubina) en el líquido cefalorraquídeo (LCR).

   La ausencia de eritrocitos en el LCR en el momento de la presentación descarta el diagnóstico de HSA. La xantocromía, un tinte amarillo del LCR debido a la presencia de bilirrubina, puede no observarse al inicio, ya que se desarrolla en las 12 h posteriores a la hemorragia y se disipa en 3 semanas.

5. Aneurisma cerebral visualizado en la angiografía por TC o RM.

   La angiografía cerebral por catéter convencional se considera tradicionalmente el estudio de referencia para el diagnóstico de los aneurismas cerebrales, pero la ATC no invasiva puede ser útil para detectar aneurismas de tan solo 2 mm de diámetro y suele ser adecuada para descartar aneurismas.

SINOPSIS

Los aneurismas intracraneales están presentes en aproximadamente el 3% de la población general, pero muy pocos de ellos se rompen. Los factores de riesgo de rotura aneurismática son la hipertensión arterial, el hábito tabáquico y el abuso en el consumo de alcohol y drogas, especialmente la cocaína. La rotura de un aneurisma cerebral es un acontecimiento muy grave. La cefalea en estallido y el síncope (en la mitad de los pacientes), seguidos rápidamente de meningismo, depresión de la consciencia, déficits focales y convulsiones, es una secuencia característica posterior a la HSA. El 10% de los pacientes con HSA aneurismática mueren antes de llegar al hospital. Un tercio de los supervivientes quedan con daños neurológicos.

A los pacientes con HSA se les debe realizar rápidamente un estudio de imagen cerebrovascular para determinar el origen de la hemorragia. En el 80% de los casos, la HSA no traumática es causada por la rotura de un aneurisma cerebral. Dado que el riesgo de rotura repetida del aneurisma en el plazo de un mes es tan alto como el 40%, se recomienda no retrasar mucho el inicio del tratamiento, ya sea quirúrgico (clipaje) o endovascular (espiral o *coil*). Las causas no aneurismáticas de la HSA incluyen las disecciones arteriales intracraneales, la rotura de una malformación arteriovenosa, las fístulas arteriovenosas durales, las diátesis hemorrágicas, el abuso de cocaína, la vasculitis primaria o sistémica del SNC, la angiopatía amiloide cerebral, el síndrome de vasoconstricción cerebral reversible y la HSA perimesencefálica.

FIGURAS

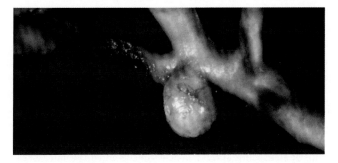

Aneurisma cerebral cerca de la bifurcación del vaso en una autopsia.

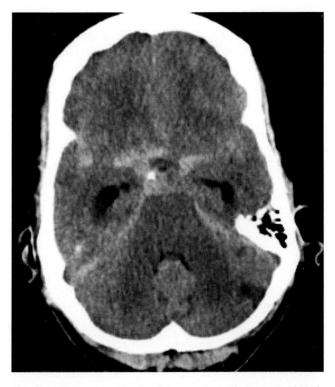

«Signo de la estrella» de la HSA en una TC craneal sin contraste. Obsérvese también la evidencia radiográfica de una hidrocefalia precoz con agrandamiento de las astas temporales.

PREGUNTAS PARA ESTUDIAR POR CUENTA PROPIA

1. ¿Qué es una «prueba de los tres tubos»? Explique cómo la «prueba de los tres tubos» podría ayudar a diferenciar la HSA de una punción lumbar traumática (tenga en cuenta que esta prueba solo es confiable si no se encuentran eritrocitos en el tercer tubo).

2. Hombre de 40 años de edad que ingresó por HSA aneurismática es sometido a clipaje aneurismático con éxito. Cinco días después de la intervención, tenía obnubilación y hemiparesia. En la TC craneal sin contraste no se observa una hemorragia aguda. ¿Cuál es la explicación más probable del deterioro neurológico? ¿Qué estrategia farmacológica debe utilizarse para prevenir esta complicación?

3. Cinco semanas después de una HSA aneurismática y de un clipaje endovascular exitoso del aneurisma cerebral, el estado del paciente comienza a deteriorarse: está letárgico y tiene dificultades para caminar. En la TC craneal se observa agrandamiento de los ventrículos. ¿Cuál es la explicación más probable del deterioro neurológico tomando en cuenta su historial médico?

4. Un paciente que presenta una cefalea en estallido requiere una TC craneal y, si no hay hallazgos, una punción lumbar para descartar una HSA. Si estos estudios no tienen alteraciones, se recomienda realizar una RM cerebral urgente, una ARM de la cabeza y el cuello y una VRM. Explique la indicación de cada una de estas pruebas.

5. Mujer de 25 años de edad acude al servicio de urgencias con una cefalea en estallido 2 semanas después de un parto sin complicaciones. Presenta obnubilación y hemiparesia. La ARM tiene múltiples áreas segmentarias de constricción arterial intracraneal. ¿Cuál es el diagnóstico más probable? ¿Cómo diferenciaría esta enfermedad de la angitis primaria del sistema nervioso central?

DESAFÍO

Una muestra de LCR de un paciente en el que se sospecha el diagnóstico de HSA se ha dejado accidentalmente en la nevera durante unos días. El personal del laboratorio se niega a procesar la muestra en búsqueda de xantocromía, porque le preocupa que los resultados sean un falso positivo debido a la lisis celular. Explique por qué la xantocromía solo se produce si hay lisis de eritrocitos *in vivo* pero no *ex vivo*.

BIBLIOGRAFÍA

Al-Shahi R, White PM, Davenport RJ, Lindsay KW. Subarachnoid haemorrhage. *BMJ*. 2006;333(7561):235-240. [recurso en línea gratuito]

Lawton MT, Vates GE. Subarachnoid hemorrhage. *N Engl J Med*. 2017;377(3):257-266.

65 Hematoma subdural agudo y crónico

Hemorragia en el espacio subdural por desgarro de las «venas emisarias».

CARACTERÍSTICAS PRINCIPALES

	HSD agudo (< 3 días)	HSD crónico (> 3 semanas)
1. Los síntomas evolucionan a lo largo de...	Horas a días	Semanas a meses
2. El traumatismo craneal precede a la aparición de los síntomas	Sí, por lo general	A menudo no hay antecedentes de traumatismo craneal o se trata de un traumatismo craneal irrelevante semanas antes de la aparición de los síntomas
3. Cefaleas	Frecuentes, a menudo intensas	En la mitad de los pacientes, a menudo leves
4. Alteración del estado mental	Los síntomas van desde la encefalopatía aguda hasta el estupor y el coma	Deterioro cognitivo y cambios de comportamiento en la mitad de los pacientes
5. TC craneal sin contraste	Crecimiento de la señal brillante en el espacio subdural, a menudo con efecto de masa en el cerebro	Media luna de señal oscura en el espacio subdural; formación de nueva membrana alrededor del hematoma

SINOPSIS

El hematoma subdural (HSD) suele ocurrir por desgarros de las «venas emisarias» en el espacio subdural en su recorrido desde la corteza hasta los senos durales. La atrofia cerebral prominente, que se desarrolla con la edad avanzada y el abuso crónico en el consumo de alcohol, ocasiona el estiramiento de las venas emisarias en el espacio subdural y predispone al HSD. La terapia con anticoagulantes orales es otro factor de riesgo importante. El hematoma subdural agudo (HSDA) suele diagnosticarse rápidamente si hay antecedentes de traumatismo craneal y una rápida evolución de los síntomas neurológicos. En una TC craneal sin contraste se demostrará la característica media luna de sangre sobre uno o ambos hemisferios cerebrales, a veces con efecto de masa. El hematoma subdural crónico (HSDC), por el contrario, es un desafío diagnóstico. Los síntomas del HSDC evolucionan lentamente, a lo largo de semanas o meses, y no suelen ser localizables: cefalea, cambios sutiles de comportamiento y cognitivos. Cuando los pacientes con un HSDC conocido experimentan un empeoramiento neurológico agudo, debe sospecharse un resangrado en el antiguo hematoma, lo que se denomina «agudización del HSDC». Dado que el HSDC es una de las pocas causas reversibles de deterioro cognitivo, debe considerarse siempre en el diagnóstico diferencial de la demencia rápidamente progresiva.

No hay intervenciones médicas específicas para el HSDC, aparte de revertir rápidamente una coagulopatía o un recuento bajo de plaquetas si está presente. Las opciones quirúrgicas incluyen la apertura con taladro o fresa, con o sin drenaje, y, en los casos más graves, la craneotomía.

FIGURAS

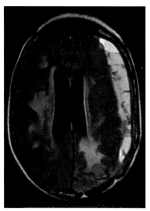 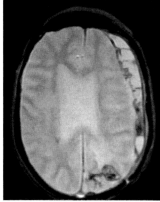 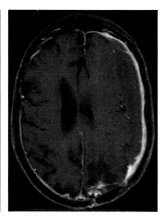

Hematoma subdural agudo sobre uno antiguo con efecto de masa en lóbulos temporales frontoparietales adyacentes y desplazamiento de la línea media hacia la derecha en una paciente con cáncer de pulmón y ovario con metástasis cerebrales y numerosas caídas. En la secuencia FLAIR en T2 se muestra el hematoma subdural así como las lesiones parenquimatosas metastásicas (*izquierda*). La secuencia de imágenes ponderadas por susceptibilidad (SWI) muestra pequeñas áreas de hemorragia aguda dentro del hematoma subdural y la lesión metastásica intraparenquimatosa (*centro*). La imagen ponderada en T1 con contraste muestra una seudomembrana sobre el hematoma subdural, lo que indica cronicidad (*derecha*).

PREGUNTAS PARA ESTUDIAR POR CUENTA PROPIA

1. Un bebé de 6 meses de edad es llevado a urgencias por su madre con retraso en el desarrollo y vómitos. Durante la exploración, el bebé está somnoliento pero despierto. Se observan múltiples hematomas en ambos brazos. Hay hemorragias retinianas en la oftalmoscopia. En la TC craneal sin contraste se muestran tanto los casos agudos como el HSDC. ¿Qué diagnóstico explica mejor todos estos hallazgos?

2. Hombre de 60 años de edad presenta una convulsión de reciente aparición. En la TC craneal se muestra un HSDC pequeño. ¿Cuáles son las causas no traumáticas del HSDC que deben considerarse en este contexto? ¿Qué pruebas adicionales son necesarias?

3. Explique por qué el aspecto de la sangre en la TC craneal sin contraste cambia de hiperdenso (brillante) en la fase aguda, a isodenso en relación con la corteza en la fase subaguda, a hipodenso (oscuro) después de 2 semanas.

4. El siguiente caso está tomado de «*De cómo filosofar es aprender a morir*», un ensayo de Michel de Montaigne publicado en 1580:

> «...Un hermano mío, el capitán San Martín, un joven de veintitrés años que ya había dado suficiente testimonio de su valor jugando un partido de tenis, recibió un golpe de pelota un poco por encima de la oreja derecha, que, como no daba ninguna señal de herida o contusión, no le dio importancia, ni siquiera se sentó a descansar, pero, sin embargo, murió en cinco o seis horas...»

¿Cuál es el diagnóstico más probable? ¿Cómo se explica el «período de lucidez» entre el traumatismo inicial y el posterior fallecimiento? ¿Qué esperaría observar en la TC craneal?

5. El hematoma epidural suele ocurrir por la rotura traumática de la arteria meníngea media. La sangre se acumula rápidamente en el espacio epidural entre el cráneo y la duramadre. El ritmo de progresión suele ser mucho más rápido que en el HSDC debido a la mayor presión en las arterias en comparación con las venas. El hematoma epidural suele requerir una intervención quirúrgica urgente. Una forma de diferenciar un hematoma epidural de uno subdural en la TC es que los hematomas epidurales no suelen cruzar las líneas de sutura. Proporcione una explicación anatómica de por qué los hematomas epidurales «respetan» las líneas de sutura, mientras que los hematomas subdurales no lo hacen.

DESAFÍO

Un paciente es llevado a urgencias con estado mental deteriorado, empeoramiento de su hemiparesia derecha y dilatación de la pupila derecha. En la TC craneal se observa un hematoma subdural extenso de convexidad frontoparietal derecha con hernia transtentorial temprana. ¿Cómo puede explicar una hemiparesia derecha en un paciente cuya lesión intracraneal está en el lado derecho? ¿Cuál es el nombre de este síndrome?

BIBLIOGRAFÍA

Adhiyaman, Asghar M, Ganeshram KN, Bhowmick BK. Chronic subdural haematoma in the elderly. *Postgrad Med J.* 2002;78(916):71-75. [recurso en línea gratuito]
Vega RA, Valadka AB. Natural history of acute subdural hematoma. *Neurosurg Clin N Am.* 2017;28(2):247-255.

66 Trombosis del seno venoso cerebral

La trombosis de las venas cerebrales (profundas y superficiales) y de los senos durales puede provocar infartos venosos y un aumento de la presión intracraneal.

CARACTERÍSTICAS PRINCIPALES

1. Cefalea.
   La cefalea es la característica más frecuente y puede ser la única manifestación de la trombosis del seno venoso cerebral (TSVC). El inicio es gradual, rara vez «en estallido».
2. Papiledema.
   Se observa en el 40% de los pacientes con TSVC, es un signo de aumento de la presión intracraneal.
3. ACV.
   Aparición aguda de déficits neurológicos focales con evidencia de imágenes de uno o más ACV que no se ajustan a un patrón de distribución arterial.
4. Convulsiones.
   Las convulsiones, que se registran en el 40% de los pacientes con TSVC, son mucho más frecuentes en los ACV venosos que en los arteriales.
5. Signos de TSVC en los estudios de neuroimagen.
   En el contexto clínico adecuado, la señal anómala dentro de los senos venosos y la ausencia de flujo en la RM hacen que el diagnóstico de TSVC sea muy probable. Un «signo delta vacío» en una TC o RM con contraste es un signo de trombosis del seno sagital superior.

SINOPSIS

La TSVC es un diagnóstico difícil. Las presentaciones son muy variables e incluyen cefaleas de reciente aparición, síndrome de presión intracraneal aumentada, ACV, convulsiones de reciente aparición, síndrome del seno cavernoso y depresión de la consciencia debido a la afectación talámica. La cronología también es muy variable, y va desde hiperaguda (inicio hasta el nadir en unas pocas horas) hasta subaguda (crónica), que se desarrolla a lo largo de muchas semanas o más. La TSVC debe tenerse en cuenta en el diagnóstico diferencial de una serie de síndromes, incluido el ACV, especialmente en pacientes jóvenes y en aquellos con predisposición a la trombosis venosa (embarazo o período periparto, enfermedad maligna, trastorno de hipercoagulabilidad). Las características que favorecen los ACV venosos sobre los arteriales en los estudios de imagen incluyen la presencia de infartos múltiples, a menudo con transformación hemorrágica; infartos no limitados a un único territorio arterial; infartos extensos con preservación cortical; edema cerebral difuso o talámico bilateral, y hemorragias subaracnoideas e intraparenquimatosas.

FIGURAS

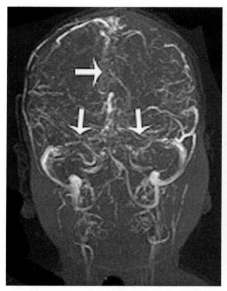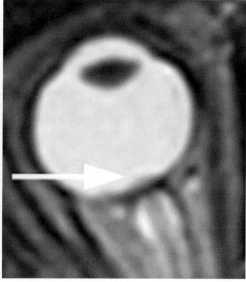

En la VRM se observa la presencia de una trombosis parcial del seno sagital superior, la tórcula y los senos transversos proximales (*flechas*). Un primer plano del ojo derecho muestra la protrusión de la papila del nervio óptico en el globo (*flecha*), compatible con el aumento de la presión intracraneal por la trombosis del seno (reimpreso con autorización de Zimmer JA, Garg BP, O'Neill DP, et al. Teaching neuroimage: MRI visualization of papilledema associated with cerebral sinovenous thrombosis in a child. *Neurology*. 2008;71(7):e12-e13).

PREGUNTAS PARA ESTUDIAR POR CUENTA PROPIA

1. Niña de 5 años de edad presenta signos de presión intracraneal elevada. Ha tenido varios días de fiebre y dolor de oído progresivo. En la exploración se observa que la membrana timpánica derecha está abombada y un derrame. ¿Puede proporcionar una explicación concisa del curso clínico de este niño?

2. ¿Cuál es el tratamiento de primera línea para la TSVC? ¿Qué intervenciones deben considerarse en un paciente con TSVC cuyo estado neurológico se sigue deteriorando a pesar del tratamiento de primera línea?

3. Mujer sana de 25 años de edad que toma anticonceptivos con estrógenos desarrolla una TSVC. ¿Qué pruebas de laboratorio están indicadas para dilucidar la posible etiología?

4. Aunque los infartos venosos pueden parecer bastante extensos en la RM, a menudo no son tan debilitantes como los ACV isquémicos arteriales, probablemente porque las anomalías de la señal se deben a un edema vasogénico y no citotóxico. ¿Cómo diferenciaría el edema vasogénico del citotóxico con DWI y el coeficiente de difusión aparente de la RM?

5. Explique por qué la pérdida de señal en uno o más de los senos venosos intracraneales no es un criterio diagnóstico absoluto de TSVC. ¿Qué variante anatómica venosa podría confundirse con una trombosis venosa en la VRM o en la venografía por tomografía computarizada?

DESAFÍO

Los ACV talámicos edematosos bilaterales plantean la posibilidad de una trombosis del sistema venoso intracraneal profundo que drena el flujo venoso de ambos tálamos. Sin embargo, los ACV talámicos bilaterales también pueden deberse a causas arteriales. Explique cómo una oclusión de una sola arteria intracraneal puede ocasionar infartos talámicos bilaterales.

BIBLIOGRAFÍA

Bousser MG, Ferro JM. Cerebral venous thrombosis: an update. *Lancet Neurol.* 2007;6(2):162-170.
Guenther G, Arauz A. Cerebral venous thrombosis: a diagnostic and treatment update. *Neurologia.* 2011;26(8):488-498. [recurso en línea gratuito]
Ichord R. Cerebral sinovenous thrombosis. *Front Pediatr.* 2017;5:163. [recurso en línea gratuito]

Epilepsia

Breve introducción a la epilepsia

...en medio de su conversación se detuvo y guardó silencio... por su comportamiento, ahora con la mirada fija en el suelo y los ojos muy abiertos sin mover un párpado, de nuevo cerrándolos, comprimiendo los labios y levantando las cejas, pudimos percibir claramente que le había sobrevenido un ataque de locura de algún tipo.

Miguel de Cervantes Saavedra[*]

La epilepsia, del griego *epi*, «sobre», y *lep*, «coger» o «tomar», afecta al 3% de la población en los países de economía avanzada y a una proporción aún mayor en los países con economías emergentes. La primera descripción conocida de una crisis generalizada, atribuida al Dios de la luna, procede de una tablilla asiria de hace 4 000 años: «su cuello se vuelve hacia la izquierda, sus manos y pies están tensos y sus ojos muy abiertos, y de su boca brota espuma sin que tenga consciencia alguna». Los orígenes extraterrestres de la epilepsia, ampliamente aceptados en la Antigüedad e incluso en la actualidad entre algunas sociedades, fueron negados por los médicos de tendencia racionalista desde la época de Hipócrates, el «Padre de la Medicina», que declaró que la epilepsia no era «más divina que cualquier otra enfermedad» y atribuyó su causa («como la de las enfermedades más graves en general») al cerebro.

Las bases de la comprensión moderna de la epilepsia se establecieron en el siglo XIX. John Hughlings Jackson, neurólogo inglés pionero, definió la *epilepsia* como «una descarga ocasional, súbita, excesiva, rápida y local de la sustancia gris». Además, Jackson planteó la hipótesis de que un tipo de convulsión en la que las sacudidas comienzan en una parte del cuerpo y progresan hasta implicar a los grupos musculares vecinos es el resultado de la propagación de la descarga a través de la materia cortical organizada somatotópicamente. Esta idea proporcionó un sustento crucial al principio fundacional de la neurología de que los déficits neurológicos focales se sitúan en lesiones localizadas específicas dentro del sistema nervioso y condujo al desarrollo de la exploración neurológica moderna.

Hay que diferenciar una crisis de los episodios paroxísticos de causa no epiléptica. Se puede encontrar una lista completa de imitadores de las convulsiones en https://www.epilepsydiagnosis. org/epilepsy-imitators.html. Para realizar el diagnóstico es indispensable una historia clínica completa proveniente del paciente y de los testigos del episodio. La exploración física también puede ofrecer pistas importantes: la mordedura lateral de la lengua sugiere con solidez una crisis tónico-clónica generalizada (CTCG), mientras que la parálisis focal temporal posterior a una convulsión (parálisis de Todd) puede orientar a una lesión estructural subyacente que ocasionó una convulsión. Una vez confirmado el diagnóstico de la crisis, el médico deberá intentar identificar su causa inmediata. Los factores desencadenantes más frecuentes de las convulsiones son las lesiones intracerebrales (accidentes cerebrovasculares, neoplasias), los traumatismos craneoencefálicos, la exposición a fármacos o la abstinencia de estos, las alteraciones metabólicas y, en los niños, cualquier enfermedad febril («Crisis convulsivas febriles», cap. 69). La búsqueda de la causa de la convulsión dependerá del contexto clínico y puede incluir estudios de las concentraciones séricas de electrólitos, con especial atención a la glucosa, el sodio y la función renal; la resonancia magnética (RM) del cerebro utilizando el «protocolo de epilepsia», que permite

---

[*]Miguel de Cervantes Saavedra (1547-1616), contemporáneo de William Shakespeare, fue una influencia singular en la lengua y la literatura españolas. Hijo de un médico, Cervantes era muy versado en medicina, y sus obras incluyen descripciones clínicamente precisas de muchas afecciones médicas. Para una revisión de las enfermedades neurológicas mencionadas en la obra magna de Cervantes, *El Quijote*, *véase* Palma JA and Palma F. Neurology and Don Quixote. *Eur Neurol.* 2012;68(4):247-57.

la detección de anomalías estructurales sutiles como la displasia cortical focal y la esclerosis temporal mesial; el examen toxicológico y el análisis del líquido cefalorraquídeo (LCR) si se sospecha de una infección del sistema nervioso central (SNC) o de una hemorragia subaracnoidea (HSA); los análisis de anticuerpos autoinmunitarios si se sospecha de epilepsia autoinmunitaria; y pruebas genéticas cuando exista la posibilidad de un síndrome epiléptico hereditario. Una crisis sin causa identificable («no provocada») conlleva un riesgo sustancial de recurrencia de las convulsiones y plantea la cuestión de si el paciente debe empezar a tomar medicación anticonvulsiva para reducir el riesgo de padecer crisis posteriores. El riesgo de epilepsia es especialmente alto en los pacientes con un examen neurológico anómalo, lesiones cerebrales en la RM, electroencefalografía (EEG) anormal y aquellos que experimentaron una convulsión durante el sueño. Aunque tradicionalmente el diagnóstico de epilepsia requería de dos crisis no provocadas, actualmente incluso una sola crisis no provocada en un paciente cuyo riesgo de recurrencia es superior al 60% satisface los criterios para el diagnóstico de epilepsia y justifica el tratamiento anticonvulsivo. Los pacientes con crisis no provocadas deben recibir las «precauciones anticonvulsivas» habituales: evitar trabajar en alturas, cerca de maquinaria pesada, bucear, subir escaleras, nadar sin vigilancia y bañarse en la bañera. Los requisitos legales en cuanto a las limitaciones para conducir posterior a una convulsión varían según el país y el estado (https://www.epilepsy.com/driving-laws [recurso en línea gratuito]).

El EEG ayuda a estratificar el riesgo de recurrencia después de un primer episodio y a determinar el tipo de crisis: de inicio focal o generalizada. Las crisis de inicio focal surgen dentro de un hemisferio y se asocian con anomalías localizadas del EEG (cap. 67). Si una crisis de inicio focal se extiende al otro hemisferio, se perderá la consciencia, manifestándose en automatismos complejos (el «arrebato de locura» descrito por Cervantes en el epígrafe), detención de la conducta motora o crisis tónico-clónicas (cap. 68). Las crisis de inicio generalizado se originan como descargas anómalas sincrónicas en ambos hemisferios y, por lo general, al inicio se presentan con pérdida de la consciencia. Puede ser difícil distinguir las crisis de inicio generalizado de las de inicio focal que se convierten rápidamente en «generalizadas», pero es importante aclarar el tipo de crisis siempre que sea posible, ya que la etiología y los tratamientos serán diferentes dependiendo de si las crisis son de inicio generalizado o focal. Una vez que se conoce el tipo de crisis, el clínico tendrá que determinar si el patrón de crisis encaja en uno de los síndromes epilépticos, y esta determinación guiará el tratamiento óptimo. En esta sección se analizan varios síndromes epilépticos clásicos: crisis de ausencia infantil (cap. 70), epilepsia mioclónica juvenil (cap. 71), síndrome de Lennox-Gastaut (cap. 73) y síndrome de West (cap. 72).

BIBLIOGRAFÍA

Magiorkinis E, Sidiropoulou K, Diamantis A. Hallmarks in the history of epilepsy: epilepsy in antiquity. *Epilepsy Behav.* 2010;17(1):103-108.

Pohlmann-Eden B, Beghi E, Camfield C, Camfield P. The first seizure and its management in adults and children. *BMJ.* 2006;332(7537):339-342. [recurso en línea gratuito]

Scheffer IE, Berkovic S, Capovilla G, et al. ILAE classification of the epilepsies: position paper of the ILAE Commission for Classification and Terminology. *Epilepsia.* 2017;58(4):512-521. [recurso en línea gratuito]

67 Crisis focales

Crisis convulsivas de inicio focal que se originan en una red neuronal localizada en un hemisferio.

CARACTERÍSTICAS PRINCIPALES

Las crisis focales se clasifican en función de si van acompañadas de una pérdida de consciencia (crisis focal con alteración de la consciencia frente a crisis focal sin alteración de la consciencia) y en función de sus presuntos lugares de origen. Esta sección contiene una lista de los lugares usuales de origen de las crisis focales y los síntomas típicos de cada lugar de origen.

1. Convulsiones del lóbulo temporal.
   Las convulsiones del lóbulo temporal, las crisis focales más frecuentes, comienzan con síntomas sensoriales (olfativos, gustativos, auditivos, vertiginosos), afectivos (miedo), cognitivos (*déjà vu*, *jamais vu*) o autonómicos (sensación de elevación epigástrica, taquicardia, palidez) y pueden evolucionar hacia automatismos orales y manuales complejos, detención del comportamiento o crisis tónico-clónicas bilaterales. Las convulsiones del lóbulo temporal suelen deberse a una esclerosis del hipocampo.

2. Convulsiones del lóbulo frontal.
   Los síntomas incluyen la marcha jacksoniana (movimientos tónico-clónicos unilaterales que se inician en un grupo muscular y se extienden a los grupos musculares adyacentes), posturas tónicas bilaterales asimétricas con vocalización o detención del habla, afasia o disfasia (si el área de Broca está afectada), automatismos hipercinéticos, alucinaciones olfativas, síntomas autonómicos (palpitaciones, alteración de la respiración, sensación epigástrica, rubor, piloerección, lagrimeo) y pensamientos forzados.

3. Convulsiones del opérculo frontoparietal (convulsiones rolándicas).
   Este subtipo de convulsiones frontales es el distintivo de un síndrome epiléptico frecuente: la epilepsia infantil con puntas centrotemporales. Los niños con epilepsia infantil con puntas centrotemporales presentan espasmos y hormigueos en un lado de la cara o de la lengua, a veces acompañados de sialorrea y deterioro de la articulación de sonidos. Si las convulsiones se producen durante el sueño, pueden evolucionar a una CTCG. La epilepsia infantil con puntas centrotemporales suele ceder de manera espontánea y puede no requerir medicamentos anticonvulsivos.

4. Convulsiones del lóbulo parietal.
   Las parestesias y disestesias unilaterales son los síntomas más frecuentes y pueden extenderse a lo largo del cuerpo en una marcha jacksoniana. También pueden producirse alucinaciones visuales, vertiginosas y gustativas, así como alteraciones de la imagen corporal (ilusión somática). La alteración del lenguaje receptivo apunta a la implicación del hemisferio parietal dominante.

5. Convulsiones del lóbulo occipital.
   Las alucinaciones visuales elementales o la pérdida transitoria de la vista (amaurosis epiléptica) son las manifestaciones más frecuentes. También pueden producirse parpadeos, cierre forzado de los ojos, aleteo de los párpados, desviaciones de la cabeza y de los ojos y nistagmo.

SINOPSIS

La clasificación de las crisis focales según el lóbulo de origen es conveniente, pero hay que tener en cuenta varias advertencias. En primer lugar, una convulsión puede originarse «silenciosamente» en una zona del cerebro, pero provocar manifestaciones clínicas cuando llega a una zona cerebral diferente. Así, una convulsión del lóbulo parietal que se extiende al lóbulo temporal y se manifiesta como un *déjà vu* imitará perfectamente una convulsión de inicio en el lóbulo temporal mesial. En segundo lugar, los síntomas de las crisis focales rara vez son patognomónicos de un lóbulo cerebral específico y a menudo se solapan con los síntomas de los lóbulos vecinos debido a la rápida propagación de las crisis. En tercer lugar, las crisis focales pueden originarse en múltiples áreas, en lugar de en una sola región, como se observa a menudo durante la monitorización intraoperatoria de la epilepsia. Por último, los lóbulos cerebrales son estructuras de gran tamaño, y cada uno de ellos puede dar lugar a una variedad de síndromes convulsivos característicos en función de la zona específica del lóbulo que esté afectada. Por ejemplo, actualmente se reconocen siete tipos distintos de convulsiones del lóbulo frontal. A pesar de estas advertencias, analizando cuidadosamente la semiología epiléptica, el EEG y los hallazgos de la RM, se puede estar razonablemente seguro del lugar de origen de las convulsiones en la mayoría de los casos. La identificación del lugar de origen del foco epiléptico no es un mero ejercicio académico: el éxito de la resección quirúrgica, un abordaje cada vez más utilizado para la epilepsia focal resistente a los fármacos, depende fundamentalmente de la localización correcta del lugar de origen de las crisis (foco ictogénico).

FIGURAS

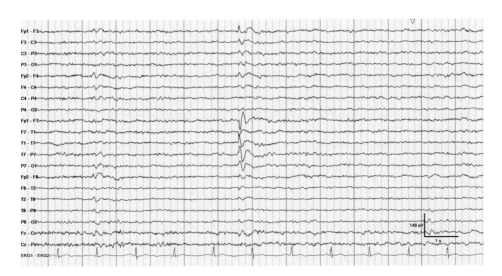

En el EEG se observa una onda aguda temporal anterior izquierda en una mujer de 35 años de edad con epilepsia del lóbulo temporal mesial y atrofia del hipocampo izquierdo (esclerosis temporal mesial) en la RM (cortesía del Dr. Jorge Asconapé, Loyola University Chicago, Stritch School of Medicine).

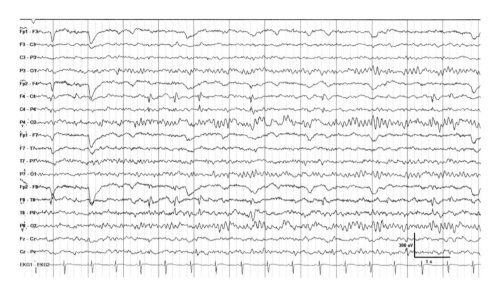

EEG de una niña de 8 años de edad con epilepsia rolándica benigna de la infancia. Obsérvense los picos centrotemporales derechos con inversión de fase en C4 y T8 (cortesía del Dr. Jorge Asconapé, Loyola University Chicago, Stritch School of Medicine).

PREGUNTAS PARA ESTUDIAR POR CUENTA PROPIA

1. Defina «aura epiléptica». Proporcione ejemplos de auras epilépticas sensoriales, afectivas, autonómicas y cognitivas frecuentes. ¿Cuál es la base fisiopatológica del aura epiléptica?

2. La desviación lateral de la cabeza y los ojos puede observarse tanto en los accidentes cerebrovasculares hemisféricos como en las crisis convulsivas. En un accidente cerebrovascular, la cabeza y los ojos se mueven «hacia» el lugar de la lesión cerebral, mientras que en las crisis epilépticas, la cabeza y los ojos suelen alejarse del foco de lesión. Explique por qué.

3. En las convulsiones del lóbulo occipital, las alucinaciones visuales son simples: destellos de luz de colores brillantes, manchas y formas geométricas. En las convulsiones del lóbulo parietal, las alucinaciones visuales son más complejas: imágenes de personas, animales o escenas. ¿Qué nos demuestra este hallazgo sobre el papel de los lóbulos occipitales y parietales en el procesamiento de la información visual?

4. Como regla general, una crisis que se manifiesta con actividad motora bilateral involucra a ambos hemisferios y se asocia con un estado de consciencia alterado y evidencia EEG de actividad epiléptica bihemisférica. En un paciente con actividad tónico-clónica bilateral, que está despierto, responde y tiene un EEG epiléptico normal, se debe sospechar fuertemente de crisis psicógenas no epilépticas (CPNE). En efecto, hay una crisis epiléptica focal que es una excepción a la regla de que la actividad motora bilateral no se produce sin alteración de la consciencia ni correlato en el EEG. ¿Qué crisis focal debe considerarse en el diferencial de las CPNE?

5. ¿Cómo distinguiría el aura visual migrañosa del aura visual epiléptica en función del ritmo de evolución de los síntomas y de la duración del aura?

DESAFÍO

¿Cuáles son las indicaciones de la cirugía en los pacientes con epilepsia focal? ¿Qué modalidades (además del EEG y la RM cerebral) pueden utilizarse para identificar el foco ictogénico?

BIBLIOGRAFÍA

https://www.epilepsydiagnosis.org/epilepsy/focal-epilepsy-groupoverview.html. [recurso en línea gratuito]

Kumar A, Sharma S. *Complex partial seizure*. En: *StatPearls [Internet]*. Treasure Island, FL: StatPearls Publishing; 2019. Disponible en https://www.ncbi.nlm.nih.gov/books/NBK519030/. [recurso en línea gratuito]

68 Crisis tónico-clónicas generalizadas

Crisis convulsivas debidas a descargas sincrónicas en ambos hemisferios que se manifiestan como pérdida de consciencia y actividad motora bilateral.

CARACTERÍSTICAS PRINCIPALES

1. Pérdida brusca de la consciencia.
   Las crisis tónico-clónicas generalizadas (CTCG) comienzan de forma abrupta y causan la caída de los pacientes. Cualquier signo premonitorio (aura, sacudidas lateralizadas, confusión) implica un inicio focal y sugiere el diagnóstico de «crisis tónico-clónicas focales a bilaterales» en lugar de CTCG.
2. La fase tónica se caracteriza por un aumento del tono bilateral.
   Cuando el torso entra en flexión y extensión, los músculos respiratorios se contraen y el aire es expulsado contra la glotis cerrada, dando lugar al «grito epiléptico». Los ojos están muy abiertos y girados hacia atrás, los antebrazos están flexionados y las piernas extendidas. El enrojecimiento o la cianosis, la sudoración y la sialorrea suelen acompañar a la fase tónica, que suele durar menos de un par de minutos antes de dar paso a la fase clónica.
3. La fase clónica se caracteriza por contracciones sostenidas, rítmicas, simétricas y desaceleradas de los músculos de las extremidades y de la cara.
   La fase clónica suele durar aproximadamente un minuto y da paso a la fase postepiléptica (postictal).
4. La fase postepiléptica se caracteriza por la falta de respuesta seguida de confusión.
   Al final de las CTCG, los pacientes primero no responden, están inmóviles, hipotónicos y después letárgicos y confundidos. Por lo general, la confusión se resuelve en menos de una hora, pero los pacientes suelen referir síntomas cognitivos y afectivos que persisten durante horas y días. En la fase postepiléptica pueden aparecer cefaleas (frecuente) y psicosis (raro).
5. En el EEG se observan picos rítmicos rápidos generalizados en la fase tónica y ráfagas de picos desacelerados y ondas lentas en la fase clónica.
   Con frecuencia, el EEG epiléptico no se puede interpretar debido al artefacto de movimiento. Durante el período postepiléptico, la actividad de fondo del EEG es lenta e irregular.

SINOPSIS

En el imaginario popular, las CTCG (antes denominadas «gran mal») figuran entre las enfermedades más temidas. A pesar de su presentación dramática, la mayoría de las CTCG tienen resolución espontánea en cuestión de minutos y no provocan daños a largo plazo. La única intervención que se requiere por parte de las personas en los alrededores es asegurarse de que los pacientes no se hagan daño durante la crisis, retirando los objetos punzantes que estén cerca, colocando un paño bajo la cabeza del paciente y girando a los pacientes a la posición de decúbito lateral una vez que la crisis haya terminado. Las crisis que no se resuelven espontáneamente en pocos minutos se denominan *estado epiléptico* (EE), una urgencia neurológica que requiere medicación rápida e intensiva en un entorno monitorizado. El EE se asocia con lesiones cerebrales irreversibles y una importante mortalidad, especialmente en las personas de edad avanzada.

Es de gran importancia eliminar o reducir la frecuencia de las CTCG: a menor presencia de crisis, menor cantidad de accidentes de tránsito, ahogamientos, caídas y quemaduras, y un menor riesgo de muerte súbita inesperada en la epilepsia, uno de los principales factores que contribuyen al exceso de mortalidad entre los pacientes con crisis epilépticas. Además, las crisis tienen un efecto muy perjudicial en la calidad de vida de los pacientes y se relacionan con una importante «discapacidad invisible» (aislamiento social, ansiedad, depresión, disfunción cognitiva).

FIGURAS

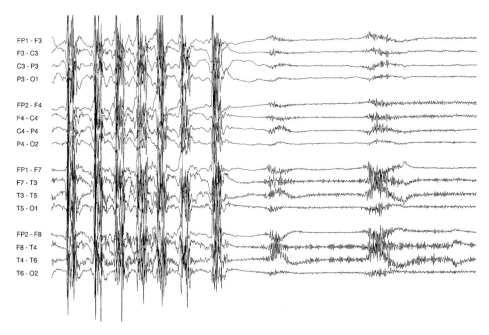

Terminación de una crisis clónica-tónico-clónica (gran mal). La atenuación del EEG postepiléptico se asoció con ráfagas de posturas en descerebración o decorticación (reproducido con autorización de Blume WT, Holloway GM, Kaibara M, et al. *Atlas of Pediatric and Adult Electroencephalography.* Philadelphia, PA: Wolters Kluwer Health/Lippincott Williams & Wilkins; 2010: Fig. 4-3.64).

PREGUNTAS PARA ESTUDIAR POR CUENTA PROPIA

1. A veces es difícil determinar si un episodio de pérdida de consciencia es resultado de una crisis convulsiva o de un síncope, especialmente cuando el síncope se acompaña de sacudidas mioclónicas. ¿Cuáles de las características clínicas enumeradas en la siguiente tabla favorecen el diagnóstico de crisis convulsivas y cuáles el de síncope?

Laceración de la lengua
Déjà vu o *jamais vu* antes de la pérdida de consciencia
Estrés emocional
Girar la cabeza durante la crisis
Movimientos inusuales o comportamiento anómalo
Confusión después de la crisis
Amnesia del evento
Sudoración previa a la crisis
Espasmo asociado con estar sentado o de pie durante mucho tiempo

Compare sus respuestas con Sheldon R, Rose S, Ritchie D, et al. Historical criteria that distinguish syncope from seizures. *J Am Coll Cardiol.* 2002;40(1):142-148. [recurso en línea gratuito]

2. ¿Cuál es la causa más frecuente de las crisis episódicas entre los pacientes con epilepsia bien controlada?

3. Mujer de 25 años de edad, recién casada, con epilepsia generalizada bien controlada, se plantea formar una familia. ¿Qué consejo le daría en cuanto a las opciones de medicamentos anticonvulsivos y de suplementos vitamínicos?

4. Las crisis que no cesan espontáneamente en 5 min o que se repiten sin una recuperación completa entre los episodios se consideran EE. ¿Cuáles son los primeros pasos en el tratamiento del EE? ¿Cuáles son los medicamentos anticonvulsivos de primera y segunda línea utilizados en el EE? ¿Qué pruebas deben considerarse en un paciente sin antecedentes de convulsiones que presenta un EE (compare su respuesta con las guías de la American Epilepsy Society citadas más adelante)?

5. ¿Cuáles son los métodos no farmacológicos para el tratamiento de la epilepsia generalizada resistente a los medicamentos?

DESAFÍO

Determinar si el inicio de las crisis es focal o generalizado puede ser un reto. ¿Qué características durante y después de una crisis sugieren un inicio focal? El paciente descrito en la tablilla asiria de 4 000 años de antigüedad («su cuello se vuelve hacia la izquierda, sus manos y pies están tensos y sus ojos muy abiertos, y de su boca brota espuma sin que tenga consciencia alguna») ¿tiene más probabilidades de experimentar CTCG o una crisis focal a tónico-clónica? ¿Qué medicamentos anticonvulsivos son eficaces para las crisis focales a tónico-clónicas, pero no para las CTCG?

BIBLIOGRAFÍA

Glauser T, Shinnar S, Gloss D, et al. Evidence-based guideline: treatment of convulsive status epilepticus in children and adults. Report of the guideline Committee of the American Epilepsy Society. *Epilepsy Curr.* 2016;16(1):48-61. [recurso en línea gratuito]

Mahler B, Carlsson S, Andersson T, Tomson T. Risk for injuries and accidents in epilepsy: a prospective population-based cohort study. *Neurology.* 2018;90(9):e779-e789.

Tomson T, Sveinsson O, Carlsson S, Andersson T. Evolution over time of SUDEP incidence: a nationwide population-based cohort study. *Epilepsia.* 2018;59(8):e120-e124. [recurso en línea gratuito]

69 Crisis convulsivas febriles

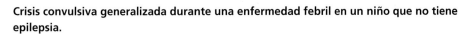

Crisis convulsiva generalizada durante una enfermedad febril en un niño que no tiene epilepsia.

CARACTERÍSTICAS PRINCIPALES

1. Inicio entre los 6 meses y los 5 años de edad.

   El punto álgido de las crisis febriles (CF) se sitúa entre los 2 y los 3 años. Las convulsiones en un niño febril de menos de 6 meses hacen sospechar una infección del SNC.

2. Enfermedad febril.

   Las CF suele aparecer cuando la temperatura corporal es de 39 °C o más, pero puede manifestarse antes de la aparición de la fiebre o durante la defervescencia.

3. Crisis tónico-clónicas en la mayoría de los casos.

   Las CF no se manifiestan como convulsiones mioclónicas, espasmos infantiles o crisis no convulsivas.

4. La mayoría de las CF ceden de manera espontánea en cuestión de minutos.

   Las «CF simples», que comprenden el 75% de las CF, suelen durar menos de unos minutos y tienen un período postepiléptico muy breve. Las «CF complejas» duran más de 15 min, producen déficits focales epilépticos o postepilépticos y pueden repetirse durante la misma enfermedad febril. Las CF que duran más de 30 min se llaman «estado epiléptico febril» y representan el 5% de todas las CF. El EE por CF es una urgencia neurológica que requiere un tratamiento intensivo, a menudo con múltiples medicamentos anticonvulsivos, en un entorno estrechamente vigilado.

5. Ausencia de cualquier «desencadenante de convulsiones» que no sea la fiebre.

   Las CF no pueden diagnosticarse si el niño tiene infección del SNC, embolia séptica, alteración metabólica significativa, exposición tóxica, síndrome urémico hemolítico o traumatismo craneoencefálico.

SINOPSIS

Las CF ocurren hasta en un 5% de los niños y son, con mucho, las crisis infantiles más frecuentes. Aunque asustan a los padres y a los espectadores, la breve crisis tónico-clónica durante una enfermedad febril suele ser benigna y no requiere ni estudio ni ingreso hospitalario. Hay que tranquilizar a los padres de que el niño no sufrirá consecuencias a largo plazo y advertirles del riesgo de recurrencia durante la enfermedad febril. El riesgo de recurrencia es mayor si el niño presenta la CF a una edad más temprana, tiene una temperatura más baja al inicio de la crisis o un lapso más corto desde la fiebre hasta la crisis, tiene un retraso en el desarrollo neurológico o antecedentes familiares de CF.

El riesgo de desarrollar epilepsia en un niño que haya tenido CF simples es de aproximadamente un 1%, lo que no es mucho más alto que el riesgo de base de la población de padecer la enfermedad. Por el contrario, las CF complejas conllevan un mayor riesgo de epilepsia y requieren pruebas adicionales, especialmente cuando hay déficits neurológicos focales epilépticos o postepilépticos. El estado epiléptico febril puede asociarse con un retraso de la aparición del lenguaje y de la motricidad y posterior a una atrofia del hipocampo que puede observarse en la RM. A los niños con CF prolongadas o recurrentes, o con estado epiléptico febril, se les debe prescribir midazolam en aerosol nasal o diazepam rectal para que lo administre el cuidador en caso de recurrencia de las crisis.

PREGUNTAS PARA ESTUDIAR POR CUENTA PROPIA

1. ¿Cómo diferenciaría las CF de los escalofríos?
2. ¿Cuáles son las indicaciones de una punción lumbar para descartar una infección intracraneal en un niño con fiebre y convulsiones? (Compare su respuesta con las recomendaciones de la American Academy of Pediatrics a las que se hace referencia más adelante.)
3. Los padres de un niño con CF simples solicitan que se le prescriba un medicación anticonvulsiva diaria para evitar que se repita. Explique por qué no se recomienda el tratamiento profiláctico con medicación anticonvulsiva a pesar del riesgo de recurrencia de las convulsiones febriles.
4. Una madre se niega a vacunar a su hijo contra la gripe porque «las vacunas contra la gripe provocan convulsiones» (https://www.cdc.gov/vaccinesafety/concerns/febrile-seizures.html). Explique por qué su decisión puede aumentar el riesgo de CF del niño.
5. Niña de 1 año de edad, por lo demás sana, experimentó una crisis prolongada durante cada enfermedad febril y una vez posterior a la aplicación de una vacunación rutinaria. Se hace el diagnóstico de CF complejas. Durante un seguimiento, los padres informan que ha desarrollado movimientos espasmódicos ocasionales de los brazos, ha tenido un único episodio de crisis hemiclónicas no provocadas y está perdiendo sus habilidades lingüísticas. ¿Qué características de esta historia clínica no son compatibles con el diagnóstico de CF? ¿Qué alteración genética rara debe considerarse en este contexto?

DESAFÍO

Explique por qué el consenso médico es no considerar las CF recurrentes como un síndrome epiléptico.

BIBLIOGRAFÍA

Leung AK, Hon KL, Leung TN. Febrile seizures: an overview. *Drugs Context*. 2018;7:212536. [recurso en línea gratuito]

Subcommittee on Febrile SeizuresAmerican Academy of Pediatrics. Neurodiagnostic evaluation of the child with a simple febrile seizure. *Pediatrics*. 2011;127(2):389-394. [recurso en línea gratuito]

Whelan H, Harmelink M, Chou E, et al. Complex febrile seizures-a systematic review. *Dis Mon*. 2017;63(1):5-23.

Crisis de ausencia infantiles

Síndrome de epilepsia generalizada idiopática en niños.

CARACTERÍSTICAS PRINCIPALES

1. La edad típica de aparición es de 5-7 años de edad.
   La aparición después de los 12 años sugiere un síndrome epiléptico alternativo.
2. Episodios de falta de respuesta abrupta que duran unos 10 s.
   El niño se detendrá y mirará distraídamente durante la convulsión. Pueden producirse automatismos conductuales como el chasquido de labios, pero nunca la pérdida del tono motor. Los episodios terminan tan bruscamente como empiezan, y el niño reanuda la actividad interrumpida. Las crisis de ausencia pueden repetirse decenas de veces al día.
3. Las crisis de ausencia son provocadas por la hiperventilación.
   Pedir al niño que sople rápidamente sobre un rehilete o una tira de papel durante 3-5 min provoca una crisis de ausencia en más del 80% de los casos de crisis de ausencia infantil (CAI).
4. Las crisis de ausencia se correlacionan con una serie de descargas generalizadas, sincrónicas y simétricas de puntas y ondas lentas de 3 Hz en el EEG.
   Estas descargas surgen repentinamente en la actividad de fondo normal del EEG.
5. Exploración neurológica sin alteraciones.
   Los niños con CAI tienen un desarrollo normal, pero pueden experimentar trastorno por déficit de atención e hiperactividad, trastorno de ansiedad y trastornos del aprendizaje, por lo que se recomienda la detección de estas alteraciones concomitantes.

SINOPSIS

Las crisis de ausencia se parecen a la ensoñación o al estar distraído, por lo que son fáciles de pasar por alto. Pero una vez que se sospecha el diagnóstico, suele ser fácil confirmarlo con la maniobra de hiperventilación, que pone de manifiesto la crisis y los cambios característicos del EEG. La mayoría de los pacientes con CAI responden a la terapia, ya sea con un fármaco más antiguo, la etosuximida, o con uno de los otros medicamentos anticonvulsivos (ácido valproico, lamotrigina). Hasta el 90% de los niños con CAI «dejan de tener convulsiones» al principio de la adolescencia, momento en el que normalmente se puede reducir la medicación anticonvulsiva. Los rasgos atípicos (continuación de las crisis de ausencia en la adolescencia, desarrollo de crisis tónico-clónicas generalizadas o mioclónicas, automatismos complejos) sugieren un diagnóstico de epilepsia alternativo, como ausencia juvenil, epilepsia mioclónica juvenil (EMJ) o crisis de inicio focal.

FIGURAS

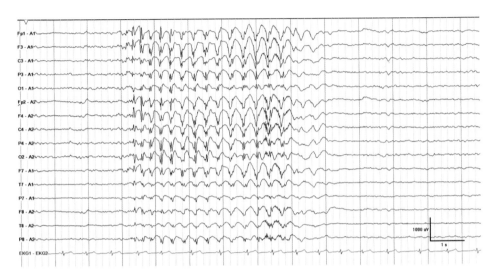

En el EEG se observa una descarga generalizada de punta onda en una niña de 6 años de edad con crisis de ausencia infantil. La descarga generalizada de punta onda se asoció con una mirada perdida y la detención del comportamiento (cortesía del Dr. Jorge Asconapé, Loyola University Chicago, Stritch School of Medicine).

PREGUNTAS PARA ESTUDIAR POR CUENTA PROPIA

1. Soñar despierto es una causa mucho más usual de la «falta de respuesta» transitoria de un niño que las CAI. ¿Cuáles de los siguientes rasgos son característicos de la ensoñación y cuáles de las CAI?

   a. Duración de 1 min o más

   b. Ocurre cuando el niño está cansado o aburrido

   c. Puede interrumpir una actividad, como tocar un instrumento musical o comer

   d. Parpadeo a 3 Hz durante un episodio de falta de respuesta

   e. Capacidad para «salir» del episodio con una distracción o cuando alguien los toca

2. Un diagnóstico alternativo menos benigno a las CAI es la crisis de inicio focal con deterioro de la consciencia. ¿Cuál de los siguientes rasgos es característico de una crisis de inicio focal con alteración de la consciencia y no de las CAI?

   a. Comienzo con aura, como una sensación de elevación epigástrica, una sensación repentina e inexplicable de miedo o alegría, experiencia de *déjà vu* o *jamais vu*

   b. Dura minutos, no segundos

   c. Automatismos complejos: deambulación, comportamiento estereotipado

   d. Evoluciona a crisis tónico-clónicas

   e. Todo lo anterior

3. Explicar por qué no es necesario realizar estudios de imagen cerebrales en los niños diagnosticados con CAI, pero sí en los niños diagnosticados con crisis focales.

4. Niño de 5 años de edad presenta breves «crisis de mirada», que pueden ir acompañadas de masticación y chasquido de labios. El médico diagnostica «convulsiones» y prescribe carbamazepina. La madre del niño informa que la medicación es ineficaz y el médico aumenta la dosis. En un plazo de 3 días, el niño está confundido y no responde y es llevado a urgencias. Los análisis de sangre rutinarios, la toxicología en orina, la concentraciones de carbamazepina en sangre, el análisis del LCR y las imágenes cerebrales son normales. Suponiendo que el diagnóstico del niño sea CAI, ¿qué esperaría observar en el EEG? Explique cómo el EEG realizado antes de iniciar la medicación anticonvulsiva puede guiar la elección correcta de la terapia. ¿Qué medicamentos anticonvulsivos pueden ser proepilépticos en las crisis de inicio generalizado?

5. Las crisis de ausencia suelen ser breves, ceden de manera espontánea y no ocasionan lesiones. Argumente a favor del tratamiento de la CAI con medicamentos anticonvulsivos.

DESAFÍO

Niño de 2 años de edad se presenta con crisis de ausencia atípicas de larga duración. Su padre tiene epilepsia y contracción involuntaria de las extremidades provocada por el ejercicio. A su hermano mayor le diagnosticaron una hemiplejía alternante. ¿Podría sugerir un diagnóstico genético unificador para esta familia? ¿Qué pruebas podrían confirmar su sospecha diagnóstica? ¿Qué intervención dietética puede prevenir los síntomas neurológicos en todos los miembros de la familia?

BIBLIOGRAFÍA

Matricardi S, Verrotti A, Chiarelli F, Cerminara C, Curatolo P. Current advances in childhood absence epilepsy. *Pediatr Neurol*. 2014;50(3):205-212.

Kessler SK, McGinnis E. A practical guide to treatment of childhood absence epilepsy. *Paediatr Drugs*. 2019;21(1):15-24. [recurso en línea gratuito]

71 Epilepsia mioclónica juvenil

Epilepsia generalizada idiopática que se presenta típicamente en la adolescencia.

CARACTERÍSTICAS PRINCIPALES

1. La edad típica de aparición es de 12-18 años.
   Cuando se diagnostica la epilepsia mioclónica juvenil (EMJ) en la edad adulta, el interrogatorio puntual suele revelar antecedentes de sacudidas mioclónicas en la adolescencia.
2. Las sacudidas mioclónicas son breves, repentinas, únicas o irregularmente repetitivas que afectan a los brazos y los hombros.
   Las sacudidas mioclónicas son más frecuentes al despertar, cuando se está cansado, estresado o con falta de sueño.
3. Crisis tónico-clónicas generalizadas.
   Las CTCG ocurren en más del 90% de los pacientes en algún punto del curso de la enfermedad. Las CTCG pueden ir precedidas de una serie de sacudidas mioclónicas de frecuencia e intensidad crecientes.
4. Crisis de ausencia.
   Las crisis de ausencia se producen en aproximadamente la mitad de los pacientes.
5. Complejos de polipunta y ondas de 4-6 Hz bilateralmente simétricos en el EEG interictal.
   La actividad de fondo del EEG es normal, sin ralentización generalizada. Es más probable que los complejos de polipunta y ondas interepilépticas (interictales) estén presentes cuando los pacientes están privados de sueño o reciben estimulación luminosa intermitente («respuesta fotoparoxística»). Las sacudidas mioclónicas corresponden a series cortas de descargas de polipunta de 10-20 Hz.

SINOPSIS

Las breves sacudidas ocasionales de los brazos pueden parecer un detalle demasiado insignificante como para mencionarlo durante la consulta médica, pero son una pista fundamental para el diagnóstico de la EMJ. Este síntoma debe consultarse explícitamente en cualquier paciente con convulsiones tónico-clónicas generalizadas o de ausencia, incluso en aquellos que se presentan fuera de una ventana de edad típica para la EMJ. El diagnóstico de EMJ se confirma si el EEG interepiléptico muestra los complejos de polipunta y ondas característicos de 4-6 Hz, que normalmente pueden ponerse de manifiesto con la privación del sueño o la estimulación luminosa. Al igual que la CAI, la EMJ suele responder bien al tratamiento. A diferencia de la CAI, los pacientes con EMJ no suelen «superar» sus crisis y pueden necesitar un esquema de tratamiento anticonvulsivo de por vida.

Una minoría de niños con EMJ presentan trastornos del estado de ánimo y de la personalidad o ansiedad y pueden tener una disfunción ejecutiva leve en las pruebas cognitivas, pero el desarrollo neurológico general en la EMJ es normal. El deterioro cognitivo, la ataxia progresiva o la actividad de fondo anómala del EEG no son compatibles con la EMJ y sugieren el diagnóstico mucho más grave de epilepsia mioclónica progresiva.

FIGURAS

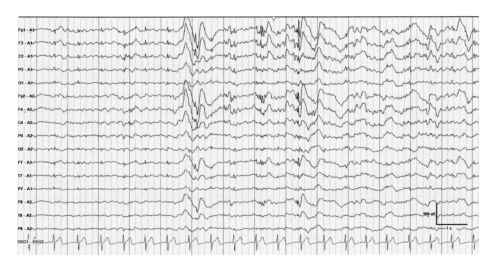

El EEG durante la somnolencia en un hombre de 35 años de edad con epilepsia mioclónica juvenil muestra breves ráfagas de actividad generalizada de punta onda y polipunta onda con predominio frontocentral (cortesía del Dr. Jorge Asconapé, Loyola University Chicago, Stritch School of Medicine).

PREGUNTAS PARA ESTUDIAR POR CUENTA PROPIA

1. Las «sacudidas hipnóticas» son movimientos mioclónicos que se producen cuando un individuo se está quedando dormido. Son frecuentes y no patológicas. ¿Cómo se pueden diferenciar las sacudidas hipnóticas de las mioclónicas por medio de la historia clínica?

2. Las CTCG pueden ser una manifestación de un síndrome epiléptico generalizado o una crisis «tónico-clónica focal a bilateral». ¿Qué preguntas haría a los pacientes y a las personas que presenciaron la crisis convulsiva que puedan ser útiles para decidir si es más probable que el individuo afectado haya tenido una crisis generalizada o una crisis «tónico-clónica focal a bilateral»?

3. ¿Cuál es el tratamiento anticonvulsivo de primera línea para los pacientes con EMJ? ¿Cuál sería la medicación anticonvulsiva de elección para una mujer con EMJ que esté planeando embarazarse?

4. Entre los individuos fotosensibles, como los pacientes con EMJ, el parpadeo visual puede inducir convulsiones. El parpadeo visual puede ser inducido cuando se conduce con el sol poniéndose detrás de los árboles, mirando luces brillantes reflejadas en la nieve o el agua, manteles de cuadros, pantallas o videojuegos. ¿Qué precauciones deben tomar las personas con fotosensibilidad para disminuir el riesgo de convulsiones? (Compare su respuesta con https://www.epilepsy.com/learn/triggers-seizures/photosensitivity-and-seizures. [recurso en línea gratuito])

5. Mujer de 17 años de edad con un diagnóstico reciente de EMJ recibe ácido valproico. La dosis se ajusta lentamente hasta el punto en el que ya no experimenta sacudidas mioclónicas, pero desarrolla problemas con la memoria a corto plazo, confusión, desorientación, hipersomnia y visión borrosa. En la exploración, presenta ralentización psicomotriz, dificultad para hablar y ataxia. El análisis toxicológico de orina es negativo y la concentración de ácido valproico

en sangre está en el rango normal alto. Las pruebas de laboratorio de rutina, los estudios de neuroimagen y los resultados de la punción lumbar no tienen hallazgos notables. ¿Cuál es el diagnóstico más probable? ¿Qué estudio podría confirmar su sospecha?

DESAFÍO

Se desconoce el mecanismo por el que la estimulación luminosa induce una CTCG en un individuo fotosensible. Un factor que contribuye a ello puede ser la hiperexcitabilidad de la corteza visual primaria. Proponga una técnica experimental que permita evaluar cuantitativamente la excitabilidad de la corteza visual en humanos (compare su respuesta con Brigo F, et al. *Epilepsy Behav.* 2013;27:301-306. [recurso en línea gratuito]).

BIBLIOGRAFÍA

Renganathan R, Delanty N. Juvenile myoclonic epilepsy: under-appreciated and under-diagnosed. *Postgrad Med J.* 2003;79(928):78-80. [recurso en línea gratuito]

Yacubian EM. Juvenile myoclonic epilepsy: challenges on its 60th anniversary. *Seizure.* 2017;44:48-52. [recurso en línea gratuito]

72 Síndrome de West y espasmos infantiles

Encefalopatía epiléptica grave de la primera infancia asociada con hipsarritmia.

CARACTERÍSTICAS PRINCIPALES

1. La edad de aparición suele ser entre los 4 y 6 meses.
   En el 90% de los casos ocurre en el primer año.
2. Espasmos epilépticos (espasmos infantiles).
   Los *espasmos epilépticos* son contracciones repentinas, de pocos segundos de duración, de los músculos del cuello, el tronco y las extremidades. Puede haber una pérdida breve del estado de alerta durante los espasmos. Los espasmos pueden producirse en racimos, especialmente al despertar.
3. Hipsarritmia interepiléptica en el EEG.
   Este patrón aleatorio, caótico, de alto voltaje, de puntas no sincronizadas y de ondas lentas es más probable que esté presente durante el sueño no REM (*rapid eye movement*). Está ausente en aproximadamente un tercio de los casos.
4. Regresión del desarrollo tras la aparición de los espasmos.
   En el seguimiento a largo plazo, hasta el 90% de los pacientes tienen un problema de aprendizaje de moderado a grave y aproximadamente un tercio de los niños presentan trastornos del espectro autista.
5. Resolución de los espasmos y de la hipsarritmia a los pocos días de iniciar el tratamiento con hormona adrenocorticotrópica en aproximadamente la mitad de los pacientes.
   Otras opciones de tratamiento son la prednisona oral en dosis altas y la vigabatrina. En el síndrome de West asociado con el complejo de esclerosis tuberosa, el tratamiento con la vigabatrina controla los espasmos hasta en el 95% de los pacientes y es el fármaco de elección.

SINOPSIS

La tríada del síndrome de West consiste en espasmos epilépticos, discapacidad intelectual e hipsarritmia en el EEG, pero solo se requieren espasmos epilépticos y una de las otras dos características para el diagnóstico. Los espasmos epilépticos pueden ser flexores, extensores o mixtos flexores-extensores. Pueden ser sutiles, como un movimiento de cabeza (flexión del cuello) o un encogimiento de hombros (flexión de los hombros), o más graves, como una flexión de todo el cuerpo que se asemeja a un saludo de paz («saludo de salaam», de ahí el término más antiguo de «convulsiones de salaam»). Los espasmos epilépticos se repiten hasta muchos cientos de veces al día en algunos pacientes, y pueden ocurrir durante el sueño. Estos espasmos tienen un número de correlaciones en el EEG, pero estas características no predicen la semiología, excepto que una mayor duración del estado epiléptico tiende a estar asociada con la detención del comportamiento y los grupos de espasmos. Además de los espasmos epilépticos, pueden producirse otros tipos de convulsiones: tónicas, clónicas o focales.

El síndrome de West es único entre las encefalopatías epilépticas porque responde a los esteroides. Un tiempo más corto desde el diagnóstico y la respuesta terapéutica se asocian con mejores resultados de desarrollo. Por desgracia, la mayoría de los pacientes siguen experimentando discapacidad intelectual global a pesar del tratamiento, y alrededor de un tercio presentará otros trastornos convulsivos, como el síndrome de Lennox-Gastaut, que se menciona en el siguiente capítulo.

FIGURAS

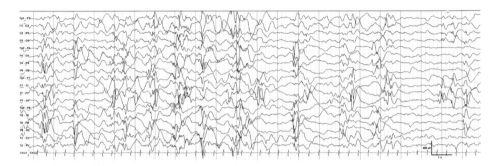

EEG de un bebé de 7 meses de edad con síndrome de West. Nótese la marcada desorganización de la actividad de fondo con descargas epileptiformes multifocales características de la hipsarritmia (cortesía del Dr. Jorge Asconapé, Loyola University Chicago, Stritch School of Medicine).

PREGUNTAS PARA ESTUDIAR POR CUENTA PROPIA

1. Varias encefalopatías epilépticas infantiles se manifiestan con mioclonías más que con espasmos epilépticos. ¿Cómo se compara la duración de los espasmos epilépticos con la de las crisis mioclónicas? ¿Y cómo se compara la duración de un espasmo epiléptico con la de las crisis tónicas?

2. A un niño de 2 meses de edad se le diagnostica el síndrome de West. En la TC craneal sin contraste y la RM se observan nódulos subependimarios calcificados, tubérculos corticales y displasia cortical del lóbulo frontal. ¿Cuál es el diagnóstico subyacente? ¿Qué hallazgos esperaría en un examen dermatológico? ¿Qué prueba puede confirmar su sospecha de diagnóstico?

3. Proporcione un ejemplo de una causa rara, pero potencialmente reversible, del síndrome de West. ¿Cuál es el tratamiento recomendado?

4. Niña de 12 meses de edad presenta sacudidas mioclónicas de la cabeza y los brazos. Su desarrollo es normal. El EEG interepiléptico despierta y dormida es normal. ¿Cuál es el diagnóstico más probable?

5. Niño de 6 meses de edad presenta episodios breves de arqueo de la espalda, posturas distónicas de las extremidades y falta de aumento de peso desde hace 2 meses. Se sospecha que tiene espasmos infantiles, pero el EEG prolongado, que capta múltiples episodios, es normal, y su desarrollo neurológico no tiene hallazgos destacables. ¿Qué trastorno no neurológico tratable debe considerarse? ¿Qué pruebas pueden confirmar su sospecha diagnóstica?

DESAFÍO

Las causas subyacentes en las encefalopatías epilépticas incluyen anomalías estructurales cerebrales congénitas o adquiridas, trastornos cromosómicos y genéticos como el síndrome de Down, el complejo de esclerosis tuberosa, el síndrome de lisencefalia de Miller-Dieker y otros. La identificación de la etiología no suele afectar el tratamiento de la epilepsia, con la importante excepción de las causas metabólicas. En la epilepsia metabólica, la identificación del defecto metabólico específico puede conducir a un tratamiento específico que puede mejorar o incluso revertir los síntomas. ¿Cuáles son algunas de las causas metabólicas de la epilepsia que son potencialmente susceptibles de terapia de sustitución o intervención dietética? ¿Qué pruebas auxiliares pueden ser necesarias para identificar el defecto metabólico? (Compare su respuesta con Salar S, Moshé SL, Galanopoulou AS. Metabolic etiologies in West syndrome. *Epilepsia Open*. 2018;3(2):134-166 [recurso en línea gratuito] y https://www.epilepsydiagnosis.org/aetiology/metabolic-groupoverview.html. [recurso en línea gratuito])

BIBLIOGRAFÍA

Go CY, Mackay MT, Weiss SK, et al. Evidence-based guideline update: medical treatment of infantile spasms. Report of the guideline development subcommittee of the American Academy of Neurology and the Practice Committee of the Child Neurology Society. *Neurology*. 2012;78(24):1974-1980. [recurso en línea gratuito]

Osborne J, Lux AL, Edwards SW, et al. The underlying etiology of infantile spasms (West syndrome): information from the United Kingdom Infantile Spasm Study (UKISS) on contemporary causes and their classifications. *Epilepsia*. 2010;51(10):2168-2174.

Widjaja E, Go C, McCoy B, Snead OC. Neurodevelopmental outcome of infantile spasms: a systematic review and meta-analysis. *Epilepsy Res*. 2015;109:155-162.

73 Síndrome de Lennox-Gastaut

Encefalopatía epiléptica grave de inicio en la infancia, caracterizada por la presencia de múltiples tipos de crisis.

CARACTERÍSTICAS PRINCIPALES

1. La edad de aparición es entre los 3 y 5 años.
   El rango de edad de aparición es de 1-7 años.
2. Las crisis tónicas durante el sueño son el tipo de crisis más característico, registradas en el 90% de los pacientes.
   Las crisis tónicas durante el sueño de ondas lentas (no REM) o al despertar duran menos de 10 s y pueden pasar desapercibidas.
3. Multiplicidad de tipos de convulsiones.
   Las crisis de ausencia atípicas ocurren en dos tercios de los pacientes y las crisis atónicas (ataques de caída) en aproximadamente la mitad de los pacientes. Son menos frecuentes las CTCG, las crisis focales, los espasmos epilépticos, las crisis mioclónicas y las mioclónicas-atónicas.
4. Regresión cognitiva y conductual progresiva.
   La regresión del lenguaje, la discapacidad intelectual, el estado de ánimo lábil, la agresividad, la pérdida de relaciones, el aislamiento social y los comportamientos autistas son los acompañantes habituales del síndrome de Lennox-Gastaut (SLG).
5. Para el diagnóstico se requiere una actividad de picos y ondas lenta, menor de 2.5 Hz, y rápida, mayor de 10 Hz, en el EEG durante el sueño lento.
   En el estado de vigilia puede haber complejos focales o multifocales de picos y ondas o de ondas agudas-lentas. El EEG interepiléptico depende del tipo de convulsión.

SINOPSIS

El SLG suele desarrollarse en los pacientes con lesiones cerebrales prenatales o posnatales, como una lesión anóxica-isquémica, un accidente cerebrovascular, un traumatismo cerebral, una infección del SNC, malformaciones cerebrales y trastornos congénitos, pero en una minoría de pacientes no existe una causa identificable («SLG criptogénico»). Tradicionalmente, el SLG se ha caracterizado por una tríada de convulsiones frecuentes de múltiples tipos, discapacidad intelectual y picos y ondas difusos y lentos en el EEG interepiléptico. Sin embargo, ninguna característica es específica del SLG. El diagnóstico diferencial de las encefalopatías epilépticas con múltiples tipos de crisis incluye la epilepsia con crisis mioclónicas-atónicas y el síndrome de Dravet.

Las crisis en el SLG son notoriamente difíciles de controlar. Pueden repetirse muchas veces al día a pesar de los múltiples medicamentos anticonvulsivos. Para complicar las cosas, un medicamento anticonvulsivo eficaz para un tipo de crisis puede exacerbar otro tipo de crisis. La mayoría de los pacientes experimentan un EE que puede durar horas, días e incluso semanas. El EE puede manifestarse como cualquier tipo de crisis (ausencias, tónicas y mioclónicas) o puede haber una actividad epiléptica electroencefalográfica continua sin manifestaciones clínicas manifiestas («EE subclínico»), que es un factor importante que contribuye a los malos resultados cognitivos en el SLG. El pronóstico a largo plazo es malo, con una discapacidad intelectual de moderada a profunda en el 90% de los pacientes.

FIGURAS

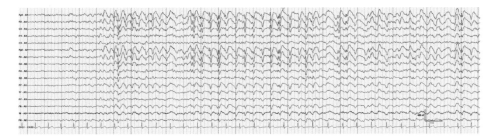

En el EEG se muestra una ráfaga de ondas de pico lentas generalizadas en un niño de 8 años de edad con síndrome de Lennox-Gastaut (cortesía del Dr. Jorge Asconapé, Loyola University Chicago, Stritch School of Medicine).

PREGUNTAS PARA ESTUDIAR POR CUENTA PROPIA

1. ¿Qué es la «encefalopatía epiléptica»? ¿En qué se diferencia de la «encefalopatía del desarrollo»? ¿Todos los niños con discapacidad intelectual y crisis convulsivas tienen «encefalopatía epiléptica»?
2. La actividad de fondo en el EEG es anómala en el SLG, pero normal en las epilepsias idiopáticas generalizadas, como las crisis de ausencia infantil y la EMJ. ¿Cuál es la actividad de fondo normal del EEG en un adulto despierto con los ojos cerrados? ¿En qué se diferencia de la actividad de fondo del EEG normal en un niño sano?
3. A un niño de 7 años de edad con SLG se le han ajustado las dosis de tres medicamentos anticonvulsivos con la consiguiente disminución de la frecuencia de las convulsiones y la mejora del EEG. Sin embargo, sus padres informan que su rendimiento cognitivo ha disminuido durante este período. Además de la progresión natural del SLG, ¿qué causa potencialmente reversible de empeoramiento cognitivo debe considerarse?
4. Niña de 5 años de edad, previamente sana y con un desarrollo normal, experimenta una regresión del lenguaje. Tiene dificultades para entender a sus padres y compañeros y para expresarse. Su prueba de audición no tiene alteraciones. Juega bien con otros niños y no tiene conductas repetitivas o rituales. ¿Qué encefalopatía epiléptica tratable debe considerarse? ¿Cómo diferenciaría este síndrome del SLG?
5. La crisis atónica es una pérdida repentina, no provocada y momentánea del tono muscular sin la pérdida de consciencia asociada. Las crisis atónicas son una causa muy frecuente de caídas y lesiones en pacientes con SLG. ¿Cuáles son las causas no epilépticas de la crisis de caída?

DESAFÍO

Una intervención quirúrgica ocasionalmente eficaz en el SLG es la callosotomía, que interrumpe la propagación interhemisférica de la actividad epiléptica. Describa los síntomas de los síndromes de desconexión que resultan de este procedimiento (compare su respuesta con Asadi-Pooya AA, Sharan A, Nei M, Sperling MR. Corpus callosotomy. *Epilepsy Behav.* 2008;13(2):271-278. [recurso en línea gratuito]).

BIBLIOGRAFÍA

Asadi-Pooya AA. Lennox-Gastaut syndrome: a comprehensive review. *Neurol Sci*. 2018;39(3):403-414. [recurso en línea gratuito]

Devinski O, Patel AD, Helen Cross J, et al. Effect of cannabidiol on drop seizures in the Lennox-Gastaut syndrome. *N Engl J Med*. 2018;378:1888-1897.

Ostendorf AP, Ng YT. Treatment-resistant Lennox-Gastaut syndrome: therapeutic trends, challenges and future directions. *Neuropsychiatr Dis Treat*. 2017;13:1131-1140.

Trastornos neurológicos paroxísticos no epilépticos

Breve introducción a los trastornos neurológicos paroxísticos no epilépticos

Dama: ...La he visto levantarse del lecho, ponerse su camisón, abrir el escritorio, tomar papel, plegarlo y escribir, leerlo, sellarlo después y regresar al lecho; y todo esto dentro del más profundo de los sueños [entra Lady Macbeth con un candil]. ¡Miradla! ¡Ahí viene! Esa es su apariencia usual; y por vida mía, que está profundamente dormida. Observadla, acercaos.

Doctor: Mirad, tiene abiertos los ojos.
Dama: Sí, pero cerrados a las sensaciones.

Shakespeare, «Macbeth»

En Macbeth hay una observación muy significativa sobre el sonambulismo. El médico ve que Lady Macbeth se levanta y comienza su actividad sonámbula, se dirige a los demás personajes del escenario y, suponiendo que están mejor informados que ellos, exclama: «Mirad, tiene abiertos los ojos». De hecho, en el sonambulismo, la cuestión más importante es si los ojos están abiertos o cerrados.

Jean-Martin Charcot[*]

Con frecuencia se pide al neurólogo que evalúe a pacientes cuyos síntomas neurológicos se han resuelto en el momento en que acuden a una evaluación. En estos casos, el abordaje clásico que consiste en identificar signos neurológicos para localizar la lesión tiene una aplicabilidad limitada, ya que la exploración neurológica no muestra alteraciones. Más bien, el diagnóstico debe basarse en la elucidación de los antecedentes del paciente y su comparación con los «guiones de enfermedad», es decir, las síntesis mentales organizadas de las diversas afecciones que causan síntomas neurológicos transitorios.

En la lista de afecciones que causan déficits neurológicos focales que ceden de manera espontánea destaca el accidente isquémico transitorio (AIT) (cap. 74). Es muy importante diagnosticar el AIT con prontitud, ya que puede ser un indicador de accidente cerebrovascular (ACV), y una intervención a tiempo puede evitar una discapacidad de por vida. Varias enfermedades neurológicas del sistema nervioso central y periférico pueden simular los AIT. Entre las alteraciones neurológicas más frecuentes que asemejan a los AIT están la migraña con aura (cap. 75), el vértigo posicional paroxístico benigno (cap. 76) y las crisis convulsivas. No menos usuales son las afecciones sistémicas, como el síncope, el delírium debido a causas infecciosas o metabólicas, la toxicidad de los medicamentos, la hipoglucemia y la crisis de angustia. En el caso de las causas sistémicas, una evaluación cuidadosa suele sugerir una disfunción cerebral generalizada en lugar de una disfunción regional focal. Los trastornos neurológicos paroxísticos menos frecuentes pueden tener que considerarse en función de los contextos clínicos específicos: la ataxia episódica o la parálisis periódica orientan a canalopatías hereditarias (cap.77).

---

[*]Jean-Martin Charcot (1825-1893) fue el primer profesor de enfermedades del sistema nervioso en el Hospital de la Salpêtrière de París y una figura fundacional de la neurología moderna. Su amplia influencia en el campo fue resumida por su alumno, Joseph Babinski: «quitar a la neurología todos los descubrimientos realizados por Charcot sería hacerla irreconocible» (la cita del epígrafe es de Goetz CG. Shakespeare in Charcot's neurologic teaching. *Arch Neurol*. 45(8):920).

La sección concluye con un análisis de los trastornos paroxísticos del sueño: la narcolepsia de tipo 1, que se manifiesta con parálisis episódica y alucinaciones (cap. 78), y las parasomnias, como las que ilustra Lady Macbeth en el epígrafe (cap. 79).

BIBLIOGRAFÍA

Gomez CR, Schneck MJ, Biller J, et al. Recent advances in the management of transient ischemic attacks. *F1000Res.* 2017;6:1893. [recurso en línea gratuito]

Nadarajan V, Perry RJ, Johnson J, Werring DJ. Transient ischaemic attacks: mimics and chameleons. *Pract Neurol.* 2014;14(1):23-31. [recurso en línea gratuito]

Síndrome neurovascular autolimitado debido a una isquemia focal temporal del cerebro o la retina.

CARACTERÍSTICAS PRINCIPALES

1. Comienzo de los síntomas de manera «similar a un ACV».
   El inicio repentino es lo más característico, pero también se reconocen los AIT «discontinuos» y «en aumento».
2. Predominan los «síntomas negativos».
   Los déficits motores, sensitivos y visuales, más que los síntomas «positivos», como los movimientos anómalos o las ilusiones visuales, son la norma en el AIT.
3. Rápida resolución de los síntomas.
   Se espera una resolución completa de los síntomas a más tardar en una hora, y en muchos pacientes, los síntomas se resuelven en minutos.
4. «Restricción de la difusión» en la resonancia magnética (RM).
   La difusión restringida (señal hiperintensa/brillante en las imágenes ponderadas por difusión [DWI, *diffusion-weighted imaging*] y señal hipointensa/oscura en las secuencias de coeficiente de difusión aparente [ADC, *apparent diffusion coefficient*]) suele aparecer entre 30 y 120 min después de un infarto cerebral; se observa hasta en el 50% de los pacientes con AIT cuyos síntomas se resuelven por sí mismos.
5. Factores de riesgo para ACV.
   Entre los factores de riesgo para un ACV se encuentran el antecedente de ACV previo, la cardiopatía isquémica, la fibrilación auricular, la valvulopatía, la diabetes mellitus, la hipertensión arterial, la hipercolesterolemia y el hábito tabáquico. Con menor frecuencia, los AIT son causados por una embolia por ateroesclerosis aórtica y por afecciones trombofílicas.

SINOPSIS

El AIT es un síndrome neurológico totalmente reversible debido a una isquemia cerebral o retiniana focal temporal. Es un diagnóstico difícil porque las presentaciones son muy variables e incluyen síntomas sensitivos y vestibulares inespecíficos. Se ha estimado que el diagnóstico erróneo se produce hasta en un 60% de los pacientes. El diagnóstico se basa en la capacidad del paciente para proporcionar una cronología clara de sus síntomas y en la capacidad del clínico para reconocer que los síntomas son de naturaleza neurovascular.

A pesar de la naturaleza autolimitada de los AIT, la RM cerebral puede mostrar estigmas de daño cerebral isquémico permanente en la mitad de los pacientes. Por lo tanto, la distinción entre un «ACV isquémico» pequeño con difusión restringida pero sin déficits clínicos permanentes y la isquemia transitoria sin secuelas según los estudios de neuroimagen no es clínicamente útil. El punto crítico es que los AIT pueden ser precursores de infartos cerebrales: aproximadamente el 10% de los pacientes con AIT tienen un ACV en los 90 días siguientes y el 5% en los 2 días posteriores al AIT. Por lo tanto, los pacientes con AIT requieren una evaluación urgente de las causas tratables del ACV, como la fibrilación auricular y la estenosis de la arteria carótida extracraneal. Dependiendo del mecanismo sospechado, los pacientes con AIT deben recibir un tratamiento antitrombótico, y será necesario identificar y tratar los factores de riesgo vascular relevantes.

FIGURAS

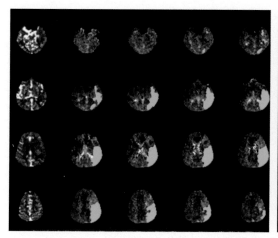 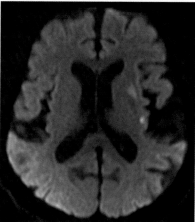

Las imágenes ponderadas por difusión (DWI, *diffusion-weighted imaging*) muestran un tiempo prolongado hasta alcanzar el pico en el territorio de la arteria cerebral media izquierda (*izquierda*). Después de la trombectomía mecánica, el paciente solo tenía una pequeña zona de difusión restringida en la RM (*derecha*) y una recuperación clínica completa.

PREGUNTAS PARA ESTUDIAR POR CUENTA PROPIA

1. Hombre de 65 años de edad acude al servicio de urgencias con un breve episodio de «dificultad para hablar». No está seguro de si el problema estaba en la articulación de las palabras (disartria) o en la aparición de las palabras adecuadas (afasia). Durante el acontecimiento, fue capaz de teclear letras en un mensaje de texto, pero el texto era incomprensible («distextia»). ¿El paciente tenía afasia o disartria? ¿Cuál es la localización más probable de la lesión?
2. Mujer de 80 años de edad con varios factores de riesgo vascular acude al servicio de urgencias con tres episodios de debilidad intensa en la cara, el brazo y la pierna derechos sin deterioro del lenguaje, cada uno de los cuales duró 5 min antes de resolverse por completo. ¿Cuál es la causa más probable de este síndrome? ¿Cómo se denominan los episodios breves de hemiparesia de origen vascular?
3. Una herramienta clínica desarrollada para estratificar el riesgo de AIT en los pacientes que acuden a urgencias es la puntuación «ABCD2» de siete puntos:

Sin puntos	< 60 años de edad	Presión arterial normal	Sin déficit del habla/sin debilidad unilateral	Duración < 10 min	Sin diabetes
1 punto	≥ 60 años de edad	≥ 140/90 mm Hg	Alteración del habla presente pero sin debilidad unilateral	10-59 min	Con diabetes
2 puntos	–	–	Debilidad unilateral	≥ 60 min	–

Los pacientes con puntuación más alta tienen mayor riesgo de experimentar un ACV. Sin embargo, el American College of Emergency Physicians recomienda no utilizar esta puntuación para descartar un AIT. ¿Cuáles son las principales limitaciones de la puntuación ABCD2 que impiden su aceptación por parte de los médicos de urgencias?

4. La hipoglucemia puede causar confusión, convulsiones y déficits neurológicos focales. Por lo tanto, las concentraciones de glucosa en sangre deben verificarse en todos los pacientes que presenten estas tres alteraciones. ¿Cuáles son los síntomas y signos no neurológicos de la hipoglucemia?

5. Mujer sana de 50 años de edad acude a urgencias después de un episodio en el que se siente «fuera de sí», acompañado de palpitaciones, hormigueo en ambas manos, mareos, sudoración y una sensación de muerte inminente que dura 15 min. Los signos vitales y la concentración de glucosa en sangre son normales. Ya había tenido episodios similares en el pasado, por lo que se realizó una evaluación exhaustiva en busca de ACV y enfermedades cardíacas, sin presentar anomalías. ¿Cuál es la causa más probable de sus síntomas? ¿Qué maniobra de provocación se podría intentar para intentar reproducir sus síntomas y confirmar su sospecha clínica?

DESAFÍO

Mujer de 60 años de edad acude al servicio de urgencias después de una crisis convulsiva. En la RM del cerebro se observa un área de restricción de la difusión en el hipocampo izquierdo. Tanto el ACV como la crisis convulsiva prolongada podrían causar una restricción de la difusión. ¿Qué características de neuroimagen apuntan hacia uno u otro diagnóstico?

BIBLIOGRAFÍA

Coutts SB. Diagnosis and management of transient ischemic attack. *Continuum (Minneap Minn)*. 2017;23(1, Cerebrovascular Disease):82-92.

Gomez CR, Schneck MJ, Biller J. Recent advances in the management of transient ischemic attacks. *F1000Res*. 2017;6:1893. [recurso en línea gratuito]

Hextrum S, Biller J. Clinical distinction of cerebral ischemia and triaging of patients in the emergency department. *Neuroimag Clin N Am*. 2018;28:537-549.

75 Migraña con aura

Síndrome neurológico transitorio que suele preceder o acompañar a la migraña.

CARACTERÍSTICAS PRINCIPALES

1. Síntomas visuales.
   Casi todas las auras se manifiestan con síntomas visuales. Estos suelen ser los únicos síntomas del aura, pero pueden coexistir con síntomas sensitivos transitorios (hormigueo en las extremidades o la cara) y, rara vez, con déficits transitorios del lenguaje, motores, vestibulares y del tronco encefálico.
2. Se presentan síntomas tanto «positivos» como «negativos».
   Algunos ejemplos de síntomas «positivos» son los «espectros de fortificación», las «luces parpadeantes» o la sensación de hormigueo. Los ejemplos de «síntomas negativos» incluyen los defectos del campo visual y el entumecimiento. A diferencia del aura, los síntomas positivos son raros en el AIT.
3. Los síntomas evolucionan de forma estereotipada durante un período de minutos.
   Los síntomas visuales comienzan en una región localizada del campo visual y se extienden a otras partes del campo durante el aura. El hormigueo suele comenzar en la cara y progresa hasta afectar la mano y, en ocasiones, el tronco y la pierna de un lado del cuerpo. Por el contrario, los síntomas del AIT suelen ser más bruscos y no muestran una «secuencia» de síntomas tan estereotipada.
4. Las auras suelen resolverse en 15-30 min.
   Casi todas las auras se resuelven en 60 min. Las auras prolongadas son muy raras y pueden provocar daños cerebrales permanentes («infarto migrañoso»).
5. Las auras preceden o se producen durante la fase de cefalea migrañosa.
   Hasta el 30% de los pacientes con migrañas declaran tener auras. También se producen auras sin migraña («migraña silenciosa»), sobre todo en personas mayores con un antecedente de migraña («migraña acompañante de inicio tardío»).

SINOPSIS

El psicólogo y conductista Karl Spencer Lashley (1890-1958) estudió sus propias auras migrañosas y propuso que el aura visual era el resultado de la propagación de la excitación a lo largo de la corteza occipital a un ritmo de 3 mm/min. La supuesta base neurofisiológica del aura fue propuesta por el científico brasileño Aristides de Azevedo Pacheco Leão (1914-1993), quien descubrió que la estimulación eléctrica o mecánica de la corteza cerebral provoca una ola de despolarización extrema de las membranas de las células gliales y neuronales y un aumento transitorio, seguido de una disminución, del flujo sanguíneo cerebral. La onda de despolarización de Leão, a la cual llamó «depresión cortical propagada» (DCP), avanza al mismo ritmo que el aura visual; esto sugiere que la DCP es el mecanismo subyacente de las auras. Además, la simulación computarizada de la propagación de ondas activas a través de un modelo de la corteza visual es capaz de reproducir algunos de los rasgos más característicos de las auras (espectro de fortificación y escotomas en aumento) (Dahlem MA, Chronicle EP, *Prog Neurobiol*. 2004;74(6):351-361). Sin embargo, la «teoría de la DCP» no explica fácilmente por qué los síntomas visuales pueden venir seguidos de síntomas sensitivos, ni el raro fenómeno de las auras del tronco encefálico.

La relación entre la DCP y la cefalea es incierta. La DCP puede activar las vías nociceptivas del trigémino en modelos animales, lo que explicaría por qué las auras suelen preceder a la fase de cefalea. Sin embargo, las auras también pueden coincidir u ocurrir justo después de la migraña. Además, la mayoría de las migrañas no van acompañadas de auras, por lo que es poco probable que la DCP sea necesaria para que ocurran las migrañas. Curiosamente, algunos estudios recientes implican a la DCP como uno de los principales mecanismos causales de las lesiones cerebrales posterior a un traumatismo o un ACV.

FIGURAS

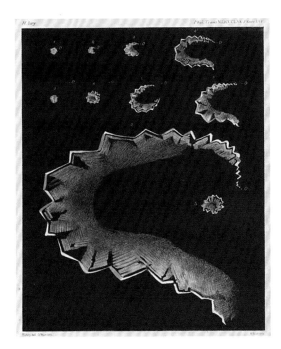

Imagen clásica de la expansión de los espectros de fortificación en el aura migrañosa (lámina XXV 'Stages of Teichopsia' de Hubert Airy, 'On a Distinct Form of Transient Hemiopsia', *Philosophical Transactions of the Royal Society of London*, 160 [1870]).

PREGUNTAS PARA ESTUDIAR POR CUENTA PROPIA

1. Sugiera una razón por la que las auras visuales se asocian con fenómenos visuales relativamente simples, como los espectros de fortificación y los fosfenos, pero no con imágenes más complejas, como personas o paisajes, como en las alucinaciones visuales.

2. Los pacientes pueden tener problemas para diferenciar la pérdida de visión monocular de la hemianopsia homónima (pérdida de visión en un lado del campo visual). Esta distinción es importante: la pérdida de visión en un ojo localiza la lesión en la parte prequiasmática de la vía visual, mientras que la hemianopsia sitúa la lesión en la región posquiasmática. ¿Qué preguntas le haría al paciente para diferenciar estos dos patrones de pérdida visual?

3. Hombre de 70 años de edad, sin antecedentes de cefalea, refiere dos episodios de pérdida lenta de visión en un ojo que duran media hora, seguidos de una cefalea leve. ¿Por qué este antecedente no es típico de la migraña con aura? ¿Qué diagnósticos deben considerarse para este paciente?

4. Mujer de 30 años de edad con antecedentes de migraña refiere una sensación particular «como si mi cuerpo hubiera crecido», que a veces precede a su cefalea migrañosa. ¿Cómo se llama este fenómeno? Aparte del aura migrañosa, ¿qué otras causas de percepción distorsionada del tiempo, el espacio, el sonido y la imagen corporal deberían considerarse?

5. Mujer de 20 años de edad que tiene migrañas con aura y es fumadora activa está interesada en empezar a tomar anticonceptivos orales (ACO). ¿Qué clase de ACO está contraindicada en esta paciente?

DESAFÍO

Hombre de 30 años de edad se presenta después de varias crisis de debilidad unilateral junto con percepción de luces centelleantes y cefalea migrañosa. La debilidad dura varias horas y después se resuelve. La exploración neurológica, la RM cerebral y el estudio completo de ACV no tienen alteraciones. Comenta que su padre experimenta crisis episódicas de desequilibrio que duran unas horas, pero que no van acompañadas de cefalea. ¿Podría sugerir un diagnóstico genético unificador para esta familia?

BIBLIOGRAFÍA

Charles A. The migraine aura. *Continuum (Minneap Minn)*. 2018;24(4, Headache):1009-1022.

Fisher CM. Late-life migraine accompaniments as a cause of unexplained transient ischemic attacks. *Can J Neurol Sci*. 1980;7(1):9-17.

Schott GD. Exploring the visual hallucinations of migraine aura: the tacit contribution of illustration. *Brain*. 2007;130(pt 6):1690-1703. [recurso en línea gratuito]

76 Vértigo posicional paroxístico benigno▪

Vértigo por desplazamiento de otolitos en los conductos semicirculares del oído interno.

CARACTERÍSTICAS PRINCIPALES

1. Paroxismos de vértigo que duran segundos.
   El vértigo que dura minutos o más sugiere un diagnóstico alternativo.
2. El vértigo se desencadena por un cambio de posición.
   Vértigo provocado generalmente al rodar en la cama o al inclinar la cabeza hacia arriba o hacia los lados.
3. Las maniobras de provocación causan síntomas y signos de vértigo posicional paroxístico benigno (VPPB).
   La maniobra de Epley reproduce los síntomas e induce el nistagmo ascendente-torsional característico del VPPB del conducto posterior, que representa el 90% de los casos. La maniobra de giro de la cabeza en posición supina reproduce los síntomas e induce un nistagmo horizontal en el VPPB del conducto horizontal.
4. Examen neurológico normal entre las crisis.
   El nistagmo persistente o los signos del tronco encefálico, como la ataxia, la dismetría y los déficits de los nervios craneales, son incompatibles con el diagnóstico de VPPB.
5. Los síntomas se resuelven después de realizar las maniobras de reposicionamiento de los otolitos.
   La maniobra de Epley es curativa después de un único tratamiento en la mayoría de los casos de VPPB del conducto posterior y en casi todos los pacientes después de varias sesiones. También existen maniobras de reposicionamiento para el VPPB horizontal. La falta de respuesta a las maniobras de reposicionamiento es inusual en el VPPB y debe llevar a reevaluar el diagnóstico.

SINOPSIS

El mareo o vértigo es un síntoma frecuente y habitualmente mal diagnosticado. Entre los pacientes que acuden a los servicios de urgencias por mareos, casi la mitad tuvieron un diagnóstico diferente en las consultas de seguimiento (Royl, et al., *Eur Neurol.* 66(5):256-263). La pregunta más importante que hay que responder en los pacientes con vértigo o mareos es si los síntomas probablemente se deban a una enfermedad del oído interno (VPPB, laberintitis, enfermedad de Ménière), una afección cerebral (ACV, desmielinización, neoplasia) o causas sistémicas (ortostasis, arritmias cardíacas, efectos secundarios de los medicamentos). Las claves más importantes para el diagnóstico son la *cronología* de los síntomas y sus *desencadenantes*. Los términos utilizados por el paciente para describir sus síntomas («vértigo» [sensación ilusoria de movimiento de uno mismo o del entorno] o «mareo» [sensación de desmayo o aturdimiento]) son muy útiles para dilucidar la causa, ya que los pacientes suelen usar estos términos indistintamente. Los pacientes con VPPB, una causa prototípica de vértigo en el oído interno, a menudo refieren mareos. Para hacer el diagnóstico de VPPB, el médico necesita establecer que el paciente experimenta un trastorno episódico, con crisis breves, desencadenadas por ciertos movimientos, y períodos sin síntomas entre las crisis. Los síntomas del VPPB pueden reproducirse con maniobras de provocación, que desalojan los otolitos de los conductos respectivos, y se alivian con maniobras de reposicionamiento que devuelven los otolitos a su lugar (*véase* la videograbación en las referencias). Por el contrario, la neuronitis vestibular, otra causa frecuente de vértigo, provoca mareos o vértigos continuos (no episódicos) que se agravan con el movimiento y el giro de la cabeza y dificultan la marcha. Los ACV en el territorio vertebrobasilar son una causa relativamente infrecuente de mareos y vértigo, pero que no debe pasarse por alto. La presencia de signos cerebrales o del tronco encefálico alerta al médico de este diagnóstico. En los casos sospechosos, debe realizarse urgentemente una RM cerebral. La TC de la cabeza no tiene utilidad para diagnosticar la isquemia en la fosa posterior.

FIGURAS

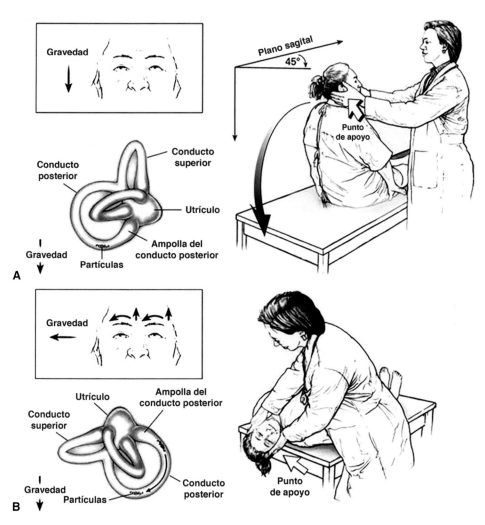

Se ilustra una demostración de la maniobra de Dix-Hallpike para el diagnóstico del vértigo posicional paroxístico benigno posterior junto con la presunta localización de los otolitos que flotan libremente en el laberinto (reproducido con autorización de Bhattacharyya N, Gubbels SP, Schwartz SR, et al. Clinical practice guideline: benign paroxysmal positional vertigo (Update). *Otolaryngol Head and Neck Surg.* 2017;156(3_suppl):S1-S47 © American Academy of Otolaryngology—Head and Neck Surgery Foundation 2017).

PREGUNTAS PARA ESTUDIAR POR CUENTA PROPIA

1. Relacione cada característica desencadenante con la respectiva enfermedad que provoca los mareos:

Hiperventilación	A. Síncope del seno carotídeo
Rodar en la cama	B. Síncope ortostático
Levantarse de una silla	C. VPPB
Cuellos de camisa ajustados; afeitado	D. Ataque de pánico
Ruidos fuertes; maniobra de Valsalva	E. Síndrome de dehiscencia del conducto superior

2. Una prueba clave para diferenciar el vértigo debido a una enfermedad del oído interno de aquel debido a una enfermedad del tronco encefálico es la prueba del impulso cefálico. Esta prueba permite comprobar la integridad del reflejo vestibuloocular (RVO). Describa cómo se realiza esta prueba y explique cómo la alteración del RVO ocasiona una «sacudida de recuperación» cuando se gira la cabeza hacia el lado afectado.

3. El nistagmo unilateral y la pérdida de audición suelen considerarse manifestaciones de una enfermedad del oído interno. Describa un escenario clínico en el que esos «signos periféricos» se deban a una alteración del tronco encefálico. ¿Qué hallazgos neurológicos ayudarían a confirmar la localización en el tronco encefálico?

4. Se desaconseja el empleo de supresores vestibulares como las benzodiazepinas, los antihistamínicos o los anticolinérgicos en los pacientes con VPPB. ¿Por qué?

5. Mujer de 35 años de edad refiere un episodio repentino de vértigo mientras estaba sentada en una reunión. También menciona molestias en el cuello y la cabeza en el lado izquierdo. A su llegada a urgencias, 1 h después del inicio de los síntomas, recibe meclizina e hidratación, y sus síntomas mejoran, aunque no se resuelven. La exploración neurológica realizada por el médico de urgencias es normal, salvo que es incapaz de caminar sin ayuda. Proporcione al menos tres razones por las que este escenario no es compatible con el diagnóstico de VPPB. ¿Qué diagnóstico debe sospecharse en esta mujer? ¿Qué estudios de imagen deben realizarse para confirmar la sospecha clínica?

DESAFÍO

Mujer de 50 años de edad presenta vértigo paroxístico posicional. El médico sospecha de VPPB y lleva a cabo la maniobra de Dix-Hallpike, que provoca vértigo y nistagmo unilateral descendente. ¿Por qué este hallazgo no es compatible con el diagnóstico de VPPB? ¿Cuál es el diagnóstico más probable? ¿Qué pruebas deben realizarse para confirmar el diagnóstico?

BIBLIOGRAFÍA

Bhattacharyya N, Gubbels SP, Schwartz SR, et al. Clinical practice guideline: benign paroxysmal positional vertigo (Update). *Otolaryngol Head Neck Surg.* 2017;156(3_suppl):S1-S47. [recurso en línea gratuito]

Edlow JA, Gurley KL, Newman-Toker DE. A new diagnostic approach to the adult patient with acute dizziness. *J Emerg Med.* 2018;54(4):469-483. [recurso en línea gratuito]

Maneuvers to treat BPPV. https://www.youtube.com/watch?v=KLt2LtISPmQ&feature=youtu.be. [recurso en línea gratuito]

77 Parálisis periódicas

Trastornos autosómicos dominantes debidos a mutaciones en los canales iónicos del músculo esquelético.

CARACTERÍSTICAS PRINCIPALES

Las parálisis periódicas (PP) se caracterizan por episodios de parálisis de las extremidades, que suelen comenzar en la infancia o la adolescencia y tienden a mejorar o resolverse más adelante. Los antecedentes familiares de PP pueden estar enmascarados por una penetrancia incompleta. En la siguiente tabla se comparan las PP asociadas con la concentración sérica de potasio disminuida y aumentada.

	PP hipocalémica	PP hipercalémica
1. Duración media de las crisis	> 2 h; pueden durar días	< 2 h; pueden durar minutos
2. Desencadenantes de las crisis	Alimentos ricos en hidratos de carbono, alcohol, sal; interrupción brusca del ejercicio intenso; estrés; privación del sueño	Alimentos ricos en potasio, ayuno, exposición al frío, interrupción brusca del ejercicio intenso, estrés, privación del sueño
3. Concentración de potasio sérico durante la crisis	< 3.5 mmol/L y puede ser incluso < 2 mmol/L	> 5 mmol/L
4. Miotonía entre las crisis	No	Sí, en la mayoría de los pacientes, evidencia de miotonía en la electromiografía (EMG)[a]
5. Mutaciones frecuentes	Canal de calcio (*CACNA1S*), canal de sodio (*SCN4A*)	Canal de sodio (*SCN4A*)

[a]Ráfagas espontáneas de potenciales de acción de la unidad motora (MUAP, *motor unit action potentials*) de amplitud y frecuencia variables.

SINOPSIS

Las PP son «canalopatías primarias», un grupo de trastornos genéticos que se deben a mutaciones que afectan la excitabilidad de la membrana. Las canalopatías primarias neurológicas también incluyen las ataxias episódicas, la migraña hemipléjica familiar, las discinesias paroxísticas, los síndromes epilépticos y los síndromes de dolor episódico. Las canalopatías secundarias son trastornos no genéticos en los que los canales iónicos son afectados de forma secundaria por un proceso de enfermedad interna (síndrome miasténico de Lambert-Eaton) o por una causa exógena (sobredosis de magnesio). Algunas PP parecen desafiar esta caracterización dicotómica en causas genéticas y no genéticas: los pacientes con parálisis hipocalémica tirotóxica tienen mutaciones predisponentes en un gen iónico que está influido por hormonas tiroideas, y los síntomas clínicos (parálisis) solo se manifiestan si experimentan tirotoxicosis.

Las PP se deben a mutaciones en los canales iónicos responsables de la despolarización de la membrana sarcolémica en los músculos esqueléticos. En condiciones de estrés fisiológico, la despolarización de la membrana en la PP alcanza un umbral a partir del cual los miocitos son incapaces de contraerse y se produce la parálisis. Las crisis pueden acortarse normalizando de forma paulatina la concentración sérica de K^+. Entre una crisis y otra, los pacientes suelen conservar la fuerza, aunque con la edad puede desarrollarse miopatía y pérdida muscular. Por razones no del todo claras, la frecuencia de las crisis, tanto en las hipo-PP como en las hiper-PP, puede reducirse con inhibidores de la anhidrasa carbónica (acetazolamida y diclorfenamida).

FIGURAS

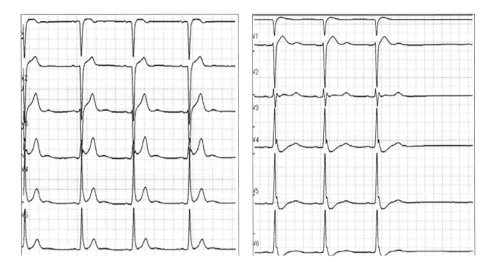

El síndrome de Andersen-Tawil es una rara canalopatía autosómica dominante con parálisis periódica y arritmias (arritmias ventriculares sostenidas, taquicardia ventricular [polimorfa] en entorchado [*torsade de pointes*] y prolongación del intervalo QT). En este electrocardiograma de un paciente con canalopatía de Anderson-Tawil, antes (*izquierda*) y durante (*derecha*) la crisis se muestra la desaparición de las ondas P auriculares («parada auricular») y la aparición de ondas U prominentes (reproducido con autorización de Kokunai Y, Nakata T, Furuta M, et al. A Kir3.4 mutation causes Andersen-Tawil syndrome by an inhibitory effect on Kir2.1. *Neurology*. 2014;82(12):1058-1064).

PREGUNTAS PARA ESTUDIAR POR CUENTA PROPIA

1. Dos pacientes ingresan en urgencias con debilidad generalizada e hipocalemia grave. Uno de ellos tiene antecedentes conocidos de hipo-PP y el otro tiene diarrea intensa. ¿Cuál es la diferencia en las concentraciones corporales de potasio total en estos dos pacientes? ¿Cómo influye esta diferencia en la tasa de reposición de potasio? ¿Cuáles podrían ser las consecuencias de la reposición de potasio en el paciente con hipo-PP utilizando un protocolo similar al empleado para el individuo con pérdida por vía gastrointestinal?

2. ¿Cuáles son los hallazgos neurológicos clave que ayudan a diferenciar la cuadriparesia por crisis miasténica de aquella por PP?

3. El polímata estadounidense Benjamin Franklin (1706-1790), hablando de la seguridad contra incendios, señaló que «una onza de prevención vale más que una libra de cura». ¿Qué consejos le daría a un paciente con PP para prevenir las crisis en lo que respecta a la higiene del sueño, la hidratación, la dieta (frecuencia y composición de las comidas), el ejercicio (calentamiento, enfriamiento, intensidad), la evitación de ciertos medicamentos y la anestesia? ¿Cuáles son las similitudes y las diferencias en el asesoramiento de los pacientes con hipo-PP e hiper-PP?

4. Paciente vietnamita de 40 años de edad acude a urgencias con parálisis de ambas piernas y brazos. En la exploración general se detecta taquicardia, sudoración excesiva, temblor y proptosis leve. No tiene antecedentes de crisis de parálisis. La concentración sérica de potasio es de 2.1 mM/L (normal > 3.6 mM/L). Usted sospecha PP hipocalémica. ¿Qué pruebas de laboratorio se deben obtener, especialmente teniendo en cuenta sus síntomas sistémicos y su ascendencia asiática?

5. Hombre de 30 años de edad refiere episodios breves de espasmos musculares acompañados de desequilibrio y disartria, pero sin debilidad. La EMG es compatible con neuromiotonía. Su padre y su tío tienen episodios similares. Con base en los síntomas del paciente, ¿dónde supondría que se encuentran los canales defectuosos? ¿Qué canalopatía coincide mejor con este cuadro clínico?

DESAFÍO

Cuando la concentración sérica de potasio se encuentra aumentada, el ion entra en las células y las membranas del músculo esquelético se despolarizan. La despolarización de las membranas musculares lleva a la inactivación de los canales de sodio activados por voltaje, lo que lleva a la pérdida de contractilidad y a la parálisis. Es un poco más difícil entender por qué las bajas concentraciones séricas de potasio, que tienen un efecto hiperpolarizador en las membranas musculares, también pueden provocar parálisis. Sugiera una explicación para este fenómeno aparentemente paradójico (compare su respuesta con la teoría del «potencial de membrana biestable»).

BIBLIOGRAFÍA

Ryan DP, Ptácek LJ. Episodic neurological channelopathies. *Neuron.* 2010;68(2):282-292.
Sansone VA. Episodic muscle disorders. *Continuum (Minneap Minn).* 2019;25(6):1696-1711.
Statland JM, Fontaine B, Hanna MG, et al. Review of the diagnosis and treatment of periodic paralysis. *Muscle Nerve.* 2018;57(4):522-530. [recurso en línea gratuito]

78 Narcolepsia de tipo 1

Hipersomnia asociada con la pérdida de hipocretina (orexina) en el hipotálamo.

CARACTERÍSTICAS PRINCIPALES

1. Somnolencia diurna excesiva.
   Los pacientes se despiertan descansados, pero sienten la necesidad de hacer una siesta a lo largo del día.
2. La cataplejía es altamente específica de la narcolepsia de tipo 1 (NT1).
   La *cataplejía* se define como una pérdida involuntaria del tono muscular esquelético con conservación total de la consciencia que dura 1-2 min. La cataplejía puede ser desencadenada por emociones fuertes (risa, llanto, sorpresa).
3. Parasomnias de movimientos oculares rápidos (REM, *rapid eye movement*).
   Las parasomnias de REM son fenómenos clínicos que surgen como transiciones cerebrales entre el sueño REM y la vigilia. Algunos ejemplos son la parálisis del sueño (totalmente consciente pero incapaz de moverse), las alucinaciones al quedarse dormido (hipnagógicas) o al despertarse (hipnapómpicas) y el trastorno conductual de REM (comportamiento no intencionado mientras se duerme).
4. Prueba de latencia múltiple del sueño (PLMS) positiva.
   La PLMS consta de varias pruebas programadas de corta duración durante el día. Si el paciente se queda dormido en una media de 5 min después del inicio de la prueba de la siesta, o entra en el sueño REM durante al menos dos pruebas de la siesta programada, hay una alta probabilidad de que tenga narcolepsia.
5. Baja concentración de hipocretina en el líquido cefalorraquídeo (LCR).
   Las concentraciones de hipocretina < 110 pg/mL en el LCR son diagnósticas de NT1.

SINOPSIS

La NT1 («narcolepsia con cataplejía») es causada por la pérdida de células en el hipotálamo lateral que sintetizan hipocretina, un neurotransmisor necesario para mantener la vigilia y suprimir el sueño REM. La pérdida de hipocretina provoca una somnolencia diurna excesiva y parasomnias de REM. Se cree que la cataplejía es resultado de la intrusión de la parálisis del sueño REM durante la vigilia, y algunos pacientes pueden incluso entrar en el sueño REM tras el episodio de cataplejía. La activación anómala de la amígdala, que interviene en el procesamiento de las emociones y la regulación del sueño REM, presumiblemente explica por qué las emociones pueden desencadenar la cataplejía. La narcolepsia se trata con estimulantes (modafinilo o metilfenidato). La cataplejía puede responder al oxibato de sodio, a los inhibidores selectivos de la recaptación de serotonina (ISRS) o a los inhibidores de la recaptación de serotonina-noradrenalina (IRSN).

Se cree que la NT1 es una enfermedad autoinmunitaria. Puede surgir después de una infección o una vacunación, y casi todos los pacientes con NT1 tienen el mismo haplotipo HLA-DQB1*0602. La causa de la narcolepsia sin cataplejía, o narcolepsia de tipo 2 (NT2), es menos clara y puede ser multifactorial. Un subgrupo de pacientes con NT2 cumplen con los criterios de NT1 si desarrollan cataplejía o si su concentración de hipocretina en el LCR está por debajo del umbral de 110 pg/mL.

FIGURAS

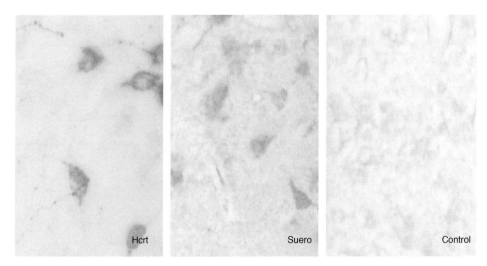

Este hipotálamo de rata teñido para detectar hipocretina («Hcrt», *izquierda*) muestra neuronas normales que contienen hipocretina. El suero de un paciente con NT1 también se une a las neuronas que contienen hipocretina («Suero», *centro*). Sin embargo, el suero de un control sano no se une a las neuronas que contienen hipocretina («Control», *derecha*). En este experimento se muestra que el suero de los pacientes con NT1 tiene anticuerpos contra la hipocretina que están ausentes en el control sano (reproducido con autorización de Knudsen S, Mikkelsen JD, Jennum P. Antibodies in narcolepsy-cataplexy patient serum bind to rat hypocretin neurons. *Neuroreport*. 2007;18(1):77-79.)

PREGUNTAS PARA ESTUDIAR POR CUENTA PROPIA

1. ¿Cómo diferenciar la cataplejía de una crisis atónica?
2. La cataplejía es un estado de atonía muscular. Explique por qué no produce una pérdida del tono de los esfínteres (incontinencia intestinal y vesical) como en las crisis epilépticas generalizadas.
3. Los pacientes con narcolepsia refieren tener accidentes de tránsito en una proporción casi 10 veces mayor que la población general. ¿Qué síntomas indican que un paciente con narcolepsia no debe conducir (compare su respuesta con las recomendaciones de la National Highway Traffic Safety Administration a las que se hace referencia más adelante)?
4. Mujer de 40 años de edad, por lo demás sana, refiere estar siempre cansada y de tener que hacer frecuentes siestas durante el día a pesar de dormir más de 10 h cada noche. No tiene antecedentes de parálisis del sueño ni de alucinaciones al dormirse o al despertar. La PLMS tiene una marcada disminución de la latencia del sueño, pero no del sueño REM. ¿Cuál es el diagnóstico más probable?
5. Joven de 14 años de edad, por lo demás sano, lleva una semana sin poder salir de su habitación. No parece estar enfermo, pero se pasa todo el día y la noche durmiendo, y solo se despierta para comer. Un episodio similar ocurrió 6 meses antes, momento en el que fue ingresado en el hospital para su evaluación. La RM del cerebro y el análisis del LCR no tuvieron alteraciones. En la polisomnografía solo se observó un sueño prolongado. ¿Cuál es el diagnóstico más probable?

DESAFÍO

La presencia del alelo *DQB1*06:02* multiplica por 200 el riesgo de desarrollar NT1, la mayor asociación conocida de un haplotipo HLA con una enfermedad autoinmunitaria. Asumiendo que el mecanismo de la NT1 es el mimetismo molecular, proporcione una explicación inmunológica plausible de por qué un haplotipo particular puede ser requerido para generar una respuesta autoinmunitaria a las células que expresan hipocretina en el hipotálamo.

BIBLIOGRAFÍA

https://aasm.org/resources/practiceparameters/pp_msltmwt.pdf. [recurso en línea gratuito]

https://www.nhtsa.gov/sites/nhtsa.dot.gov/files/medical20cond2080920690-8-04_medical20cond2080920690-8-04.pdf. [recurso en línea gratuito]

Mahoney CE, Cogswell A, Koralnik IJ, Scammell TE. The neurobiological basis of narcolepsy. *Nat Rev Neurosci.* 2019;20(2):83-93. [recurso en línea gratuito]

79 Sonambulismo y trastorno de conducta durante los movimientos oculares rápidos

Las *parasomnias* son comportamientos o experiencias anómalos que surgen del sueño.

CARACTERÍSTICAS PRINCIPALES

Las parasomnias se clasifican como del sueño REM o del sueño sin REM en función de la fase del sueño en la que se produzcan. En la siguiente tabla se compara una parasomnia del sueño sin REM (el sonambulismo) con una parasomnia del sueño REM prototípica, el trastorno de conducta durante el sueño REM (TCR).

	Sonambulismo	TCR
1. Edad	Hasta el 30% de los niños; la edad máxima de aparición es a los 10 años	Alrededor del 8% de las personas mayores
2. Semiología	Vigilia incompleta; andar errático; se puede observar un comportamiento más complejo como la conducción de vehículos	Las vocalizaciones o las conductas motoras suelen formar parte de los sueños de «actuación» (*acting out*); los movimientos simples son los más usuales, pero pueden darse comportamientos complejos y violentos
3. Transición a la vigilia	Dificultad para despertarse, confusión, amnesia ante el episodio	Se despierta fácilmente y se orienta con rapidez
4. Polisomnografía	Se produce durante el sueño de ondas lentas (sin REM)	Ocurre durante el sueño REM, con actividad muscular anómala en lugar de atonía
5. Alteraciones asociadas	El síndrome de las piernas inquietas (SPI), la apnea obstructiva del sueño y los medicamentos y afecciones que provocan la fragmentación del sueño aumentan el riesgo de sonambulismo	A menudo es un precursor de las sinucleinopatías (enfermedad de Parkinson, demencia con cuerpos de Lewy, atrofia multisistémica)

SINOPSIS

La vigilia y el sueño son mediados por circuitos cerebrales distintos. La vigilia depende de núcleos especializados situados en todo el tronco encefálico, el hipotálamo y el prosencéfalo basal, como el núcleo cerúleo (principal neurotransmisor: noradrenalina), los núcleos tegmentales pontinos (acetilcolina), el núcleo tuberomamilar (histamina), los núcleos del rafe dorsal (serotonina), la sustancia gris periacueductal (dopamina) y el hipotálamo lateral (hipocretina). Estos núcleos se proyectan al tálamo y la corteza cerebral para mantener la excitación. El sueño sin REM se caracteriza por movimientos oculares escasos o ausentes, la falta de ensoñación y un tono muscular sin alteraciones. Además, depende de un conjunto diferente de núcleos en el tronco encefálico y el hipotálamo que inhiben los circuitos de «vigilia». El sueño REM se caracteriza por la ensoñación, los movimientos oculares rápidos y la parálisis de los músculos de las extremidades y la cara con pérdida de reflejos. Esta fase del sueño es mediada por núcleos de la protuberancia dorsal que inhiben las neuronas motoras somáticas para mantener la atonía y estimulan las áreas corticales implicadas en el sueño. Las parasomnias del sueño pueden conceptualizarse como «estados mixtos» en los que los circuitos de la vigilia y el sueño operan en paralelo y no de forma secuencial, lo que da lugar a una mezcla de comportamientos y experiencias que caracterizan tanto a la vigilia como al sueño. El TCR consiste en soñar (como en el sueño REM) y tener actividad muscular normal (como en la vigilia). Por lo tanto, en el TCR los pacientes tienden a representar sus sueños, mientras que en las parasomnias sin REM los individuos tienen un comportamiento de vigilia rudimentario durante el sueño profundo de ondas lentas (p. ej., extrañamiento), y es difícil la transición a la vigilia.

FIGURAS

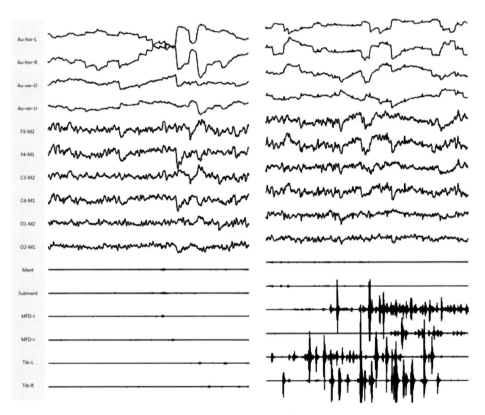

Este polisomnograma del movimiento ocular rápido (REM) normal durante el sueño REM (*izquierda*) se contrasta con el sueño REM en un paciente con TCR (*derecha*). En el sueño REM normal, casi no hay actividad muscular en los canales de EMG de las extremidades (atonía de las extremidades), mientras que en el TCR hay actividad EMG física en los músculos de los miembros superiores e inferiores durante el sueño REM (reproducido con autorización de Högl B, Iranzo A. Rapid eye movement sleep behavior disorder and other rapid eye movement sleep parasomnias. *Continuum (Minneap Minn)*. 2017;23(4, Sleep Neurology):1017-1034).

PREGUNTAS PARA ESTUDIAR POR CUENTA PROPIA

1. Sugiera una única pregunta que pueda servir como herramienta de cribado para diagnosticar el TCR (compare su propuesta con la propuesta validada de *REM Sleep Behavior Disorder Single-Question Screen* en Postuma RB, et al. *Mov Disord.* 2012;27(7):913916. [recurso en línea gratuito]).

2. Hombre de 70 años de edad refiere tener dificultades para conciliar el sueño. El médico le receta zolpidem todas las noches a la hora de acostarse (a pesar de que los agonistas de los

receptores de las benzodiazepinas solo están aprobados para su uso a corto plazo). En la siguiente visita, la esposa del paciente informa que este ha aumentado 5 kg porque se despierta para ir a comer a mitad de la noche, pero después niega haber comido. ¿Cuál es el diagnóstico más probable? ¿Cuál es la causa más probable? ¿Qué medicamentos se asocian con la aparición de parasomnias?

3. Un hombre de 35 años de edad se despierta, se sienta en la cama, pero no responde al ser nombrado. A continuación, realiza movimientos extraños con las piernas, como si intentara montar en bicicleta, y después vuelve a quedarse dormido. No hay sonambulismo ni vocalizaciones. Además de una parasomnia, ¿qué otros diagnósticos deben considerarse?

4. Hombre sano de 30 años de edad se despierta en su casa pero no sabe dónde está. Su esposa informa que estaba confundido y no podía decirle quién era, pero que era capaz de mover todas las extremidades. El episodio duró unos minutos. Niega que tenga sueño durante el día y que abuse de las drogas o el alcohol. ¿Cuál es el diagnóstico más probable?

5. Sugiera una razón por la cual el TCR es un precursor de la enfermedad de Parkinson, pero no de la enfermedad de Alzheimer.

DESAFÍO

Shakespeare describe una parasomnia inusual en una escena crítica de *Otelo*. ¿Puede encontrar la escena y nombrar la parasomnia?

BIBLIOGRAFÍA

Högl B, Iranzo A. Rapid eye movement sleep behavior disorder and other rapid eye movement sleep parasomnias. *Continuum (Minneap Minn)*. 2017;23(4, Sleep Neurology):1017-1034.

Horner RL, Peever JH. Brain circuitry controlling sleep and wakefulness. *Continuum (Minneap Minn)*. 2017;23(4, Sleep Neurology):955-972.

Howell MJ. Parasomnias: an updated review. *Neurotherapeutics*. 2012;9(4):753-775. [recurso en línea gratuito]

Cefaleas

Breve introducción a las cefaleas

El procurador odiaba más que nada en el mundo el olor del aceite de rosas, y ahora todo presagiaba un mal día, porque ese olor perseguía al procurador desde el amanecer... Oh, dioses, dioses, ¿por qué me castigan?... Sí, sin duda, esto es, esto es otra vez, la invencible, terrible enfermedad... cuando la mitad de la cabeza duele, no hay remedio para ello, no hay escapatoria... Intentaré no mover la cabeza...

Mijail Bulgakov[*]

La cefalea es un síntoma humano casi universal. En las encuestas de población se documenta que el 99% de las mujeres y el 93% de los hombres han experimentado una cefalea en algún momento de su vida. La inmensa mayoría de las cefaleas aisladas son «cefaleas primarias», de tipo migrañoso o tensional. No obstante, la cefalea también puede desarrollarse de forma secundaria a una variedad de causas neurológicas y sistémicas: infecciones del sistema nervioso central (SNC), enfermedades cerebrovasculares, trastornos inflamatorios del SNC, lesiones intracraneales con efecto de masa, traumatismos craneales, urgencia hipertensiva, infecciones sistémicas, empleo de medicamentos o drogas, intoxicación o abstinencia. En la 3.ª edición de la *International Classification of Headache Disorders* (ICHD-3) se reconocen más de 200 diagnósticos de cefalea (https://www.ichd-3.org/).

La pregunta fundamental cuando se brinda atención médica a un paciente con cefalea es si ese dolor de cabeza en particular puede asignarse cómodamente a una de las categorías de cefaleas primarias frecuentes y tratarse sintomáticamente, o si justifica una evaluación adicional de las causas secundarias. Para responder a esta importante pregunta, los médicos deben estar familiarizados con las definiciones de los principales tipos de cefalea primaria (tres de los más usuales se analizan en los caps. 80-82) y reconocer las características que pueden orientar a causas secundarias («datos de alarma»). Para ayudar a recordar los rasgos de la cefalea que deberían hacernos reflexionar, se puede utilizar la mnemotecnia «Neuro-STOP»:

- Síntomas y signos **neuro**lógicos: convulsiones, depresión de la consciencia, rigidez de cuello, papiledema y déficits neurológicos focales persistentes.
- Síntomas **s**istémicos (fiebre, pérdida de peso), enfermedades sistémicas (cáncer, infección crónica) y afecciones sistémicas (embarazo y puerperio: en período de riesgo de eclampsia, accidente cerebrovascular [ACV] hipofisario, trombosis del seno venoso cerebral). Estas comorbilidades se vinculan con una serie de cefaleas secundarias que deben ser consideradas en el diferencial.
- Cefalea en estallido (**t**rueno): intensidad máxima al inicio del cuadro clínico. Deben descartarse la hemorragia subaracnoidea, la disección arterial cervicocefálica, la trombosis del seno venoso cerebral o un ACV hipofisario antes de asumir que se trata de una cefalea primaria.

---

[*]Mijail Afanasievich Bulgakov (1891-1941), médico ruso reconvertido en escritor, tenía migrañas discapacitantes que se mencionan con frecuencia en sus obras. La vívida descripción de una crisis de migraña en el personaje de Poncio Pilato («*The Master and Margarita*», traducción de Richard Pevear y Larissa Volokhonsky) es notable por la potencia artística y la precisión clínica. La sensibilidad olfativa específica durante el pródromo, la cefalea que empeora con los movimientos de la cabeza, la fotofobia extrema y el «edema de párpados» unilateral debido a la disfunción autonómica son características que pueden observarse durante una crisis. La descripción da una idea de la naturaleza discapacitante de esta afección tan frecuente. En la actualidad existen tratamientos muy eficaces.

- Edad avanzada (*old*) en el momento de la aparición. Las cefaleas primarias son muy poco frecuentes en las personas mayores de 65 años de edad, y cualquier cefalea de reciente aparición en este grupo etario hace sospechar de causas secundarias, como la arteritis de células gigantes (ACG), el hematoma subdural o la neoplasia intracraneal.
- Cefalea **p**osicional. El empeoramiento de la cefalea al levantarse o acostarse, al agacharse, al estornudar o al hacer esfuerzos apunta a un aumento o disminución de la presión intracraneal como causa. Hay que descartar las causas estructurales. La hipertensión intracraneal idiopática (HII) (cap. 38, en la sección de trastornos de la visión) y la hipotensión intracraneal espontánea (HIE) (cap. 83) deben considerarse diagnósticos diferenciales.

Estos «datos de alarma» ayudan a identificar un subgrupo de pacientes con cefaleas que tienen un mayor riesgo de padecer las de tipo secundario y que pueden necesitar estudios de imagen y otros. Sin embargo, la especificidad de los «datos de alarma» no es alta, y la mayoría de los pacientes tendrán una evaluación con resultados negativos.

BIBLIOGRAFÍA

Do TP, Remmers A, Schytz HW, et al. Red and orange flags for secondary headaches in clinical practice: SNNOOP10 list. *Neurology.* 2019;92(3):134-144. [recurso en línea gratuito]
https://americanheadachesociety.org/wp-content/uploads/2018/05/NAP_for_Web_-_Headache_Diagnosis___Testing.pdf. [recurso en línea gratuito]
Rasmussen BK, Jensen R, Schroll M, Olesen J. Epidemiology of headache in a general population--a prevalence study. *J Clin Epidemiol.* 1991;44(11):1147-1157.

80 | Migraña

Trastorno de cefalea primaria y recurrente de intensidad moderada a grave que puede estar asociado con un aura.

CARACTERÍSTICAS PRINCIPALES

1. Las cefaleas recurrentes, que suelen ser de tipo pulsátil y no opresivas, duran horas o incluso días si no se tratan.
   En la *ICHD-3* se exige un antecedente de al menos cinco crisis típicas previas que duren entre 4 y 72 h (si no se tratan) para el diagnóstico definitivo de migraña.
2. La cefalea suele afectar la zona de distribución sensitiva del nervio oftálmico: región ocular y periorbitaria, así como las regiones frontal y temporal de la piel cabelluda.
   El dolor suele comenzar de forma unilateral y puede extenderse al otro lado de la cabeza durante la crisis. El «dolor sinusal», debido al dolor referido a los senos paranasales, y el dolor de cuello, probablemente debido a la convergencia del nervio trigémino y las raíces espinales cervicales superiores en el complejo trigémino-cervical, son frecuentes en la migraña.
3. Sensibilidad a la luz, los sonidos y los olores fuertes: fotofobia, fonofobia y osmofobia.
   Los pacientes suelen buscar una habitación tranquila y oscura durante las crisis.
4. Cefalea que empeora con el esfuerzo físico.
   Incluso caminar y los movimientos de la cabeza exacerban el dolor. Los pacientes intentarán recostarse o evitar moverse durante la crisis.
5. Aproximadamente la mitad de los pacientes tienen náuseas durante las crisis; los vómitos son mucho menos frecuentes.
   Habitualmente se utilizan antieméticos en urgencias como parte de un «cóctel de migraña» para hacer que la crisis ceda.

SINOPSIS

La migraña suele considerarse como un trastorno benigno porque cede de manera espontánea y los pacientes retoman sus actividades normales entre las crisis. Sin embargo, las estimaciones de años de vida ajustados a la discapacidad (AVAD) a causa de la migraña la sitúan en segundo lugar, después del accidente cerebrovascular, entre los trastornos neurológicos. Se calcula que el costo económico de la migraña supera los 20 000 millones de dólares anuales solo en los Estados Unidos. Estas estadísticas dan fe de la naturaleza discapacitante de la migraña, así como de su elevada prevalencia a lo largo de la vida (33% de las mujeres y 13% de los hombres).

La cefalea es la característica más prominente y discapacitante de la migraña, pero es solo una fase de un proceso multifásico. La fase prodrómica previa a la aparición de la cefalea dura de horas a días y se caracteriza por una panoplia de síntomas que incluyen fatiga, problemas de concentración, irritabilidad, aumento de la sensibilidad a la luz y al tacto, y síntomas intestinales y vesicales. La fase de aura, que está presente en una minoría de pacientes, suele durar entre 15 y 30 min (se comenta en el cap. 75). Se cree que la cefalea se debe a la activación de las vías sensitivas del trigémino que inervan las órbitas, los senos paranasales y la duramadre frontotemporal, lo que explica que la migraña se manifieste con dolor en estas regiones del cráneo. Si no se trata, la cefalea suele alcanzar su máxima gravedad en una hora y durar varias horas o días. Se piensa que la sensibilidad a la luz y al sonido, tan usual durante las migrañas, es el resultado de la sensibilización de las neuronas de tercer orden del tálamo en respuesta a la activación del complejo trigeminal. A la resolución de la cefalea le sigue la fase posdrómica, que se caracteriza por muchos de los síntomas de la fase prodrómica: astenia, somnolencia, problemas de concentración, fotofobia, irritabilidad y náuseas.

Los tres pilares del tratamiento de la migraña son: 1) identificar y evitar los desencadenantes de la migraña y realizar ajustes en el estilo de vida para reducir al mínimo la frecuencia de las cefaleas (regularizar los ciclos de sueño y vigilia y las comidas, moderar el consumo de cafeína). 2) Optimizar la elección de los analgésicos y utilizarlos de forma temprana en la fase de cefalea. Entre ellos se encuentran los antiinflamatorios no esteroideos (AINE), los triptanos (agonistas selectivos de los receptores 5-HT1B/5-HT1D de la serotonina), los antieméticos y los bloqueadores del péptido relacionado con el gen de la la calcitonina (CGRP, *calcitonin gene-related peptide*). 3) Iniciar una medicación profiláctica diaria para los pacientes cuyas migrañas sean intensas y frecuentes. Las terapias preventivas incluyen antihipertensivos, anticonvulsivos, antidepresivos, citrato de magnesio, riboflavina, inyecciones de toxina botulínica A (*Botox®*) y bloqueos nerviosos. A pesar de la amplia disponibilidad de tratamientos eficaces y de la naturaleza discapacitante de las migrañas, sigue siendo una afección poco tratada.

FIGURAS

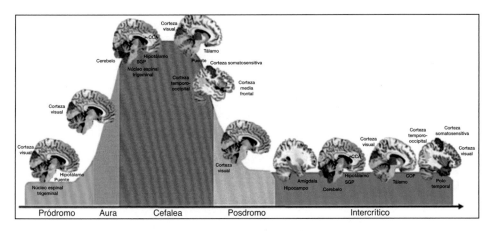

Esquema de las principales regiones cerebrales implicadas en las fases de la migraña. CCA, corteza cingulada anterior; COF, corteza orbitofrontal; SGP, sustancia gris periacueductal (reproducido con autorización de Messina R, Filippi M, Goadsby PJ. Recent advances in headache neuroimaging. *Curr Opin Neurol.* 2018;31(4):379-385).

PREGUNTAS PARA ESTUDIAR POR CUENTA PROPIA

1. La menstruación desencadena migrañas en algunas mujeres. ¿Qué estrategia terapéutica puede emplearse para reducir al mínimo el riesgo de migraña perimenstrual?
2. ¿Por qué no se recomienda el uso de AINE y triptanos a diario o casi a diario para tratar las crisis de migraña?

3. Al elegir un medicamento preventivo, los médicos deben considerar si este se encuentra indicado o contraindicado para las enfermedades concomitantes del paciente. Relacione cada fármaco preventivo para la migraña con la comorbilidad para la que está indicado o relativamente contraindicado.

A. Amitriptilina	Indicado: depresión Contraindicado: obesidad
B. Topiramato	Indicado: hipertensión Contraindicado: asma
C. Propranolol	Indicado: dolor neuropático, convulsiones Contraindicado: riesgo de suicidio
D. Gabapentina	Indicado: convulsiones Contraindicado: cálculos renales

4. La migraña es un trastorno episódico recurrente, pero una pequeña minoría de individuos experimentan una «cronificación» de las migrañas, lo que ocasiona cefaleas diarias o casi diarias. ¿Cuáles son los tratamientos aprobados para las migrañas crónicas?
5. Se ha demostrado sistemáticamente que la concentración del CGRP aumenta durante las crisis y los anticuerpos contra el péptido y el receptor del CGRP son eficaces para prevenir la migraña. Proponga dónde puede encajar el CGRP en la patogenia de la migraña.

DESAFÍO

¿Cuáles son las variantes de la migraña sin cefalea? ¿Cómo se tratan?

BIBLIOGRAFÍA

Dodick DW. Migraine. *Lancet*. 2018;391(10127):1315-1330.
https://americanheadachesociety.org/wp-content/uploads/2018/08/Book_-_Brainstorm_Syllabus.pdf. [recurso en línea gratuito]
Stewart WF, Roy J, Lipton RB. Migraine prevalence, socioeconomic status, and social causation. *Neurology*. 2013;81(11):948-955. [recurso en línea gratuito]

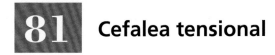

81 Cefalea tensional

Cefalea primaria recurrente de intensidad leve a moderada.

CARACTERÍSTICAS PRINCIPALES

En la tabla se compara la cefalea de tipo tensional (CTT) con la migraña:

	Cefalea de tipo tensional	Migraña
1. Intensidad	Leve-moderada	Moderada-intensa
2. Lateralidad al inicio	Por lo general, bilateral	Típicamente unilateral
3. Característica de la cefalea	Opresiva, «como tornillo apretado en un banco»	Palpitante, pulsante en la mayoría de los casos
4. Náuseas	No	En la mitad de los pacientes
5. Empeora con el movimiento	No, los pacientes continúan con sus actividades	Sí, los pacientes prefieren acostarse

SINOPSIS

La CTT tiene la distinción de ser la más carente de características distintivas y la menos comprendida de las cefaleas primarias. También es la que más se confunde con una cefalea secundaria. Para la mayoría de los pacientes, la CTT no es más que un «dolor de cabeza normal», más una molestia que un trastorno de la vida cotidiana. Por esta razón, es mucho menos probable que los pacientes con CTT acudan a urgencias o busquen una consulta neurológica que los pacientes con migrañas.

En las *Características principales* se destacan las diferencias entre la CTT y la migraña, pero en realidad las características de estos dos tipos de cefaleas se superponen. Un paciente puede tener cefaleas intensas bilaterales y de tipo opresivo asociadas con sensibilidad a la luz. La diferenciación entre la CTT y la migraña es importante desde el punto de vista terapéutico. La migraña muestra una respuesta favorable a los triptanos y los antagonistas del receptor del péptido relacionado con el gen de la calcitonina (CGRP, *calcitonin gene-related peptide*), mientras que la CTT responde mejor al tratamiento con antiinflamatorios no esteroideos (AINE) y a la cafeína. Los medicamentos preventivos que funcionan para las migrañas no suelen prevenir la CTT (con la excepción de ciertos antidepresivos tricíclicos que pueden funcionar para ambos tipos de cefalea). El diagnóstico erróneo de la migraña como CTT es mucho más frecuente que la situación inversa. Una de las razones más probables para hacer diagnósticos erróneos es que los médicos no son conscientes de que las cefaleas pueden ser compatibles con el diagnóstico de migraña aunque no se den todas las características clásicas de esta, es decir, no todos los pacientes con migraña describen su cefalea como intensa, pulsátil, unilateral y asociada con náuseas y fotofobia. Por el contrario, las características que popularmente se cree que favorecen la CTT (p. ej., el estrés como desencadenante de la cefalea, el dolor de cuello) son igual de frecuentes entre los pacientes con migraña. En caso de duda, asuma que un trastorno de cefalea recurrente grave es una migraña y no una CTT.

FIGURAS

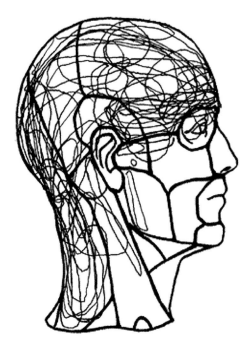

Localización típica de las cefaleas tensionales según los pacientes. El dolor se concentra en el cuello y en las regiones pericraneales (reproducido con autorización de Svensson P. Muscle pain in the head: overlap between temporomandibular disorders and tension-type headaches. *Curr Opin Neurol*. 2007;20(3):320-325).

PREGUNTAS PARA ESTUDIAR POR CUENTA PROPIA

1. ¿Cuáles son los tres síntomas que diferencian la migraña de la CTT con una precisión del 98% (compare su respuesta con Lipton RB, et al. *Neurology*. 2003;61(3):375-382. [recurso en línea gratuito])?
2. ¿Qué estrategias no farmacológicas son eficaces para disminuir la frecuencia de la CTT?
3. Hombre de 70 años de edad, sano y con antecedentes de CTT acude a su neurólogo por empeoramiento de las cefaleas durante varias semanas. Ahora las cefaleas son más frecuentes e intensas que antes, y se lateralizan hacia el lado izquierdo, mientras que antes eran bilaterales. Refiere una visión borrosa de unos segundos de duración en el ojo izquierdo cuando se levanta de la cama. ¿Cuáles son las cefaleas secundarias principales que hay que tener en cuenta en este contexto? ¿Cuáles son las partes más pertinentes de la exploración que deben realizarse y documentarse? ¿Qué pruebas deben llevarse a cabo?
4. Mujer de 80 años de edad con antecedentes lejanos de CTT acude a su neurólogo por empeoramiento de las cefaleas durante varias semanas. Las cefaleas empeoran al despertar y con el esfuerzo (maniobra de Valsalva). ¿Qué cefaleas secundarias implican estas características? ¿Cuáles son los hallazgos pertinentes de la exploración que deben documentarse? ¿Qué pruebas deben realizarse?

5. Las CTT pueden ser consecuencia de la ingesta o la abstinencia de sustancias legales o ilegales. La cefalea por abstinencia puede ser difícil de diagnosticar, ya que a los pacientes no se les pregunta de forma rutinaria sobre los medicamentos que han dejado de tomar recientemente. Nombre algunas de las sustancias más frecuentemente asociadas con las cefaleas por abstinencia. ¿Qué maniobra diagnóstica puede ayudar a confirmar el diagnóstico de cefalea por abstinencia de sustancias?

DESAFÍO

Un dilema habitual para los médicos de urgencias es si está justificado realizar una punción lumbar (PL) en un paciente con una cefalea aislada. ¿Cuáles son las principales categorías de cefaleas secundarias que se diagnostican con el análisis del líquido cefalorraquídeo (LCR)? ¿Qué síntomas trataría de obtener del paciente para decidir si está justificado hacer una PL?

BIBLIOGRAFÍA

Bendtsen L, Evers S, Linde M, et al. EFNS guideline on the treatment of tension-type headache – report of an EFNS task force. *Eur J Neurol*. 2010;17(11):1318-1325. [recurso en línea gratuito]
https://americanheadachesociety.org/wp-content/uploads/2018/05/NAP_for_Web_-_Headache_Diagnosis___Testing.pdf. [recurso en línea gratuito]

82 | Cefalea en racimos

Cefalea primaria recurrente, de gran intensidad, con características autonómicas prominentes (poco frecuente).

CARACTERÍSTICAS PRINCIPALES

La cefalea en racimos (CR) tiene muchas características en común con las migrañas, a diferencia de la CTT. La CR comprende fenotipos episódicos y crónicos. Es unilateral y puede ir acompañada de náuseas, fotofobia y fonofobia. Las principales características que ayudan a distinguir la CR episódica de la migraña se enumeran en la siguiente tabla:

	Cefalea episódica en racimos	Migraña
1. Velocidad de aparición	Por lo general, se tarda unos minutos en llegar a la intensidad máxima de dolor	Normalmente, se necesitan más de 20 min para alcanzar la intensidad máxima
2. Duración	30-90 min	De varias horas a días
3. Características autonómicas	Lagrimeo (90%), inyección conjuntival (75%), congestión nasal, rinorrea, ptosis palpebral, miosis, edema palpebral	Generalmente ausentes
4. Empeora con el movimiento	No, los pacientes caminan o se balancean de un lado a otro durante una crisis	Sí, los pacientes prefieren el reposo
5. «Agrupación de las crisis»	Sí, las crisis suelen producirse en la misma época del año y a la misma hora del día	No

SINOPSIS

En relación con la migraña, la CR episódica es muy rara. Tiene una prevalencia de 1 por cada 1 000, mientras que la migraña afecta a una de cada tres mujeres y a uno de cada seis hombres. Sin embargo, en relación con otras cefaleas primarias que se incluyen en la categoría de cefaleas autonómicas trigeminales (CAT), la CR es la más frecuente. Todas las CAT tienen en común un intenso dolor unilateral en la distribución de la división oftálmica del nervio trigémino y características autonómicas (parasimpáticas y simpáticas) ipsilaterales. Las CAT difieren entre sí en cuanto a la duración, los desencadenantes y la respuesta al tratamiento. Las CAT se clasifican actualmente en cinco grupos: 1) CR, 2) hemicráneas paroxísticas (HP), 3) crisis de cefalea neuralgiforme unilateral de breve duración con inyección conjuntival y lagrimeo (SUNCT, *short-lasting unilateral neuralgiform pain conjuntival inyection and tearing*), 4) crisis de cefalea unilateral neuralgiforme de corta duración con síntomas autonómicos craneales (SUNA, *short-lasting unilateral neuralgiform headache with autonomic symptoms*) y 5) hemicránea continua. La característica más llamativa de la CR, que no se encuentra en otras CAT, es la agrupación y periodicidad de las crisis. Las CR tienden a agruparse durante los mismos 1-3 meses cada año, a menudo después del solsticio de verano e invierno. Además, suelen agruparse en torno a la misma hora del día, a menudo entre la 1 y las 3 de la madrugada. Los tratamientos de las crisis agudas incluyen la administración de oxígeno de alto flujo al 100%, sumatriptán inyectable y terapias dirigidas al CGRP. Entre los fármacos preventivos, que pueden utilizarse durante el período de la crisis, se encuentran los bloqueadores de los canales de calcio, el litio y los esteroides orales.

FIGURAS

Cefalea unilateral ubicada en la división oftálmica del nervio trigémino

Características autonómicas:

• Caída del párpado (ptosis)

• Constricción pupilar (miosis)

• Ojo rojo
  (hiperemia conjuntival)

• Lagrimeo

• Congestión nasal unilateral, rinorrea

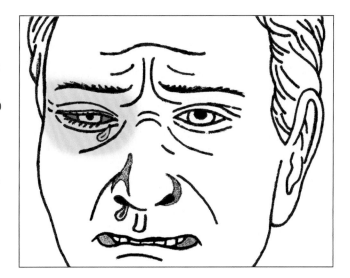

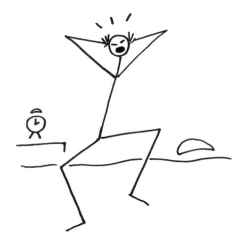

La cefalea suele tener un ciclo circadiano, por ejemplo: despierta al paciente aproximadamente a las 2 a.m.

El paciente está agitado, se levanta para moverse durante la crisis.

Rasgos característicos de la cefalea en racimos.

PREGUNTAS PARA ESTUDIAR POR CUENTA PROPIA

1. ¿Qué características autonómicas de la CR pueden atribuirse a la activación del sistema nervioso parasimpático y cuáles a la activación del sistema nervioso simpático?

2. Mujer de 40 años de edad presenta cefaleas frecuentes que duran entre 20 y 30 min y se repiten más de cinco veces al día. No hay un momento específico para la aparición de las cefaleas.

Hay lagrimeo prominente durante las crisis. Se le diagnostica CR y se prescribe galcanezumab (anticuerpo monoclonal anti-CGRP) como fármaco abortivo de las crisis y prednisona como fármaco preventivo transitorio. Sin embargo, las crisis no ceden. ¿Qué características clínicas no son compatibles con el diagnóstico de CR? ¿Cuál es el diagnóstico correcto? ¿Qué medicamento debe probarse para confirmar la sospecha diagnóstica y como terapia altamente eficaz?

3. Las SUNCT y las SUNA provocan paroxismos de dolor intenso en la distribución del nervio trigémino. ¿Cómo diferenciaría estos trastornos de cefalea de la neuralgia del trigémino? ¿Cuál es el tratamiento de primera línea de las SUNCT y las SUNA y cuál es el tratamiento de primera línea de la neuralgia del trigémino?

4. Se recomienda que los pacientes con diagnóstico de CAT se realicen estudios de resonancia magnética (RM) cerebral. ¿Cuál es el fundamento de esta recomendación?

5. ¿Cuáles son los abordajes no farmacológicos para tratar la CR?

DESAFÍO

Una característica distintiva de la CR es la tendencia a que las crisis ocurran alrededor de la misma hora en el ciclo de 24 h. Por lo tanto, una teoría que explique la patogenia de la agrupación probablemente implicaría estructuras cerebrales responsables de los ritmos circadianos. Comente dónde se encuentra el «reloj maestro» circadiano en el cerebro y cuál es la supuesta relación entre esta estructura y la CR. Nombre otro trastorno de cefalea primaria que se manifieste con regularidad temporal.

BIBLIOGRAFÍA

Burish M. Cluster headache and other trigeminal autonomic cephalalgias. *Continuum*. 2018;24(4, Headache): 1137-1156.
https://americanheadachesociety.org/wp-content/uploads/2018/05/NAP_for_Web_-_Cluster___Other_Short-Lasting_Headaches.pdf. [recurso en línea gratuito]

83 Hipotensión intracraneal espontánea ⬛

Trastorno secundario de la cefalea por la salida espontánea de líquido cefalorraquídeo.

CARACTERÍSTICAS PRINCIPALES

1. Cefaleas que empeoran en posición vertical y mejoran con la posición de cabeza abajo o Trendelenburg.

   Las cefaleas pueden tener características migrañosas o de CTT y suelen venir acompañadas de dolor de cuello y entre las escápulas.

2. Presión del LCR de apertura baja o normal.

   Una presión de apertura < 6 cm H_2O sugiere con fuerza una hipotensión intracraneal espontánea (HIE) (la presión de apertura normal es de 10-18 cm H_2O). Hasta dos tercios de los pacientes con HIE tienen presiones de apertura del LCR en el rango bajo de la normalidad.

3. Realce paquimeníngeo en la RM cerebral.

   La congestión de las venas y los senos cerebrales puede dar lugar a un realce paquimeníngeo (dural) tenue. Otros rasgos característicos de la RM son el «hundimiento del cerebro» (descenso de las amígdalas cerebelosas, congestión de la fosa posterior), el agrandamiento de la hipófisis y, con menor frecuencia, los higromas o hematomas subdurales.

4. Falta de respuesta a los medicamentos para la cefalea.

   La cafeína puede proporcionar un alivio temporal, pero rara vez un beneficio duradero.

5. Hallazgo de una filtración de LCR espinal en la mielografía por tomografía computarizada (TC) o en la cisternografía con radionúclidos.

   La localización de la filtración de LCR puede determinarse inyectando contraste en el espacio subaracnoideo y observando dónde emerge el contraste. Estas pruebas son técnicamente difíciles y determinan el lugar de la filtración de LCR solo en la mitad de los pacientes con HIE.

SINOPSIS

La HIE, también conocida como *hipovolemia de LCR*, se asemeja clínicamente a las cefaleas post-PL. En las cefaleas por baja presión del LCR, la posición erguida suele exacerbar el dolor y provocar un mayor «hundimiento» del tronco encefálico, mientras que la posición con la cabeza hacia abajo alivia la cefalea. La filtración del LCR a menudo es «espontánea» o sigue a un acontecimiento trivial, como toser, estornudar, agacharse o una pequeña caída. Se presume que la causa de la filtración es un desgarro dural por un espolón espondilótico en la columna cervical o torácica, debilidad en el saco dural o divertículos meníngeos. La identificación del lugar de la filtración de LCR en la mielografía por TC permite orientar la colocación del parche hemático autólogo epidural. En ausencia de un sitio identificable, se pueden probar los parches hemáticos epidurales ciegos; la tasa de éxito del parche es de aproximadamente el 30%.

FIGURAS

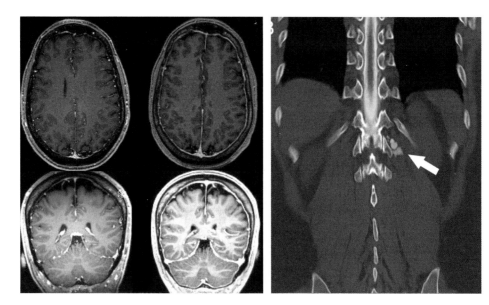

En la RM axial y coronal con contraste de la izquierda se observan meninges normales en un hombre de 43 años de edad al que se le realizaron imágenes cerebrales para dar seguimiento a su esclerosis múltiple. La RM de la derecha se tomó después de que se le diagnosticara HII. Obsérvese el nuevo realce meníngeo tenue en el compartimento supratentorial e infratentorial. La imagen del mielograma coronal reformateado de TC es de un paciente diferente; se observa una acumulación sacular de LCR (sitio de filtración del LCR, *flecha*) en los tejidos blandos paravertebrales posteriores izquierdos a nivel de T12 (reproducido con autorización de Davagnanam I, Nikoubashman O, Shanahan P. Teaching NeuroImages: nontraumatic spinal CSF leak on CT myelography in a patient with low-pressure headaches. *Neurology*. 2010;75(22):e89).

PREGUNTAS PARA ESTUDIAR POR CUENTA PROPIA

1. Los pacientes con HIE pueden experimentar diplopía, dolor facial, alteración de la audición, mareos y, en casos graves, disminución de la consciencia y parkinsonismo. ¿Cuál es la base neuroanatómica probable de estos síntomas neurológicos?

2. En la siguiente tabla se incluyen los rasgos característicos de la presión intracraneal alta y baja. Para cada característica, indique si se observa en la HIE o en la HII:

	HIE	HII
La posición supina empeora la cefalea		
Cefalea que empeora por la mañana		
Oscurecimientos visuales transitorios y acúfenos pulsátiles		
El paciente es delgado o tiene bajo peso		
La hipófisis en la RM está distendida, pero no desplazada		

3. Los pacientes con trastornos de hipermovilidad, incluidos los síndromes de Ehlers-Danlos y Marfan, tienen un mayor riesgo de padecer HIE. Sugiera una explicación para esta asociación.

4. Mujer de 50 años de edad refiere cefaleas posicionales que no responden al tratamiento y de una secreción transparente e incolora de la fosa nasal derecha. ¿Puede sugerir un diagnóstico que explique todos sus síntomas? ¿Qué prueba de la secreción nasal podría ayudar a confirmar su sospecha clínica?

5. A un hombre de 40 años de edad se le realiza la reparación exitosa de una filtración de LCR por HIE. Poco después, desarrolla cefaleas que empeoran en las horas de la mañana y al acostarse. ¿Cuál podría ser la explicación de este cambio en el patrón de las cefaleas?

DESAFÍO

Una de las características clásicas de la HIE en la RM cerebral (la presencia de amígdalas cerebelosas bajas) también se observa en la malformación de Chiari de tipo 1. La distinción entre estas dos entidades es fundamental, ya que los pacientes con HIE que se realizan una cirugía de descompresión por una presunta malformación de Chiari tipo 1 suelen experimentar un empeoramiento considerable de sus síntomas. ¿Cuáles son los síntomas típicos de una malformación de Chiari tipo 1 que no se encuentran en la HIE? ¿Cómo diferenciaría el Chiari de tipo 1 de la HIE según los criterios de la RM?

BIBLIOGRAFÍA

Cullan AM, Grover ML. A 56-year-old woman with positional headache. *Mayo Clin Proc.* 2011;86(6):e35-8. [recurso en línea gratuito]

Friedman DI. Headaches due to low and high intracranial pressure. *Continuum.* 2018;24(4, Headache):1066-1091.

Mokri B. Spontaneous cerebrospinal fluid leaks from intracranial hypotension to ccerebrospinal flid hypovolemia – evolution of a concept. *Mayo Clin Proc.* 1999;74(11):1113-1123. [recurso en línea gratuito]

Infecciones del sistema nervioso central

Breve introducción a las infecciones del sistema nervioso central

...los que estaban bajo el hechizo del coma olvidaban a todos los que les eran familiares y parecían estar durmiendo constantemente. Y si alguien se preocupara por ellos, comerían sin despertarse. Pero los que sufrían de delirio padecían de insomnio y eran víctimas de una imaginación distorsionada, pues sospechaban que los hombres venían sobre ellos para destruirlos, y se excitaban y se precipitaban en la huida, gritando a voz en cuello. Y los que los atendían estaban en un estado de agotamiento constante.

Procopio[*]

Las infecciones cerebrales provocan un mal funcionamiento del cerebro: alteración de la cognición, la percepción y el comportamiento. Sin embargo, lo contrario no es cierto: el mal funcionamiento del cerebro no significa que el paciente tenga una infección cerebral, ya que hay muchas otras causas que pueden trastornar su función. La pregunta de si un paciente tiene una encefalopatía infecciosa o no infecciosa no siempre es fácil de responder. Cuando se sospecha de una infección del sistema nervioso central (SNC), es necesario realizar una punción lumbar con un estudio exhaustivo del líquido cefalorraquídeo (LCR). La confirmación del diagnóstico de la infección del SNC requiere el aislamiento del patógeno del tejido del SNC o del LCR, o la evidencia de una respuesta inmunitaria a un patógeno específico en el LCR.

Una infección cerebral puede ser aguda (encefalitis vírica aguda, cap. 84) o crónica (demencia por VIH, cap. 89). Las presentaciones clásicas de la infección cerebral son la alteración del estado mental, las convulsiones y los déficits neurológicos focales, especialmente afecta a una región cerebral específica (absceso cerebral, cap. 86). La meningitis bacteriana suele presentarse de forma aguda con fiebre, cefalea, meningismo y pleocitosis fulminante del LCR (cap. 85), pero algunos organismos inducen un proceso más indolente y menos dramático (neuroborreliosis de Lyme, cap. 87). Cuando los pacientes presentan signos de infección de los compartimentos meníngeo y parenquimatoso, el término «meningoencefalitis» es apropiado.

Las infecciones del SNC pueden ser de etiología vírica, bacteriana, micobacteriana, espiroquetaria, micótica, protozoaria, parasitaria o priónica (cap. 91). Las neuroinfecciones en los países desarrollados están disminuyendo. Representan menos del 3% de los ingresos en neurología, y cerca de la mitad se producen en hospederos inmunocomprometidos. En los países con economías emergentes, las «enfermedades tropicales desatendidas» tienen una alta prevalencia, y muchas de ellas presentan importantes complicaciones neurológicas. Hablaremos de un ejemplo, la neurocisticercosis, que es la causa más frecuente de epilepsia en las regiones endémicas (cap. 88). Las limitaciones de espacio nos impiden dedicar capítulos separados a muchas de las neuroinfecciones importantes del mundo en desarrollo (tuberculosis, paludismo, tripanosomosis africana [enfermedad del sueño]) y las numerosas infecciones que afectan compartimentos neuroanatómicos

---

[*]Procopio de Cesárea, preeminente historiador bizantino del siglo VI, proporcionó un relato de testigos oculares del primer brote conocido de *Yersinia pestis* en Europa: «la peste de Justiniano». La peste causó múltiples pandemias a lo largo de los siglos; la más infame fue la pandemia de peste negra durante la Edad Media. La cita es de la *Historia de la guerra* de Procopio.

distintos del cerebro: el poliovirus y el virus del Nilo occidental, que infectan las células del asta anterior de la médula espinal; la lepra, una causa habitual de neuropatía en todo el mundo; y la triquinosis, una causa frecuente de miositis infecciosa. Siempre es importante mantener las neuroinfecciones como diagnóstico diferencial, ya que muchas son tratables.

BIBLIOGRAFÍA

Tan K, Patel S, Gandhi N, Chow F, Rumbaugh J, Nath A. Burden of neuroinfectious diseases on the neurology service in a tertiary care center. *Neurology*. 2008;71(15):1160-1166.

84 Encefalitis vírica aguda

Infección vírica del parénquima cerebral.

CARACTERÍSTICAS PRINCIPALES

1. Alteración del estado mental.
   La encefalitis provoca encefalopatía, cambios de comportamiento y, en los casos más graves, estupor y coma.
2. Fiebre (> 38 °C).
   La fiebre puede preceder o presentarse posterior a las alteraciones del estado mental.
3. Crisis convulsivas de reciente aparición.
   Las crisis pueden ser focales o generalizadas. Una convulsión puede ser clínica o subclínica (descargas epileptiformes en el electroencefalograma [EEG] en ausencia de evidencia clínica de actividad convulsiva). Los complejos repetitivos de ondas agudas en los lóbulos temporales y las descargas epileptiformes lateralizadas periódicas son característicos de la encefalitis por virus del herpes simple (EVHS).
4. Déficits neurológicos focales.
   La encefalitis puede causar pérdida de memoria, ataxia, parálisis focal o un trastorno del movimiento.
5. Pleocitosis del LCR.
   La pleocitosis del LCR se define como > 5 leucocitos/mm³. En la encefalitis vírica, la pleocitosis típicamente es de predominio linfocítico y rara vez supera los 1 000 leucocitos/mm³.

SINOPSIS

Encefalitis significa «inflamación del cerebro» en griego. La inflamación puede deberse a una causa infecciosa o autoinmunitaria. Las causas infecciosas más frecuentes son víricas: virus del herpes simple, enterovirus, flavivirus (encefalitis japonesa) y arbovirus (Nilo occidental o dengue). Entre las numerosas etiologías no víricas están las infecciones bacterianas (*Listeria, Mycoplasma, Bartonella*), micobacterianas (tuberculosis), espiroquetas (*Borrelia burgdorferi*), micóticas (*Cryptococcus*), protozoarias (*Toxoplasma gondii*) y amebianas (*Naegleria fowleri*). Existen algoritmos para acotar la búsqueda de agentes infecciosos en función de la historia clínica (antecedentes de viajes, exposiciones a garrapatas, inmunodeficiencia) y de las características clínicas y paraclínicas (EEG y anomalías en la imagen de resonancia magnética [RM] cerebral). Sin embargo, en la mitad de los casos, la causa de la infección sigue siendo desconocida.

El tratamiento de las encefalitis consiste en medidas de apoyo (asegurando la permeabilidad de las vías respiratorias y la estabilidad hemodinámica), control de las convulsiones, medidas para disminuir la presión intracraneal cuando sea necesario y antimicrobianos parenterales. Cuando se sospeche una EVHS, debe iniciarse un régimen de aciclovir intravenoso de acuerdo con el peso lo antes posible, debido a que un retraso en el tratamiento se correlaciona con peores resultados. En un paciente en el que no se identifica ningún agente infeccioso, hay que considerar la posibilidad de una encefalitis autoinmunitaria, que suele responder a los corticoesteroides y a la inmunomodulación.

FIGURAS

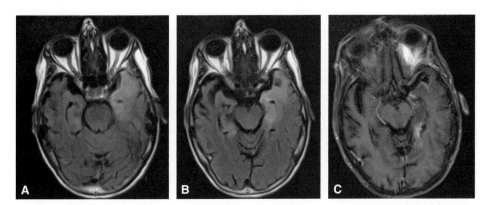

Mujer de 77 años de edad se presentó con 4 días de deterioro cognitivo y fiebre leve. En la RM del cerebro se observan extensas lesiones hiperintensas en T2 en los lóbulos temporales (**A** y **B**) con una pequeña área de realce (**C**) que sugiere EVHS. Se detectó el VHS en el LCR con reacción en cadena de la polimerasa, confirmando el diagnóstico.

PREGUNTAS PARA ESTUDIAR POR CUENTA PROPIA

1. Tanto la encefalopatía no infecciosa como la encefalitis se definen por la alteración del estado mental. ¿Cuáles son algunas indicaciones valiosas sobre la historia clínica, la exploración neurológica, el LCR y los hallazgos de la RM cerebral que favorecen una causa sobre la otra?

2. Niño de 5 años de edad se presenta con fiebre, irritabilidad y letargia. El estudio del LCR es compatible con encefalitis. Su estado se deteriora y deja de responder a los estímulos nocivos. Ambas pupilas se dilatan y son poco reactivas. ¿Qué complicación de la encefalitis aguda debe considerarse en este contexto? ¿Cuál es su abordaje para el tratamiento de esta complicación?

3. Cuando se valora a un paciente con posible encefalitis, es importante recopilar información detallada sobre su historial de viajes, exposiciones a animales y contactos enfermos. Enumere los microorganismos infecciosos que deben considerarse en el diagnóstico diferencial de la encefalitis si están presentes los siguientes factores de riesgo o hallazgos clínicos:

   a. Senderismo por zonas boscosas del noreste de los Estados Unidos durante primavera-verano

   b. Antecedentes de un arañazo de gato

   c. Antecedentes de mordeduras de animales salvajes o murciélagos

   d. Viajes recientes a África

   e. Erupción petequial

4. Explique por qué la medición de los títulos de anticuerpos específicos del patógeno durante la fase aguda y durante la convalecencia (> 2 semanas después del inicio) puede permitir la identificación retrospectiva del microorganismo infeccioso causante de la encefalitis.

5. Niño de 10 años de edad se presenta con fiebre baja, letargia, convulsiones y marcha anómala. En la RM cerebral se observan varias lesiones difusas, mal delimitadas y sin realce en la sustancia blanca cerebral. El LCR muestra una leve pleocitosis, sin bandas oligoclonales, y pruebas negativas para meningitis-encefalitis. ¿Cuál es la principal consideración diagnóstica no infecciosa? ¿Cuál es el tratamiento de primera línea para esta enfermedad?

DESAFÍO

Mujer de 60 años de edad tratada exitosamente con aciclovir intravenoso contra una EVHS vuelve a urgencias varias semanas después del alta con un empeoramiento del estado mental y alucinaciones visuales. En la RM cerebral se muestran nuevas lesiones en T2 en ambos lóbulos temporales. ¿Qué rara complicación de la encefalitis herpética debe considerarse en esta paciente? ¿Qué prueba puede confirmar su sospecha? ¿Cuál es el tratamiento recomendado?

BIBLIOGRAFÍA

Solomon T, Hart IJ, Beeching NJ. Viral encephalitis: a clinician's guide. *Pract Neurol.* 2007;7(5):288-305. [recurso en línea gratuito]

Tyler KL. Acute viral encephalitis. *N Engl J Med.* 2018;379(6):557-566.

Venkatesan A, Tunkel AR, Bloch KC, et al. Case definitions, diagnostic algorithms, and priorities in encephalitis: consensus statement of the international encephalitis consortium. *Clin Infect Dis.* 2013;57(8):1114-1128. [recurso en línea gratuito]

Meningitis bacteriana aguda

Infección bacteriana aguda que afecta las meninges aracnoideas y el espacio subaracnoideo.

CARACTERÍSTICAS PRINCIPALES

1. Fiebre.

   La fiebre está casi siempre presente y suele ser mayor de 38 °C. La hipotermia es una presentación rara.

2. Alteración del estado mental.

   La mayoría de los pacientes están confundidos o letárgicos en el momento de la presentación y pueden evolucionar hacia el estupor y el coma.

3. Meningismo (signos de irritación meníngea).

   La rigidez nucal (incapacidad para flexionar el cuello) es el signo más fiable del meningismo. El signo de Brudzinski es la flexión refleja de las caderas y las rodillas del paciente ante la flexión pasiva del cuello. El signo de Kernig es una restricción en la extensión pasiva de la rodilla debido al espasmo de los músculos isquiotibiales cuando la cadera se flexiona 90°. Los signos de Brudzinski y Kernig son muy característicos del meningismo, pero están ausentes en la mayoría de los pacientes con meningitis.

4. Cefalea.

   Suele ser grave y generalizada y se acompaña de fotofobia, náuseas y vómitos. La «acentuación de la cefalea» (inducida por la rotación horizontal de la cabeza a una frecuencia de 2-3 por segundo) es un signo específico pero no sensible de meningitis.

5. Pleocitosis neutrofílica del LCR.

   Los recuentos de leucocitos en LCR de ≥ 2 000 células/mm³ son predictivos de meningitis bacteriana, al igual que el predominio de neutrófilos. Sin embargo, los recuentos bajos de leucocitos, e incluso un LCR normal, no descartan este diagnóstico. El aislamiento de patógenos bacterianos en el LCR, ya sea mediante cultivos (sensibilidad del 60-90% en un paciente no tratado) o la identificación de material genético microbiano en el LCR mediante la reacción en cadena de la polimerasa (PCR, *polymerase chain reaction*), permiten un diagnóstico definitivo.

SINOPSIS

La tríada clásica de la meningitis bacteriana es fiebre, rigidez nucal y alteración del estado mental. La tríada solo está presente en la mitad de los casos, mientras que la fiebre y la encefalopatía pueden aparecer en cualquier infección sistémica. El diagnóstico de meningitis bacteriana se basa en la gravedad inusual de la cefalea y en los signos de irritación meníngea. Los signos clínicos de la meningitis pueden estar atenuados o ausentes en los neonatos y niños pequeños, cuyas únicas manifestaciones pueden ser irritabilidad, mala alimentación y disminución del tono muscular. En todos los pacientes con sospecha de meningitis se debe realizar una punción lumbar (PL) a menos que esté contraindicada. La meningitis bacteriana se asocia con una pleocitosis considerable del LCR (> 2 000 células/mm³) con predominio neutrofílico, mientras que la meningitis vírica es de predominio linfocítico y presenta un menor grado de pleocitosis (< 1 000 células/mm³). Las concentraciones de proteína en el LCR suelen estar aumentadas (> 2.2 g/L) y las concentraciones de glucosa más disminuidas (< 1.9 mmol/L) en la meningitis bacteriana en comparación con la vírica, pero una distinción absoluta es difícil, particularmente en las etapas iniciales. Solo un cultivo positivo o la identificación por PCR permiten un diagnóstico definitivo. El diagnóstico diferencial de la meningitis es amplio e incluye causas micobacterianas, micóticas, protozoarias, helmínticas, inflamatorias, autoinmunitarias, neoplásicas y meningitis asépticas inducidas por fármacos.

La meningitis bacteriana aguda es una urgencia médica. Las secuelas a largo plazo incluyen sordera permanente (niños), discapacidad intelectual, paresia y trastornos convulsivos. Es fundamental iniciar un tratamiento antimicrobiano adecuado en la primera hora de presentación. Los corticoesteroides, administrados como tratamiento complementario, reducen significativamente el riesgo de pérdida de la audición y otras complicaciones a largo plazo entre los niños.

FIGURAS

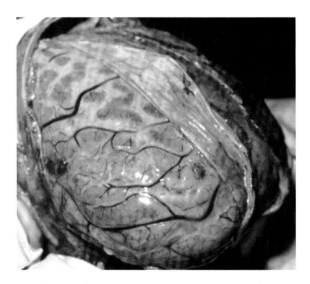

Meningitis bacteriana purulenta en la autopsia. Las terapias antibióticas eficaces han reducido drásticamente la mortalidad por meningitis bacteriana.

PREGUNTAS PARA ESTUDIAR POR CUENTA PROPIA

1. Las presentaciones clínicas de la encefalitis y la meningitis se superponen considerablemente. ¿Qué hallazgos en la exploración sugieren un diagnóstico sobre el otro?
2. ¿Cuál es la explicación fisiopatológica más probable del papiledema que a veces se observa en la meningitis bacteriana?
3. Un dilema importante en los pacientes con sospecha de meningitis bacteriana es si resulta seguro realizar una PL sin estudio de imagen cerebral previo para descartar una lesión masiva intracraneal. El abordaje conservador de llevar a cabo estudios de imagen previos a menudo hace que los pacientes comiencen a tomar antimicrobianos de amplio espectro antes de la PL, disminuyendo así el rendimiento de los cultivos de LCR. En la mayoría de los casos de sospecha de meningitis aguda, no se requiere la obtención de estudios de imagen cerebrales. ¿Cuáles son los «datos de alarma» en la anamnesis o en la exploración que obligan a realizar estudios de imagen cerebrales antes de efectuar una PL?
4. Una concentración de glucosa en el LCR de < 50% de la glucosa sérica apunta a una meningitis bacteriana más que vírica. Explique por qué la concentración de glucosa en el LCR es menor en los casos de meningitis bacteriana que en los de meningitis vírica. Nombre tres causas de meningitis asociadas con concentraciones de glucosa disminuidas en el LCR.

5. Hombre de 30 años de edad acude con fiebre, cefalea y meningismo. Las características del LCR son compatibles con una meningitis vírica. La PCR del LCR en busca de causas víricas frecuentes es negativa. En la exploración se observan exudados blancos en la lengua y la faringe y linfadenopatía generalizada. ¿Cuál es una causa importante de encefalitis vírica que debe considerarse en este paciente?

DESAFÍO

La PCR es un método más sensible y específico, y normalmente más rápido, para diagnosticar infecciones frecuentes que los cultivos bacterianos tradicionales. Sin embargo, el cultivo de LCR tiene una ventaja significativa sobre la PCR con respecto a la elección de los antimicrobianos. Explique.

BIBLIOGRAFÍA

Logan SA, MacMahon E. Viral meningitis. *BMJ*. 2008;336(7634):36-40. [recurso en línea gratuito]

Van de Beek D, Cabellos C, Dzupova O, et al. ESCMID guideline: diagnosis and treatment of acute bacterial meningitis. *Clin Microbiol Infect*. 2016;22(suppl 3):S37-S62. [recurso en línea gratuito]

86 Absceso cerebral

Acumulación localizada de parénquima cerebral infectado.

CARACTERÍSTICAS PRINCIPALES

1. Cefalea.
   La cefalea suele ir acompañada de náuseas y vómitos. Un absceso cerebral también puede provocar la obstrucción del flujo de salida del LCR, el incremento en la presión intracraneal y el papiledema.
2. Alrededor de la mitad de los pacientes no tienen signos sistémicos de infección.
   Los pacientes pueden no parecer «enfermos», aunque haya algún grado de encefalopatía.
3. Aproximadamente la mitad de los pacientes tienen signos neurológicos focales.
   Los signos focales se correlacionan con la localización y el tamaño de la lesión masiva.
4. Convulsiones focales.
   El tratamiento anticonvulsivo suele continuar durante un año después del tratamiento del absceso cerebral debido al riesgo de recurrencia de las convulsiones.
5. Lesiones cerebrales grandes con efecto de masa, con predilección por la unión de sustancia gris y blanca y edema cerebral circundante, que pueden ser confundidas con metástasis.
   El núcleo de un absceso cerebral suele mostrar una restricción de la difusión en la RM, brillante en las imágenes ponderadas por difusión (DWI, *diffusion-weighted imaging*) y oscura en el coeficiente de difusión aparente (ADC, *apparent diffusion coefficient*). Estos hallazgos favorecen el diagnóstico de absceso cerebral por encima del tumor cerebral.
6. Foco infeccioso identificable.
   La infección suele propagarse al cerebro a partir de estructuras vecinas infectadas (otitis, mastoiditis, sinusitis, meningitis, infección dental [que a menudo puede detectarse en la RM cerebral]), por vía hematógena (neumonía, endocarditis infecciosa), o como secuela de un traumatismo o procedimiento neuroquirúrgico.

SINOPSIS

La tasa de mortalidad por abscesos cerebrales ha disminuido considerablemente desde la introducción de las técnicas de neuroimagen, las biopsias cerebrales estereotácticas y los antimicrobianos de amplio espectro, aunque todavía se producen resultados letales en el 10-20% de los casos. Un absceso cerebral puede ser difícil de diagnosticar a tiempo porque la tríada clásica de cefalea, fiebre y déficits neurológicos focales solo está presente en el 20% de los pacientes y porque las lesiones cerebrales por RM son fáciles de confundir con tumores cerebrales. Los cultivos cerebrales y de LCR son positivos solo en una minoría de los casos. El diagnóstico definitivo se basa en el hallazgo de los patógenos culpables en la biopsia cerebral, que debe realizarse preferentemente antes de iniciar los antibióticos. Los microorganismos más frecuentemente encontrados en la biopsia cerebral son los estreptococos, las especies de estafilococos y las bacterias entéricas gramnegativas, o múltiples especies (absceso cerebral polimicrobiano). El tratamiento de los abscesos cerebrales implica una intervención quirúrgica (escisión mediante craneotomía o drenaje estereotáctico), antibióticos por un período prolongado y la erradicación de la infección primaria, lo que puede requerir la intervención de los especialistas pertinentes (otorrinolaringólogo, cardiólogo, dentista y cirujano bucal).

FIGURAS

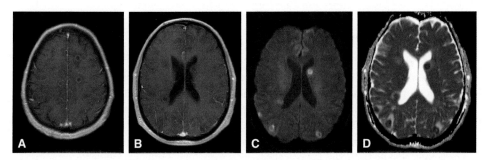

Hombre de 55 años de edad con absceso pulmonar por *Staphylococcus intermedius* que acudió a urgencias con cefalea intensa y náuseas. En la RM se mostraron numerosas lesiones con realce en anillo (**A** y **B**), muchas de las cuales tenían difusión restringida (hiperintensas en la DWI) (**C**) e hipointensas en el ADC (**D**). El diagnóstico de absceso bacteriano se confirmó con una biopsia cerebral.

PREGUNTAS PARA ESTUDIAR POR CUENTA PROPIA

1. ¿Por qué la fiebre y los síntomas sistémicos son mucho menos frecuentes en el absceso cerebral que en la meningitis bacteriana?
2. El estado de inmunosupresión es un factor de riesgo para un absceso cerebral. ¿Cuáles son las diferencias entre los patógenos que causan abscesos cerebrales en los pacientes inmunocompetentes e inmunocomprometidos?
3. Entre los niños, el principal factor de riesgo para la formación de abscesos cerebrales es la cardiopatía congénita cianótica con derivación de derecha a izquierda. Proponga una explicación para la propensión al absceso cerebral en estos pacientes.
4. El absceso cerebral suele observarse en la RM como una lesión que realza en forma de anillo. ¿A qué corresponde el anillo de realce en la histopatología?
5. Turista de 40 años de edad procedente de la India se presenta con fiebre, escalofríos y múltiples lesiones cerebrales anulares con realce de gadolinio en la RM. Además de las neoplasias y los abscesos cerebrales bacterianos, ¿qué otra etiología importante debe considerarse en este paciente de la India?

DESAFÍO

Sugiera una explicación para la restricción de la difusión dentro del núcleo de un absceso cerebral. ¿En qué otros trastornos, además del accidente cerebrovascular, se puede observar una restricción de la difusión en la RM cerebral?

BIBLIOGRAFÍA

Brouwer MC, Coutinho JM, van de Beek D. Clinical characteristics and outcome of brain abscess: systematic review and meta-analysis. *Neurology*. 2014;82(9):806-813.

Sonneville R, Ruimy R, Benzonana N. An update on bacterial brain abscess in immunocompetent patients. *Clin Microbiol Infect*. 2017;23(9):614-620. [recurso en línea gratuito]

87 Neuroborreliosis de Lyme

Infección del sistema nervioso por espiroquetas de la familia *Borreliaceae*.

CARACTERÍSTICAS PRINCIPALES

1. Picadura de garrapata *Ixodes* o antecedentes de exposición a garrapatas *Ixodes*.
   Menos de la mitad de los pacientes con la enfermedad de Lyme recuerdan haber sufrido una picadura de garrapata, pero todos los pacientes con Lyme tienen el antecedente de haber estado en el tiempo y el lugar donde se encuentran las garrapatas *Ixodes*.
2. Antecedentes de eritema migratorio («erupción en diana»).
   El eritema migratorio se produce a los pocos días de la infección. Otros signos tempranos de la infección de Lyme son fiebre, cefalea, fatiga, mialgias e inflamación de los ganglios linfáticos.
3. Afectación del nervio craneal o de la raíz del nervio espinal.
   Los síntomas neurológicos suelen aparecer entre semanas y meses después de la exposición, excepto la parálisis facial periférica, que puede manifestarse entre 7 y 21 días después de la exposición. La radiculitis de Lyme puede pasar desapercibida con facilidad, sobre todo si no hay antecedentes conocidos de enfermedad de Lyme.
4. Meningitis.
   Suele presentarse a las pocas semanas de la infección. Es característica la pleocitosis leve del LCR (50-250 linfocitos/mm³) con predominio linfocítico. Suele haber un leve incremento en la concentración de proteínas en el LCR, mientras que la concentración de glucosa es normal.
5. Evidencia de una respuesta inmunitaria a *Borrelia*.
   Dentro de las 6 semanas siguientes a la exposición, los pacientes infectados darán positivo a los anticuerpos de Lyme en el suero. Los anticuerpos anti-*Borrelia burgdorferi* en el LCR son altamente específicos para el neuroborreliosis de Lyme (NBL), pero no son necesarios para el diagnóstico si hay evidencia serológica de infección de Lyme y síndrome clínico compatible con la NBL.

SINOPSIS

La enfermedad de Lyme es causada por espiroquetas de la familia *Borreliaceae*, principalmente *B. burgdorferi* en los Estados Unidos. Estas espiroquetas son transmitidas al ser humano por la garrapata *Ixodes*. La transmisión requiere al menos de 24 h de fijación de la garrapata, por lo que el descubrimiento y la eliminación temprana de la garrapata reducen drásticamente el riesgo de infección. Los síntomas sistémicos y el eritema migratorio se presentan a los pocos días de la picadura de la garrapata. Las complicaciones neurológicas se desarrollan posteriormente hasta en un 15% de los pacientes. La parálisis facial es la complicación más frecuente y representa el 80% de las neuropatías craneales debidas a la NBL, seguida de la meningitis y la radiculitis. Una parálisis facial en un niño o una parálisis facial periférica bilateral en un adulto que se produzca durante o poco después de la «temporada de garrapatas» debe hacer sospechar la presencia de NBL. La inflamación de los plexos (plexitis) y de los nervios (mononeuropatía, polineuropatía, mononeuritis múltiple) es rara, y la afectación del cerebro y de la médula espinal es aún más rara. En la RM se puede observar un realce de las meninges del cerebro y la médula espinal, los nervios craneales y las raíces nerviosas. El realce dentro del parénquima es excepcionalmente raro.

El tratamiento de las manifestaciones neurológicas más frecuentes de la enfermedad de Lyme (parálisis facial, meningitis, radiculitis) puede efectuarse con antimicrobianos orales (doxiciclina), mientras que los casos más complicados, con afectación cerebral o medular, pueden requerir antibióticos intravenosos.

FIGURAS

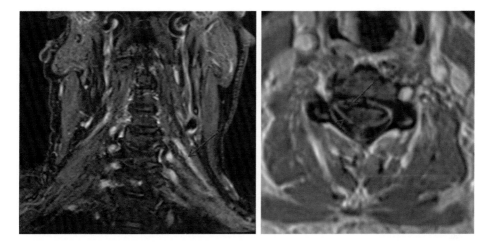

En la RM se muestra el realce de las raíces del plexo braquial (*izquierda*) y de las raíces dorsales (*cabeza de flecha*) y ventrales (*flecha*) dentro del conducto espinal (*derecha*) (reproducido con autorización de Dabir A, Pawar G. Teaching neuroimages: Lyme disease presenting as Bannwarth syndrome. *Neurology*. 2018;91(15):e1459-e1460).

PREGUNTAS PARA ESTUDIAR POR CUENTA PROPIA

1. Las garrapatas *Ixodes* no solo transmiten la enfermedad de Lyme, la más frecuente de las transmitidas por vectores en Europa y Norteamérica, sino también la anaplasmosis (transmitida por *Ixodes scapularis* o *Ixodes pacificus*) y la babesiosis (transmitida por *I. scapularis*). ¿Cuáles son las medidas recomendadas para reducir el riesgo de padecer infecciones transmitidas por garrapatas?

2. El diagnóstico serológico de la enfermedad de Lyme se basa en un procedimiento de dos pasos. En primer lugar, se miden las concentraciones totales de anticuerpos anti-*Borrelia* mediante un análisis de inmunoadsorción enzimática (ELISA, *enzyme-linked immunosorbent assay*) y, a continuación, si la prueba es positiva, se confirma el diagnóstico con Western blot, con el que se identifican los anticuerpos específicos IgM e IgG anti-*Borrelia*. ¿Por qué no se debe utilizar solo el Western blot para las pruebas?

3. El síndrome de Bannwarth (inflamación de una o más raíces nerviosas espinales en la NBL) suele confundirse con una hernia discal. ¿Qué hallazgos en la exploración y en la RM deben impulsar la búsqueda de una explicación alternativa a la hernia discal en un paciente con dolor radicular?

4. Algunos pacientes con antecedentes de la enfermedad de Lyme siguen experimentando síntomas debilitantes como la fatiga, la «obnubilación» y el dolor, incluso después de un curso apropiado de tratamiento (síndrome de la enfermedad de Lyme posterior al tratamiento). Sugiera una explicación para estos síntomas. Explique por qué el tratamiento continuo con antibióticos no está indicado para el síndrome de la enfermedad de Lyme posterior al tratamiento.

5. ¿Cuál es la otra infección espiroquetaria que puede invadir el SNC y causar meningitis, parálisis de los nervios craneales, dolor intenso y pleocitosis del LCR? Compare los distintos síndromes neurológicos de esta infección espiroquetaria con los de la NBL.

DESAFÍO

Explique por qué las pruebas de la respuesta intratecal a un patógeno requieren la recolección de muestras tanto de suero como de LCR (el concepto de «índice de anticuerpos»).

BIBLIOGRAFÍA

Halperin JJ. Neuroborreliosis. *Neurol Clin*. 2018;36(4):821-830.

Lindland ES, Solheim AM, Andreassen S, et al. Imaging in Lyme neuroborreliosis. *Insights Imaging*. 2018;9(5):833-844. [recurso en línea gratuito]

Wormser GP, Dattwyler RJ, Shapiro ED, et al. The clinical assessment, treatment, and prevention of Lyme disease, human granulocytic anaplasmosis, and babesiosis: clinical practice guidelines by the Infectious Diseases Society of America. *Clin Infect Dis*. 2006;43(9):1089-1134. [recurso en línea gratuito]

88 Neurocisticercosis

Infección cerebral por los cisticercos del platelminto *Taenia solium.*

CARACTERÍSTICAS PRINCIPALES

1. Exposición al platelminto *Taenia solium.*

   Una persona puede estar expuesta a *T. solium* si vive o viaja a las regiones endémicas (África, Asia, América del Sur) o está en contacto cercano con alguien infectado con el gusano.

2. Convulsiones en el 70-90% de los pacientes con neurocisticercosis.

   La neurocisticercosis representa el 30% de los casos de epilepsia en las zonas endémicas. Las convulsiones suelen estar relacionadas con lesiones calcificadas en las imágenes cerebrales.

3. Síndrome de aumento de la presión intracraneal (PIC).

   Entre los pacientes con neurocisticercosis activa, el 25% desarrolla signos de aumento de la PIC porque el flujo de salida del LCR es obstruido por quistes intraventriculares o por una inflamación meníngea crónica. El efecto de masa de los quistes muy grandes en el espacio subaracnoideo («quistes racemosos») también puede causar una PIC elevada. La cefalea aislada es frecuente en la neurocisticercosis y por sí misma no implica un aumento de la PIC.

4. Señal de «agujero con un punto» en la RM del cerebro.

   Una lesión quística en las secuencias ponderadas en T1 y T2 con un «punto» brillante situado en el centro, que representa el escólex, es patognomónico de la cisticercosis activa.

5. Las calcificaciones de los tejidos blandos o los nódulos subcutáneos palpables sugieren una cisticercosis diseminada.

   En los pacientes con convulsiones y nódulos subcutáneos, la cisticercosis es un diagnóstico unificador probable, pero también debe considerarse la posibilidad de que el trastorno convulsivo no esté relacionado con la cisticercosis.

SINOPSIS

La cisticercosis es una de las «enfermedades tropicales desatendidas», que en conjunto afectan a más de mil millones de personas en los países de economía emergente (https://www.who.int/neglected_diseases/diseases/en/). La cisticercosis es provocada por la infestación con larvas (cisticercos) de la tenia del cerdo: *T. solium*. Los ciclos de vida de *T. solium* requieren dos hospederos (humanos y cerdos) y una etapa de vida libre. Este ciclo vital solo puede mantenerse en un entorno en el que los humanos coman carne de cerdo y los cerdos tengan acceso a las heces humanas. Cuando los huevos embrionados son ingeridos por el ser humano, eclosionan en el intestino delgado, penetran en el torrente sanguíneo, se extienden por todo el cuerpo y se convierten en larvas (cisticercos). Muchos órganos pueden resultar infestados: los músculos y la piel (de ahí los quistes y calcificaciones musculares y los nódulos subcutáneos), los ojos (infección de la retina o del humor vítreo) y el sistema nervioso central (el signo del «agujero con un punto» en la RM es una imagen de un cisticerco vivo). Solo la afectación del SNC es una causa importante de morbilidad, principalmente porque la neurocisticercosis es una causa muy común de epilepsia. La neurocisticercosis también puede provocar encefalitis, déficits neurológicos focales y demencia, dependiendo del número y la localización de los cisticercos y del grado de respuesta del hospedero. El realce y el edema alrededor del quiste indican que el parásito ha sido reconocido inmunológicamente por el hospedero, mientras que los cisticercos inactivos están calcificados y son fácilmente detectables en la tomografía computarizada (TC) de la cabeza. El diagnóstico de la cisticercosis se apoya en un análisis positivo de inmunoelectrotransferencia ligada a enzimas en suero para la detección de anticuerpos contra antígenos de *T. solium*. Sin embargo, la utilidad de esta prueba resulta limitada, ya que hasta un 25% de los pacientes en las zonas endémicas han estado expuestos a *T. solium*, pero no presentan síntomas clínicos de neurocisticercosis. El tratamiento de la neurocisticercosis con fármacos antihelmínticos (albendazol y praziquantel) debe considerarse caso por caso, ya que los pacientes con quistes calcificados no se benefician del tratamiento, mientras que los pacientes con un gran número de quistes activos pueden montar una respuesta inmunitaria masiva a la larva moribunda, lo que provoca un rápido deterioro neurológico.

FIGURAS

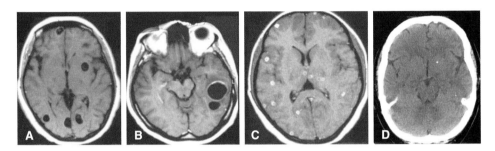

Las imágenes de RM en **A-C** ejemplifican los casos de cisticercos vesiculares, coloidales y nodulares. **(D)** En la TC craneal sin contraste se observan dos pequeños cisticercos calcificados (A-C, reimpreso con autorización de Carpio A, Fleury A, Hauser WA. Neurocysticercosis: five new things. *Neurol Clin Pract*. 2013;3(2):118-125. Copyright © 2013 American Academy of Neurology).

PREGUNTAS PARA ESTUDIAR POR CUENTA PROPIA

1. ¿En qué parte del cuerpo del paciente se puede ver un cisticerco vivo y en movimiento?
2. Paciente de 25 años de edad, nacido en un pequeño pueblo de la Guatemala rural, presenta convulsiones. En la TC craneal se observa un quiste grande dentro del parénquima cerebral. En la repetición de la TC 2 semanas después se percibe que el quiste ha desaparecido. ¿Cuál es la explicación más probable?
3. ¿Qué hallazgos del EEG no son compatibles con el diagnóstico de la epilepsia inducida por neurocisticercosis?
4. Explique por qué los pacientes con cisticercos cerebrales activos que reciben terapia antihelmíntica pueden requerir un tratamiento complementario con corticoesteroides.
5. Relacione cada una de las enfermedades tropicales desatendidas y las infecciones parasitarias más frecuentes con sus respectivas complicaciones neurológicas (prevalencia a partir de 2019, citada de la OMS y los CDC).

   a. Esquistosomosis, también conocida como *esquistosoma* (microorganismo: esquistosomas, parásitos de la sangre, se transmiten a través de agua dulce contaminada, 218 millones de personas afectadas)

   b. Lepra (microorganismo: *Mycobacterium leprae*, modo de transmisión desconocido, 16 millones de personas afectadas)

   c. Toxoplasmosis (microorganismo: parásito *Toxoplasma gondii*, transmisión a través de la contaminación por heces de gato o carne poco cocida, 40 millones de personas en Estados Unidos pueden estar infectadas, la enfermedad sintomática es rara)

d. Tripanosomosis africana humana, también conocida como «enfermedad del sueño» (microorganismo: parásitos protozoarios del género *Trypanosoma*, se transmite a los seres humanos por las picaduras de la mosca tsé-tsé en el África subsahariana, más de 10 000 nuevos casos por año)

e. Paludismo (microorganismo: parásito *Plasmodium*, transmitido por los mosquitos *Anopheles* en las zonas tropicales y subtropicales endémicas de América Central y del Sur, el África subsahariana y el sudeste asiático, 216 millones de casos de malaria en el mundo)

    i. Potenciación de lesiones cerebrales, encefalitis, convulsiones en el hospedero inmunocomprometido, pérdida de visión, discapacidad intelectual y ceguera en neonatos

    ii. Neuropatía, nervios periféricos palpables

    iii. Causa más frecuente de mielitis en la zona endémica

    iv. Fiebre alta y escalofríos que hacen crujir los dientes, deterioro de la consciencia, signos neurológicos focales y convulsiones

    v. Demencia rápidamente progresiva y trastorno del sueño

DESAFÍO

Con base en su conocimiento del ciclo vital de *T. solium*, ¿qué medidas prácticas podría proponer para limitar la propagación de esta infección en zonas endémicas (compare su respuesta con las directrices de la OMS citadas más abajo)?

BIBLIOGRAFÍA

Carabin H, Ndimubanzi PC, Budke CM, et al. Clinical manifestations associated with neurocysticercosis: a systematic review. *Plos Negl Trop Dis.* 2011;5(5):e1152.

Dorny P. Detection and diagnosis. In: Murell D, eds. *WHO/FAO/OIE Guidelines for the Surveillance, Prevention and Control of Taeniosis/Cysticercosis.* 2005. http://www.oie.int/doc/ged/d11245.pdf.

89 Trastorno neurocognitivo asociado con el VIH-1

Término general para los síndromes de deterioro cognitivo debidos a la infección por el virus de la inmunodeficiencia humana de tipo 1 (VIH-1).

CARACTERÍSTICAS PRINCIPALES

1. Inicio insidioso, deterioro cognitivo lentamente progresivo.
   Los primeros síntomas comunes incluyen problemas de atención y memoria y deterioro de las funciones ejecutivas.
2. Síntomas afectivos, como apatía, irritabilidad y depresión.
3. Ralentización motora.
   Disminución de la velocidad de los dedos de las manos o de los pies; los rasgos parkinsonianos son usuales, pero no son necesarios para el diagnóstico del trastorno neurocognitivo asociado con el VIH-1 (TNAV).
4. VIH seropositivo.
   El TNAV se debe a la infección por el VIH, no a una infección secundaria derivada del estado de inmunodeficiencia. Los recuentos de CD4 no suelen estar disminuidos en los pacientes con TNAV.
5. La RM cerebral tiene lesiones hiperintensas en T2, principalmente simétricas, en la sustancia blanca subcortical y en los núcleos basales.
   Pueden observarse resultados similares en el envejecimiento vascular. Las lesiones con efecto de masa y realce de contraste no son compatibles con el diagnóstico de TNAV.

SINOPSIS

El VIH es un retrovirus que se calcula afectaba a más de 40 millones de personas en 2018. El virus infecta y destruye los linfocitos T CD4$^+$, lo que provoca el síndrome de inmunodeficiencia adquirida (sida), definido como un recuento de CD4 inferior a 200 células/μL o la presencia de infecciones o tumores malignos «definitorios de sida». El VIH entra en el SNC a través de los linfocitos infectados al principio de la infección y puede presentarse como una meningoencefalitis leve. La introducción de la terapia antirretroviral (TARV) combinada, de gran eficacia, ha reducido drásticamente la prevalencia de las infecciones oportunistas asociadas con el VIH, los tumores malignos, la demencia por VIH y la mielopatía vacuolar que se observaban en las fases avanzadas de la inmunodeficiencia. Sin embargo, la prevalencia del TNAV no ha disminuido en la era de la TARV, y aproximadamente la mitad de los pacientes infectados por el VIH cumplen los criterios de TNAV. Se desconoce si el deterioro cognitivo en los pacientes tratados con TARV es una consecuencia de la infección continua de bajo grado dentro del SNC o es independiente de la replicación vírica. El diagnóstico diferencial del TNAV incluye las infecciones y neoplasias del SNC definitorias del sida, los medicamentos psicoactivos, el abuso de drogas, los traumatismos craneales, las enfermedades neurodegenerativas no relacionadas con el VIH-1 y los trastornos psiquiátricos. El análisis del LCR no es necesario para el diagnóstico de TNAV, pero puede serlo para descartar enfermedades definitorias del sida. En el TNAV, los análisis rutinarios del LCR no tienen alteraciones.

FIGURAS

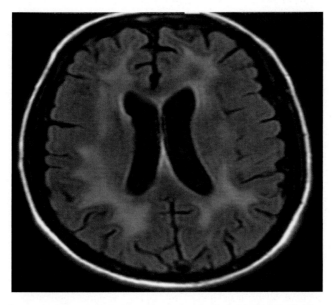

En la RM cerebral con recuperación de la inversión atenuada de fluido (FLAIR, *fluid-attenuated inversion recovery*) se observan hiperintensidades subcorticales típicas de la sustancia blanca en un paciente con demencia por VIH.

PREGUNTAS PARA ESTUDIAR POR CUENTA PROPIA

1. ¿A cuál de las demencias descritas en la sección de trastornos de la función cognitiva superior (caps. 50-53) se parece más el TNAV?

2. Rellene las infecciones definitorias del sida correctas en la fila correspondiente de la tabla siguiente:

   a. Meningitis tuberculosa (microorganismo causante: *M. tuberculosis*, micobacteria)

   b. Meningitis criptocócica (microorganismo causante: *Cryptococcus neoformans*, levadura omnipresente)

   c. Encefalitis por toxoplasma (microorganismo causante: *T. gondii*, un parásito protozoario intracelular)

   d. Encefalitis por citomegalovirus (CMV) (microorganismo causante: CMV, herpesvirus)

Infección del SNC	Clínica	Resonancia magnética	Pruebas de diagnóstico
	Aparición subaguda de déficits neurológicos focales; puede presentarse como un trastorno del movimiento	Múltiples lesiones con realce en anillo, a menudo en los núcleos basales, el tálamo y la sustancia blanca yuxtacortical	Los anticuerpos IgG contra el patógeno son sensibles, pero no específicos; puede ser necesaria una biopsia cerebral para el diagnóstico
	Fiebre, cefalea, alteración de la consciencia, meningismo, parálisis de los nervios craneales inferiores, signos neurológicos focales	Realce leptomeníngeo basal; lesiones parenquimatosas	Pleocitosis del LCR, glucosa baja, proteínas altas; la PCR del LCR es el patrón de referencia
	Aparición subaguda de cefalea, letargia, fiebre, malestar general	Masas intracerebrales, espacios de Virchow-Robin dilatados, infartos corticales y lacunares, seudoquistes, hidrocefalia, encefalitis	El antígeno en el LCR es altamente específico; el organismo puede encontrarse en la tinción con tinta china del LCR
	Puede causar encefalitis, ventriculitis, polirradiculitis, retinitis	Inflamación o realce periventricular de las meninges y de las raíces nerviosas espinales	La PCR del LCR es altamente sensible y específica

3. Hombre de 40 años de edad con sida ingresa con alteración del estado mental y múltiples lesiones anulares en la RM cerebral. Se inicia el tratamiento con sulfadiazina y pirimetamina para la presunta toxoplasmosis del SNC. Durante las 3 semanas siguientes, su estado se deteriora. ¿Cuál es la consideración alternativa de diagnóstico más probable? ¿Cuál es el siguiente paso en la evaluación y el tratamiento de este paciente?

4. El deterioro cognitivo de los pacientes con VIH requiere una evaluación de las enfermedades definitorias del sida que afectan al SNC. Sin embargo, las infecciones no definidas por el sida pueden coexistir con el VIH y deben considerarse en el diferencial. ¿Qué causas infecciosas tratables de deterioro cognitivo deben buscarse en un paciente con VIH y demencia?

5. La infección por el VIH también puede afectar la médula espinal, dando lugar a mielopatías con desmielinización de los funículos posteriores y laterales. ¿Qué otra infección retrovírica puede causar una mielopatía progresiva? ¿Qué prueba es necesaria para hacer el diagnóstico?

DESAFÍO

Hombre de 50 años de edad con VIH cumple con la TARV y tiene concentraciones séricas de VIH indetectables. Desarrolla una lentitud psicomotriz que perjudica su funcionamiento diario. En el análisis del LCR se observan concentraciones muy aumentadas de ARN del VIH, pero, por lo demás, no presenta ninguna anomalía. ¿Cuál es la explicación más plausible para el deterioro neurológico del paciente y los hallazgos en el LCR?

BIBLIOGRAFÍA

Eggers C, Arendt J, Hahn K, et al. HIV-1-associated neurocognitive disorder: epidemiology, pathogenesis, diagnosis, and treatment. *J Neurol.* 2017;264(8):1715-1727. [recurso en línea gratuito]

Manji H, Miller R. The neurology of HIV infection. *J Neurol Neurosurg Psychiatry.* 2004;75(suppl 1):i29-35. [recurso en línea gratuito]

90 Leucoencefalopatía multifocal progresiva

Infección cerebral por el virus John Cunningham (VJC) en individuos inmunocomprometidos.

CARACTERÍSTICAS PRINCIPALES

1. Estado de inmunocompromiso.
   La leucoencefalopatía multifocal progresiva (LMP) se produce en pacientes con sida, neoplasias hemáticas o de órganos sólidos, trasplantes de órganos, enfermedades autoinmunitarias (lupus eritematoso sistémico, artritis reumatoide) y con ciertos medicamentos inmunosupresores o inmunomoduladores (natalizumab, micofenolato de mofetilo).
2. Déficits neurológicos focales progresivos.
   Los síntomas más frecuentes son el deterioro cognitivo, el defecto del campo visual, la hemiparesia, la disartria y la ataxia.
3. Lesiones solitarias o multifocales en la RM cerebral.
   Las lesiones hiperintensas en T2 e hipointensas en T1, normalmente sin efecto de masa, se encuentran con mayor frecuencia en la sustancia blanca, pero también pueden verse en los núcleos basales, el tálamo y el tronco encefálico.
4. VJC en el LCR.
   La PCR ultrasensible al VJC puede detectar tan solo 10 copias del virus en 1 mL de LCR.
5. Lesiones desmielinizantes con núcleos oligodendrogliales agrandados y astrocitos extraños en la biopsia cerebral.
   El VJC puede detectarse en la biopsia mediante la inmunotinción de los oligodendrocitos con el antígeno específico del VJC o, más directamente, por microscopía electrónica (visualización de las partículas) o por PCR del VJC.

SINOPSIS

El VJC (poliomavirus humano 2) está presente en los riñones y la médula ósea de la mayoría de los adultos y no tiene ningún efecto patológico conocido en estos dos órganos («infección silenciosa»). Sin embargo, si el VJC entra en el cerebro y es capaz de replicarse allí, puede causar una enfermedad potencialmente mortal: la LMP. Para que se produzca una infección cerebral, el VJC debe primero transformarse genéticamente en una cepa neurotrófica en la periferia. A continuación, la forma neurotrópica del virus atraviesa la barrera hematoencefálica dentro de los linfocitos infectados e infecta los oligodendrocitos. Para que la infección se propague en el cerebro, el VJC necesita superar la vigilancia inmunitaria normal del cerebro. En los individuos inmunológicamente competentes, la propagación del VJC se contiene fácilmente, pero en los pacientes con una inmunidad celular defectuosa o una vigilancia inmunitaria deteriorada, la replicación del VJC continuará sin control en el cerebro, ocasionando la muerte generalizada de los oligodendrocitos, la desmielinización y la muerte neuronal. En raras ocasiones, el VJC puede infectar las neuronas de la capa de células granulares del cerebelo («neuronopatía de células granulares por VJC») o las neuronas corticales.

FIGURAS

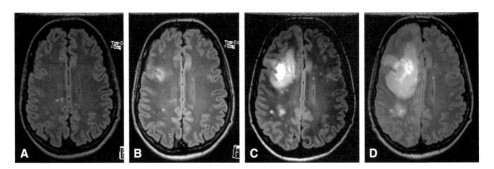

Hombre de 44 años de edad con esclerosis múltiple desarrolla LMP asociada con el uso de natalizumab. **A.** En la RM previa a la LMP se muestran pocas placas desmielinizantes en la sustancia blanca subcortical y yuxtacortical. **B.** La nueva lesión en forma de «U» en el lóbulo frontal derecho en la RM de seguimiento produce sospecha de LMP. El paciente estaba asintomático. El natalizumab se suspendió. **C.** La lesión frontal sigue aumentando de tamaño. Obsérvese el aspecto «lechoso» de varias lesiones nuevas en los hemisferios derecho e izquierdo, que probablemente representen focos de LMP. **D.** El paciente fue hospitalizado con disartria y hemiparesia. Obsérvense los primeros signos de herniación subfalciniana. Se administraron esteroides intravenosos para el presunto síndrome inflamatorio de reconstitución inmunitaria (SIRI), con buena respuesta.

PREGUNTAS PARA ESTUDIAR POR CUENTA PROPIA

1. El LCR muestra pleocitosis en la encefalitis vírica, pero no en la LMP. Proponga una explicación de por qué el recuento de células suele ser normal o solo está ligeramente aumentado cuando una infección cerebral es causada por el VJC.

2. Hombre seropositivo de 40 años de edad experimenta hemiparesia izquierda. El recuento de CD4 es de 100 células/mm³. La RM cerebral muestra grandes lesiones hiperintensas en T2 en el hemisferio derecho y una lesión hiperintensa en T2 más pequeña en el tálamo izquierdo. El LCR contiene 10 000 copias/mL del VJC, lo que confirma el diagnóstico de LMP. El paciente recibe terapia antirretroviral de alta actividad (TARAA). Seis semanas después, vuelve a ingresar con confusión y empeoramiento de la hemiparesia. En la RM cerebral se percibe un realce y un marcado aumento del tamaño de las dos lesiones observadas anteriormente. ¿Cuál es la explicación más probable de esta evolución?

3. Mujer de 30 años de edad diagnosticada de esclerosis múltiple (EM) está interesada en el tratamiento con natalizumab. ¿Qué prueba sérica es necesaria para estimar su riesgo de desarrollar LMP asociada con natalizumab?

4. La LMP y la EM son trastornos desmielinizantes. Describa las principales diferencias en la forma en la que se produce la desmielinización en estas dos enfermedades.

5. La mielina está presente tanto en el sistema nervioso central como en el periférico. Explique por qué el VJC no causa desmielinización de los nervios periféricos.

DESAFÍO

La LMP puede surgir cuando la inmunidad celular contra el VJC está deteriorada. De ello se deduce que el restablecimiento de la inmunidad celular en los pacientes con LMP podría detener la propagación de la infección. Proponga un mecanismo de restauración de la inmunidad celular frente al VJC en las personas inmunocomprometidas (compare su abordaje con el de Muftuoglu M, et al., citado más adelante).

BIBLIOGRAFÍA

Berger JR, Aksamit AJ, Clifford DB, et al. PML diagnostic criteria: a consensus statement from the AAN Neuroinfectious Disease Section. *Neurology.* 2013;80(15):1430-1438. [recurso en línea gratuito]

Major EO, Yousry TA, Clifford DB. Pathogenesis of progressive multifocal leukoencephalopathy and risks associated with treatments for multiple sclerosis: a decade of lessons learned. *Lancet Neurol.* 2018;17(5):467-480.

Muftuoglu M, Olson A, Marin D, et al. Allogeneic BK virus-specific T cells for progressive multifocal leukoencephalopathy. *N Engl J Med.* 2018;379(15):1443-1451.

91 Enfermedad de Creutzfeldt-Jakob

El más frecuente de los trastornos cerebrales por priones en humanos.

CARACTERÍSTICAS PRINCIPALES

1. Demencia rápidamente progresiva y mortal.
   La enfermedad comienza con un amplio abanico de síntomas conductuales, psiquiátricos y autonómicos, seguidos de un deterioro cognitivo global y un estado acinético silente a los pocos meses de su aparición.
2. Mioclonía de sobresalto.
   En el 90% de los pacientes con la enfermedad de Creutzfeldt-Jakob (ECJ) se producen sacudidas mioclónicas cuando el paciente se sobresalta con una fuerte palmada repentina o algún otro estímulo de este tipo, pero no necesariamente en el momento del inicio.
3. Alta señal en la imagen ponderada por difusión (DWI, *diffusion-weighted imaging*) de la RM en la corteza y los núcleos grises profundos.
   El núcleo caudado y el putamen anterior son las zonas más afectadas.
4. Complejos de ondas agudas periódicas bifásicas o trifásicas en el EEG.
   Estos hallazgos se observan en la mayoría de los pacientes con ECJ.
5. Concentraciones aumentadas de marcadores proteínicos de daño glial y neuronal (14-3-3, Tau, S100b, enolasa específica de la neurona) en el LCR.
   Estas proteínas están elevadas en el LCR en el 80% de los casos de ECJ, pero no son específicas de la ECJ.

SINOPSIS

Los priones son proteínas. Carecen de material genético, pero pueden «multiplicarse», extenderse y destruir tejidos sanos actuando eficazmente de manera similar a los microorganismos infecciosos. Para convertirse en un prion, una proteína se repliega en una forma que es capaz de inducir el repliegue de otras proteínas. Como los priones provocan la muerte neuronal (apoptosis) sin provocar una reacción inmunitaria, dan al cerebro un aspecto muy vacuolado y espongiforme. Por ello, las enfermedades priónicas también se conocen como *encefalopatías espongiformes transmisibles.*

Las enfermedades priónicas pueden propagarse por contacto con partes del cuerpo contaminadas (extracto de hormonas hipofisarias) o por alimentarse de seres humanos infectados por priones (enfermedad de kuru, que se debe al consumo de cerebros de personas muertas como parte de un ritual funerario en Nueva Guinea) o de animales (enfermedad de las vacas locas). Las enfermedades priónicas pueden heredarse genéticamente, lo que difumina la frontera entre las categorías de enfermedades «genéticas» e «infecciosas». Actualmente, se conocen cinco enfermedades priónicas humanas: ECJ, insomnio familiar mortal, síndrome de Gertsmann-Sträussler-Scheinker, kuru y prionopatía variable sensible a la proteasa. La ECJ representa alrededor del 90% de los casos esporádicos de enfermedad priónica. La edad media de aparición de la ECJ es de 57-62 años. Suele cursar con demencia rápidamente progresiva y mioclonía, pero puede comenzar con ceguera cortical (variante Heidenhain) y síntomas cerebelosos, extrapiramidales o talámicos. Se espera la muerte en los 12 meses posteriores a la aparición de los síntomas.

FIGURAS

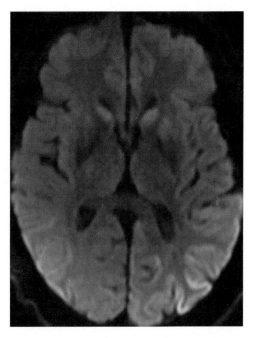

La señal hiperintensa de DWI en el caudado bilateral, el putamen izquierdo y la corteza occipital izquierda sugiere ECJ. Los marcadores del LCR se informaron con un «98% de probabilidad de ECJ».

PREGUNTAS PARA ESTUDIAR POR CUENTA PROPIA

1. ¿Qué es la mioclonía? ¿Cómo diferenciaría a un paciente con mioclonía de uno con temblor?
2. Explique el mecanismo por el cual una mutación genética puede causar la enfermedad priónica.
3. ¿Por qué la ECJ afecta la corteza y los núcleos basales en la RM? ¿Qué otras enfermedades pueden imitar este patrón inusual de lesión?
4. En los pacientes con demencia rápidamente progresiva, lo más importante es descartar primero las causas autoinmunitarias, metabólicas e infecciosas potencialmente reversibles. Nombre las causas reversibles de la demencia rápidamente progresiva.
5. Se deben seguir procedimientos únicos cuando se opera a un paciente con sospecha de enfermedad priónica. El equipo que ha estado en contacto con el prion debe desecharse de forma regulada (*véanse* las directrices del Reino Unido citadas más abajo). Explique por qué los procedimientos estándar de descontaminación no son adecuados cuando se trata de priones.

DESAFÍO

Se han atribuido más de 200 casos de ECJ al tratamiento con hormona del crecimiento humana contaminada por priones. Sin embargo, apenas se han atribuido casos de ECJ a las transfusiones de sangre, que son muchos órdenes de magnitud más frecuentes que los tratamientos con hormonas hipofisarias. Sugiera una razón para el reducido riesgo de infección por priones con la transfusión de sangre y el alto riesgo con el tratamiento con hormona del crecimiento.

BIBLIOGRAFÍA

Fragoso DC, Gonçalves Filho AL, Pacheco FT, et al. Imaging of Creutzfeldt-Jakob disease: imaging patterns and their differential diagnosis. *Radiographics*. 2017;37(1):234-257.

https://www.gov.uk/government/publications/guidance-from-the-acdp-tse-risk-management-subgroup-formerly-tse-working-group.

Mead S, Rudge P. CJD mimics and chameleons. *Pract Neurol*. 2017;17(2):113-121. [recurso en línea gratuito]

Trastornos inmuno-mediados del sistema nervioso central

Breve introducción a los trastornos inmunomediados del sistema nervioso central

Señalamos que el organismo tiene ciertos artilugios por medio de los cuales se impide que la reacción de inmunidad, tan fácilmente producida por todo tipo de células, actúe contra los elementos propios del organismo, dando así lugar a... un «horror autotóxico».

Paul Ehrlich[*]

Cuando fallan los mecanismos que impiden que la reacción inmunitaria se dirija contra los elementos propios del organismo, puede producirse la autoinmunidad, el «horror autotóxico» que menciona Ehrlich. Se han descrito más de 100 enfermedades autoinmunitarias humanas (https://www.aarda.org/diseaselist/). En conjunto, afectan a más de 20 millones de personas en los Estados Unidos. Algunos de estos trastornos autoinmunitarios se dirigen contra órganos o tejidos específicos (la alopecia areata es una enfermedad de los folículos pilosos); otros son enfermedades multiorgánicas (lupus eritematoso sistémico). Muchos trastornos neurológicos autoinmunitarios ya se han descrito en otros lugares si afectan principalmente a un único compartimento anatómico, por ejemplo, el síndrome de Guillain-Barré (una reacción autoinmunitaria contra los nervios periféricos), la polimiositis (músculo esquelético), el síndrome miasténico de Lambert-Eaton (unión neuromuscular) y la neuritis óptica (nervio óptico). Esta sección se centra en las enfermedades inmunomediadas multifocales del sistema nervioso central (SNC). La enfermedad más prevalente de esta categoría es, con mucho, la esclerosis múltiple (EM), un trastorno crónico y a menudo discapacitante que afecta a casi un millón de estadounidenses (cap. 92). La EM se caracteriza por la «diseminación en el espacio y el tiempo», es decir, diferentes partes del «espacio del SNC» se ven afectadas en diferentes momentos de la enfermedad. Esta característica no es exclusiva de la EM. Otros trastornos autoinmunitarios y no autoinmunitarios también presentan diseminación en el espacio y el tiempo. Los trastornos del espectro de la neuromielitis óptica (cap. 93) son alteraciones neuroinflamatorias remitentes que afectan la médula espinal, los nervios ópticos y el cerebro a través de mecanismos inmunopatogénicos diferentes a los de la EM. Los trastornos autoinmunitarios sistémicos pueden causar enfermedades crónicas del SNC y ser especialmente difíciles de diagnosticar si el SNC es el primer órgano afectado. Un ejemplo de ello es la neurosarcoidosis (cap. 95), que es famosa por su capacidad para afectar a casi cualquier parte del sistema nervioso y simular muchos trastornos neurológicos, incluida la EM. No todas las enfermedades autoinmunitarias son crónicas. Un ejemplo de trastorno autoinmunitario monofásico del SNC, la encefalomielitis aguda diseminada (EMAD), se analiza en el capítulo 94.

Muchos de los trastornos autoinmunitarios del SNC pueden remitir de forma sostenida mediante terapias inmunosupresoras o inmunomoduladoras elegidas adecuadamente. Como suele ocurrir en medicina, el tratamiento temprano se traduce en mejores resultados. Es esencial diagnosticar correctamente los trastornos neuroinflamatorios en su primera presentación y ofrecer una inmunoterapia específica siempre que haya una alta probabilidad de recurrencia de la enfermedad.

---

[*] Paul Ehrlich (1854-1915), médico y científico judeo-alemán, hizo contribuciones fundamentales a la histología, la hematología y las enfermedades infecciosas y fue uno de los fundadores de la inmunología. Ehrlich inventó el primer tratamiento exitoso para la sífilis, descubrió la tinción azul de metileno y una tinción para las micobacterias tuberculosas y anticipó la teoría de los anticuerpos de la inmunidad, entre otras contribuciones. La cita procede de *Collected Papers of Paul Ehrlich* (Pergamon, London).

92 Esclerosis múltiple

Trastorno desmielinizante crónico del SNC.

CARACTERÍSTICAS PRINCIPALES

1. Difusión en el tiempo.
   Hay evidencia de inflamación focal episódica (recaídas o lesiones en la resonancia magnética [RM]) o neurodegeneración progresiva en curso (deterioro de la marcha, el equilibrio o la función cognitiva en ausencia de recaídas durante al menos 12 meses).
2. Difusión en el espacio del SNC.
   Son afectadas diferentes partes del cerebro, la médula espinal y los nervios ópticos de forma clínica (hallazgos neurológicos característicos referidos a diferentes partes del SNC) y radiológica (lesiones por RM en diferentes partes del cerebro, los nervios ópticos y la médula espinal).
3. Lesiones vistas por RM típicas de la EM en el cerebro, los nervios ópticos y la médula espinal.
   Las lesiones características son proyecciones en forma de dedos adheridas a la pared ventricular (dedos de Dawson), lesiones a lo largo de las fibras en «U» (yuxtacorticales), lesiones a lo largo de las raíces de los nervios craneales (tronco encefálico) y lesiones en la superficie inferior del cuerpo calloso. En la siguiente figura se muestran ejemplos de lesiones típicas de la EM.
4. Inflamación intratecal.
   Se detectan bandas oligoclonales en el líquido cefalorraquídeo (LCR), pero no en el suero, en más del 90% de los pacientes con EM, pero también en cualquier trastorno infeccioso e inflamatorio del SNC. El índice elevado de inmunoglobulina (IgG), un marcador cuantitativo de la inflamación intratecal, es menos sensible para la EM que las bandas oligoclonales.
5. Pérdida de células ganglionares y axones en la retina.
   La atrofia del nervio óptico está presente en la mayoría de los pacientes que han tenido la enfermedad durante un período prolongado. La pérdida de células ganglionares y axones puede cuantificarse midiendo la capa de células ganglionares y la capa de fibras nerviosas de la retina en la tomografía de coherencia óptica. Los pacientes con neuritis óptica aguda muestran una inflamación del nervio en la tomografía de coherencia óptica (aumento del grosor de la capa de fibras nerviosas de la reina) seguida de atrofia semanas después.

SINOPSIS

La edad media de presentación de la EM se sitúa en torno a los 30 años de edad, pero también puede manifestarse en la infancia o en individuos de mayor edad. Como en la mayoría de las enfermedades autoinmunitarias, las mujeres resultan afectadas con mayor frecuencia (proporción de 3:1 entre mujeres y hombres). Entre los pacientes más jóvenes, la EM casi siempre cursa con recaídas. Entre los ejemplos de recaídas están la aparición subaguda de hemiparesia, síntomas del tronco encefálico (oftalmoplejía internuclear, diplopía), neuritis óptica, mielitis parcial (entumecimiento y hormigueo ascendente). Los síntomas de la recaída progresan durante días o semanas, seguidos de una recuperación lenta y a menudo incompleta durante semanas o meses y, a continuación, un período de quiescencia clínica de duración variable (remisión). Las recaídas se correlacionan con la inflamación focal y la desmielinización en las localizaciones características del cerebro, la médula espinal y los nervios ópticos. Durante una recaída a menudo se produce un aumento del contraste de las lesiones en la RM debido a la rotura de la barrera hematoencefálica. Entre las recaídas suele haber actividad subclínica en la RM (nuevas lesiones sin nuevos síntomas), especialmente en los pacientes sin tratamiento. La EM se conceptualiza tradicionalmente como una enfermedad de dos fases, con una fase inicial de recaída y una fase posterior progresiva. En realidad, los procesos patológicos subyacentes a la progresión (pérdida axonal, neurodegeneración) pueden detectarse desde el inicio de la enfermedad. Con la edad, la tasa de recaídas y de formación de nuevas lesiones disminuye, mientras que la probabilidad de entrar en una fase secundaria progresiva aumenta. Durante la fase progresiva hay un deterioro neurológico sostenido de la capacidad ambulatoria y, a menudo, de las funciones cognitivas, cerebelosas y autonómicas. En la RM del cerebro y la médula espinal no se observan muchas lesiones nuevas en la fase progresiva, pero hay una atrofia acelerada del cerebro y la médula. Los nuevos tratamientos aprobados para la EM son extremadamente eficaces para suprimir las recaídas, pero solo son marginalmente eficaces para modular la tasa de progresión.

FIGURAS

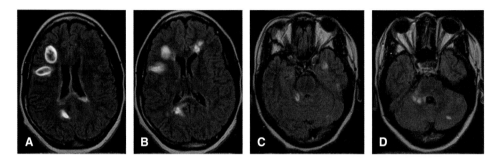

Mujer afroamericana de 25 años de edad con EM activa. En estas RM de recuperación de la inversión atenuada de fluido (FLAIR, *fluid-attenuated inversion recovery*) se observan numerosas lesiones muy características de desmielinización. **A.** Observe varias lesiones ovaladas, una de ellas con anillo incompleto, así como una lesión occipital con forma de «U». **B.** Lesiones yuxtacorticales, periventriculares y del cuerpo calloso. **C.** Lesiones de la fibra «U» y del lóbulo temporal anterior. **D.** Lesiones pontinas periféricas, del pedúnculo cerebeloso medio y del hemisferio cerebeloso.

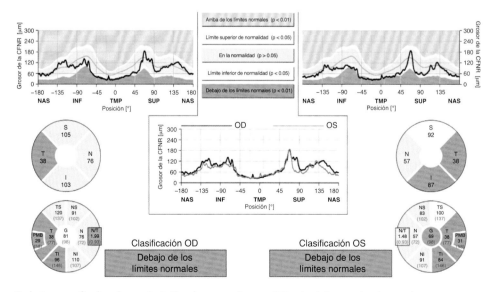

En la tomografía de coherencia óptica de una mujer con EM y sin síntomas visuales se observa un adelgazamiento bilateral del nervio óptico en los cuadrantes temporal e inferior de ambos ojos.

PREGUNTAS PARA ESTUDIAR POR CUENTA PROPIA

1. ¿Cuáles son los hallazgos más frecuentes del tronco encefálico, motores, sensitivos y reflejos en un paciente con EM de larga duración?

2. El empeoramiento transitorio de los síntomas preexistentes, las «seudoexacerbaciones», son más frecuentes en la EM que las recaídas propiamente dichas. ¿Qué indicios importantes favorecen la seudoexacerbación frente a la recaída? ¿En qué se diferencia el tratamiento de una recaída del tratamiento de una seudoexacerbación?

3. No sabemos qué es lo que desencadena una respuesta autoinmunitaria en la EM, pero sabemos que impedir la entrada de linfocitos T y B en el SNC reduce el número de recaídas y de nuevas lesiones. Relacione estas terapias modificadoras de la enfermedad utilizadas habitualmente (i-iv) en la EM con el mecanismo básico por el que impiden la entrada de linfocitos en el SNC (a-d):

   a. Impide la unión de los linfocitos a las células endoteliales de los vasos sanguíneos cerebrales.

   b. Impide la salida de los linfocitos de los ganglios linfáticos periféricos.

   c. Elimina los linfocitos B de la circulación periférica.

   d. Induce la apoptosis de los linfocitos T y disminuye las concentraciones de citocinas proinflamatorias.

      i. Dimetilfumarato

      ii. Fingolimod

      iii. Natalizumab

      iv. Ocrelizumab

4. ¿Cuál sería el estado ambulatorio de un paciente con EM «promedio» después de 10, 20, 30 y 40 años de enfermedad (compare sus respuesta con Kister I, Chamot E, Salter AR, Cutter GR, Bacon TE, Herbert J. Disability in multiple sclerosis: a reference for patients and clinicians. *Neurology*. 2013;80(11):1018-1024)?

5. La EM progresiva típicamente se presenta como una mielopatía progresiva: deterioro lento de la capacidad ambulatoria, disfunción intestinal y vesical y empeoramiento de los déficits sensitivos en las piernas. Nombre al menos un trastorno de las categorías inmunomediada, infecciosa o vascular que pueda presentarse como mielopatía progresiva.

DESAFÍO

Proporcione una explicación plausible para la alta eficacia de las terapias modificadoras de la enfermedad en la fase de recaída de la EM y su utilidad mucho menor en la fase progresiva de la EM.

BIBLIOGRAFÍA

Kister I. *The Multiple Sclerosis Lesion Checklist*. Fort Washington, PA: Practical neurology; 2018:68-73. Disponible en https://practicalneurology.com/articles/2018-july-aug/the-multiple-sclerosis-lesion-checklist. [recurso en línea gratuito]

Thompson AJ, Banwell BL, Barkhof F, et al. Diagnosis of multiple sclerosis: 2017 revisions of the McDonald criteria. *Lancet Neurol*. 2018;17(2):162-173.

Thompson AJ, Baranzini SE, Geurts J, Hemmer B, Ciccarelli O. Multiple sclerosis. *Lancet*. 2018;391(10130):1622-1636.

Trastorno del espectro de la neuromielitis óptica

Trastorno inflamatorio recidivante del SNC con predilección por los nervios ópticos y la médula espinal.

CARACTERÍSTICAS PRINCIPALES

1. Neuritis óptica (NO).

   En comparación con la NO de la EM, en los pacientes con trastorno del espectro de la neuromielitis óptica (TENMO) tiende a ser más grave, más a menudo bilateral, con áreas más largas de realce de los nervios ópticos en la RM, y una afectación más frecuente del quiasma óptico.

2. Mielitis transversa longitudinal extensa (MTLE).

   La mielitis lo suficientemente grave como para provocar la incapacidad para caminar es típica del TENMO pero infrecuente en la EM. La RM de la médula espinal durante la fase aguda de la mielitis por TENMO muestra una gran lesión edematosa en la médula espinal que tiene una longitud de tres segmentos vertebrales o más y puede extenderse hasta el bulbo raquídeo.

3. Síndrome del área postrema.

   Los episodios de hipo o vómitos intratables (sin otros síntomas gastrointestinales) sugieren un síndrome de área postrema. La señal hiperintensa en T2 en la médula dorsal apoya este diagnóstico. El síndrome de área postrema se observa en el 10-20% de los pacientes con TENMO, pero casi nunca en la EM.

4. Ausencia de progresión de la enfermedad entre recaídas.

   A diferencia de los pacientes con EM que frecuentemente entran en fase progresiva, los pacientes con TENMO permanecen neurológicamente estables en ausencia de recaídas.

5. Anticuerpos contra la acuaporina 4 (AQP-4) en suero.

   El anticuerpo anti-AQP-4 está presente en el 70% de los pacientes con TENMO y es exquisitamente específico para este trastorno. Este autoanticuerpo se dirige contra la AQP-4, un canal de agua localizado principalmente en los extremos astrocíticos, que forman parte de la barrera hematoencefálica.

SINOPSIS

La edad media de aparición del TENMO es de 40 años, pero también se describen presentaciones pediátricas y geriátricas. El predominio femenino es aún más llamativo que en la EM (proporción de 10:1 entre mujeres y hombres). La NO y la mielitis son los dos síndromes más frecuentes del TENMO. El síndrome del área postrema es menos frecuente pero altamente indicativo de este diagnóstico. Los criterios diagnósticos actuales del TENMO reconocen otros tres síndromes clínicos raros: el síndrome diencefálico (hipersomnolencia, anorexia, hipotermia), el síndrome del tronco encefálico (disfunción motora ocular, signos del tracto largo, ataxia) y el síndrome cerebral (encefalopatía, síntomas hemisféricos, lesiones tumefactivas). Las características clínicas y los hallazgos en la RM del TENMO y la EM se superponen, pero la comprensión de los síndromes clínicos principales y el cumplimiento de los criterios diagnósticos suelen permitir una diferenciación inequívoca entre ambas enfermedades. El diagnóstico correcto es muy importante, ya que varios tratamientos de la EM pueden precipitar las recaídas del TENMO. Una serie de estrategias terapéuticas (la depleción de células, la inhibición del complemento y el bloqueo de la interleucina 6) son muy eficaces para prevenir las recaídas en el TENMO.

FIGURAS

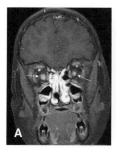 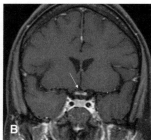 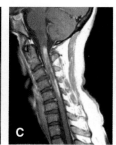 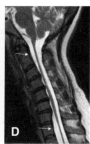

Aspecto característico de las lesiones en la RM. **A.** Realce fluorescente de los nervios ópticos bilateralmente (*flechas*). **B.** Realce del quiasma óptico (*flecha*). **C.** Lesión medular longitudinalmente extensa y anular desde C1 hasta C6. **D.** Atrofia segmentaria profunda de la médula cervical superior y torácica superior (*flechas*) en un paciente con múltiples episodios previos de mielitis y cuadriparesia.

PREGUNTAS PARA ESTUDIAR POR CUENTA PROPIA

1. ¿Qué tratamientos deben utilizarse durante una recaída intensa en el TENMO?
2. La concentración de la proteína ácida fibrilar glial en el LCR, un marcador de astrocitos, es mucho más alta durante una recaída en el TENMO que en la EM. ¿Por qué?
3. El eculizumab, un anticuerpo humanizado que se une al componente terminal del complemento C5 e impide la formación del complejo citolítico de ataque a la membrana C5b-9, tiene una eficacia del 95% para detener las recaídas del TENMO. Proponga una explicación de por qué este fármaco es altamente eficaz en el TENMO pero no en la EM.
4. Hombre de 60 años de edad se presenta con fuerte dolor de espalda irradiado y debilidad bilateral en las piernas que progresa hasta la paraplejía completa en menos de 1 h. ¿Qué características son atípicas para la mielitis por enfermedad degenerativa del sueño? ¿Qué diagnósticos adicionales deben considerarse en este paciente con paraplejía rápidamente progresiva?
5. Una joven de 15 años de edad experimenta pérdida visual dolorosa. En la oftalmoscopia se observa inflamación bilateral del nervio óptico. La RM del cerebro y las órbitas tienen un realce bilateral de los nervios ópticos y ninguna lesión cerebral. El anticuerpo anti-AQP-4 es negativo. La paciente comienza a recibir corticoesteroides intravenosos, seguidos de una reducción de los esteroides por vía oral, con una excelente mejoría de la agudeza visual. Sin embargo, al final de la reducción de los esteroides, la NO reaparece. ¿Qué prueba de anticuerpos adicional debería obtenerse en esta paciente?

DESAFÍO

Dado que la EM y el TENMO pueden presentarse con NO, parecería una buena idea medir las concentraciones de anticuerpos anti-AQP-4 en todos los pacientes con NO, independientemente de otras características clínicas o de la RM, «para estar seguros». Haciendo referencia a los conceptos de probabilidad previa a la prueba, cociente de probabilidades y tasa de referencia (siendo el TENMO unas 100 veces menos común que la EM en los países occidentales), se explica por qué las pruebas indiscriminadas probablemente conduzcan a más diagnósticos erróneos de TENMO que a diagnósticos verdaderos (compare su respuesta con la de Kister y Paul, citados más adelante).

BIBLIOGRAFÍA

Kister I, Paul F. Pushing the boundaries of neuromyelitis optica: does antibody make the disease? *Neurology.* 2015;85(2):118-119. [recurso en línea gratuito]

Wingerchuk DM, Banwell B, Bennett JL, et al. International consensus diagnostic criteria for neuromyelitis optica spectrum disorders. *Neurology.* 2015;85(2):177-189. [recurso en línea gratuito]

Encefalomielitis aguda diseminada

Síndrome inflamatorio agudo, multifocal, monofásico, del SNC; generalmente de inicio pediátrico.

CARACTERÍSTICAS PRINCIPALES

1. La edad media de inicio es de 5-8 años.
   La encefalomielitis aguda diseminada (EMAD) es claramente inusual en los extremos de la vida (niños < 2 años o adultos mayores).
2. Alteración del estado mental.
   La encefalopatía es atribuible a una inflamación cerebral inmunomediada, más que a cualquier otra causa (infección, convulsiones, medicamentos sedantes).
3. Multifocalidad de las lesiones.
   En el transcurso de los días se desarrollan diversas manifestaciones neurológicas focales. En la RM cerebral se observan múltiples lesiones grandes, difusas y mal delimitadas, hiperintensas en T2, dispersas por la sustancia blanca y gris. Puede haber lesiones adicionales en los nervios ópticos y la médula espinal.
4. Curso monofásico.
   La aparición de nuevos síntomas o lesiones en la RM más de 3 meses desde el inicio de los síntomas no es compatible con un curso monofásico.
5. Exclusiones de causas infecciosas.
   No se identifican microorganismos infecciosos en el LCR.

SINOPSIS

La EMAD es un síndrome inflamatorio fulminante multifocal del SNC que siempre afecta al cerebro y a veces también a la médula espinal y a los nervios ópticos. En la mayoría de los pacientes, existe un historial de infección precedente o, con mucha menor frecuencia, una vacunación. La EMAD es típicamente una enfermedad monofásica, pero esta determinación solo puede hacerse retrospectivamente. Muchos pacientes con EMAD tienen autoanticuerpos contra la glicoproteína de mielina y de los oligodendrocitos (GMO) o, con mucha menor frecuencia, contra la AQP-4. En estos pacientes, la EMAD puede evolucionar hasta convertirse en una enfermedad crónica recidivante (trastorno asociado con la GMO [TAGMO] o TENMO) y puede ser necesario un tratamiento modificador de la enfermedad para prevenir futuras recaídas (especialmente en el TENMO). La presentación en el tipo EMAD puede ser una recaída inaugural de la EM (aproximadamente el 10% de los pacientes con EMAD seronegativo). Cuando la EMAD es el síndrome de presentación de un trastorno inflamatorio recidivante del SNC (EM, TENMO o TAGMO), el diagnóstico sindrómico (EMAD) debe sustituirse por el trastorno recidivante específico. Los distintos resultados de la EMAD pueden resumirse como sigue:

¿Están presentes los autoanticuerpos en el suero?	Nueva actividad de RM > 3 meses desde el inicio de los síntomas	Diagnóstico
No	No	Probable EMAD monofásica
No	Sí, lesiones similares a EM	Cumple los criterios de EM
Sí, anticuerpos AQP-4	Por lo general, no	Cumple los criterios de TENMO
Sí, anticuerpos MOG presentes de forma transitoria	No	Probable EMAD monofásica
Sí, anticuerpos MOG presentes de forma persistente	A veces	Puede ser TAGMO recidivante

El tratamiento de primera línea para la EMAD son los corticoesteroides intravenosos, seguidos de la disminución de los corticoesteroides orales. Los pacientes que no responden a los esteroides intravenosos pueden beneficiarse de las inmunoglobulinas intravenosas (IGIV) o de la plasmaféresis. La EMAD grave puede requerir un curso de quimioterapia (ciclofosfamida).

FIGURAS

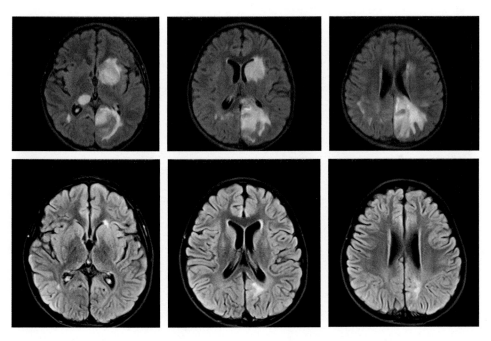

En la RM cerebral de una niña de 5 años que presentó convulsiones y falta de respuesta se observaron grandes lesiones difusas en la sustancia gris y blanca de ambos hemisferios cerebrales (*superior*). En la RM realizada 2 años después se aprecia una resolución casi completa de las lesiones (*inferior*). La aparición y desaparición de las lesiones es típica de la EMAD.

PREGUNTAS PARA ESTUDIAR POR CUENTA PROPIA

1. Explique por qué la NO se produce con frecuencia en los trastornos inflamatorios del SNC, como la EMAD, la EM, la neuromielitis óptica y la TAGMO, pero la inflamación de los otros nervios craneales apenas se observa en los trastornos inflamatorios del SNC.

2. ¿Qué lesiones cerebrales por RM son típicas de la EMAD y atípicas de la EM (compare su respuesta con MRI criteria for ADEM. Callen DJ et al. *Neurology*. 72(11):968)?

3. Sugiera una explicación de por qué las grandes lesiones T2 en la EMAD se reducen o desaparecen en los estudios de imágenes posteriores.

4. Mujer de 25 años de edad presenta confusión progresiva, paranoia y problemas de memoria durante 3 meses. La RM cerebral muestra lesiones hiperintensas ponderadas en T2 restringidas a los lóbulos temporales mediales. El LCR es negativo para la infección. ¿Cuál es el diagnóstico principal? ¿Qué pruebas hay que hacer para confirmarlo?

5. Hombre de 35 años de edad con antecedentes de pérdida de audición inexplicable se presenta con visión borrosa en el ojo derecho y confusión. La RM cerebral muestra múltiples lesiones hiperintensas en T2 en todo el cerebro. Varias lesiones grandes se localizan en la cara posterior del cuerpo calloso y aparecen oscuras en las secuencias T1 («agujeros T1»). ¿Cuál es el diagnóstico probable? ¿Qué puede mostrar la angiografía fluoresceínica de la retina?

DESAFÍO

El estudio de una vacuna experimental contra la enfermedad de Alzheimer que contenía agregados de fragmentos amiloides sintéticos se detuvo a raíz de una serie de casos similares a los de la EMAD entre los adultos mayores tratados con esta vacuna. Sugiera un posible mecanismo para el surgimiento de esta complicación (compare su respuesta con Orgogozo JM, Gilman S, Dartigues JF, et al. *Neurology*. 2003;61(1):46-54).

BIBLIOGRAFÍA

Graus F, Titulaer MJ, Balu R, et al. A clinical approach to diagnosis of autoimmune encephalitis. *Lancet Neurol*. 2016;15(4):391-404. [recurso en línea gratuito]

Pohl D, Alper G, Van Haren K, et al. Acute disseminated encephalomyelitis: updates on an inflammatory CNS syndrome. *Neurology*. 2016;87(9 suppl 2):S38-S45.

Reindl M, Waters P. Myelin oligodendrocyte glycoprotein antibodies in neurological disease. *Nat Rev Neurol*. 2019;15(2):89-102. [recurso en línea gratuito]

95 Neurosarcoidosis

Complicaciones neurológicas de la sarcoidosis, trastorno granulomatoso multiorgánico.

CARACTERÍSTICAS PRINCIPALES

El sistema nervioso se ve afectado en el 5-10% de los pacientes con sarcoidosis. Los síndromes neurológicos más frecuentemente asociados con la sarcoidosis se enumeran en las tres primeras entradas:

1. Inflamación granulomatosa de las meninges craneales y estructuras adyacentes (nervios craneales e hipófisis/hipotálamo).
   Las manifestaciones clínicas incluyen parálisis del nervio facial, NO y otras neuropatías de los nervios craneales; meningitis subaguda a crónica, que puede provocar hidrocefalia; endocrinopatías debidas a la infiltración del eje hipotalámico-hipofisario (diabetes insípida, hiperprolactinemia, hipotiroidismo, hipoadrenalismo, deficiencias de las hormonas de crecimiento y reproductivas). En raras ocasiones, la neurosarcoidosis puede causar una inflamación granulomatosa perivascular dentro del parénquima cerebral.

2. Mielopatía.
   La afectación de la médula espinal se manifiesta como una mielopatía progresiva y suele estar asociada con lesiones longitudinales extensas con realce de la médula en parches. La afectación de las meninges piales, las raíces nerviosas y la cola de caballo en la RM favorece el diagnóstico de neurosarcoidosis frente a los trastornos inflamatorios del SNC.

3. Neuropatía periférica y miopatía.
   La neuropatía sarcoidea es típicamente asimétrica y multifocal. Los síntomas neuropáticos dolorosos ante estudios de conducción nerviosa normales apuntan a una neuropatía de fibras pequeñas. Se han descrito varios patrones de miopatía sarcoidea, incluyendo la miositis aguda y la miopatía crónica.

4. Manifestaciones extraneurales de la sarcoidosis fuera del tejido nervioso.
   La sarcoidosis fuera del tejido nervioso se manifiesta con mayor frecuencia en los pulmones, los ganglios linfáticos mediastínicos o hiliares y la piel (eritema nodoso, lupus pernio, pápulas, placas). La biopsia del tejido extraneural afectado es muy aconsejable para aumentar la seguridad del diagnóstico. Sin embargo, la mayoría de los pacientes con síndrome nefrótico no tienen hallazgos sistémicos evidentes al presentarse.

5. Evidencia histológica de granulomas de células epitelioides no caseificantes.
   Los granulomas de células epitelioides están formados por fagocitos mononucleares altamente diferenciados (células epitelioides y células gigantes) y por linfocitos CD4+ en su mayoría. La biopsia es importante para descartar otras causas de reacción granulomatosa, sobre todo infecciones micobacterianas o micóticas. Los hallazgos de granulomas no caseificantes fuera del SNC junto con un síndrome clínico típico de neurosarcoidosis generalmente son suficientes para establecer el diagnóstico de neurosarcoidosis.

SINOPSIS

La sarcoidosis es el resultado de una inflamación granulomatosa multiorgánica sin un patógeno identificable. El curso de la enfermedad varía de leve y autolimitado a crónico y discapacitante. Un estudio reciente a gran escala registró la afectación de los pulmones en el 93% de los pacientes, la linfadenopatía mediastínica o hiliar en el 77%, afecciones de la piel en el 16% y el ojo (uveítis) y las articulaciones en el 8% cada uno, pero prácticamente cualquier órgano puede verse afectado, incluidos el corazón, el hígado, los riñones y el bazo (Schupp JC, Freitag-Wolf S, Bargagli E, et al. *Eur Respir J.* 2018;51(1):1700991). Se estima que el síndrome nefrótico afecta entre el 5 y 10% de los pacientes con sarcoidosis. El diagnóstico del síndrome nefrótico es especialmente difícil en los pacientes que no tienen antecedentes de sarcoidosis. La biopsia del cerebro, la médula espinal o las meninges no siempre es práctica. Es muy recomendable intentar identificar un tejido afectado accesible con la ayuda de la tomografía por emisión de positrones (PET, *positron emission tomography*) y confirmar el diagnóstico con una biopsia. Los corticoesteroides se consideran el tratamiento de primera línea, pero su uso a largo plazo conduce invariablemente a complicaciones. El más prometedor de los abordajes de ahorro de esteroides para la neurosarcoidosis es el infliximab, un inhibidor del factor de necrosis tumoral α. Dado que el infliximab puede exacerbar la EM, mientras que los tratamientos aprobados para la EM no tienen ninguna utilidad en la neurosarcoidosis, es fundamental diferenciarlos y, en consecuencia, orientar el tratamiento.

FIGURAS

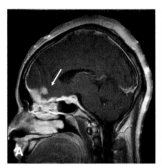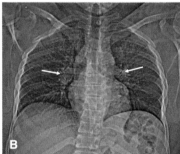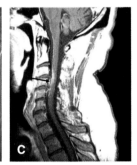

A. Extenso realce nodular paquimeníngeo predominantemente en la fosa craneal anterior (*flecha*) que se extiende a lo largo del suelo hasta la base del cráneo y la silla turca con afectación del infundíbulo hipofisario y desplazamiento superior asociado de los nervios ópticos prequiasmáticos bilaterales. **B.** El paciente tenía una linfadenopatía mediastínica voluminosa (*flechas*). La biopsia de los ganglios linfáticos era compatible con la sarcoidosis. **C.** Otro paciente con realce pial a lo largo de la cara anterior de la columna (*flecha negra*) y realce de las raíces nerviosas anteriores en C5 y C6 y de las lesiones en la médula cervical anterior. Este paciente no presentaba afectación extraneural. La biopsia de la raíz nerviosa lumbar reveló una inflamación granulomatosa no caseificante compatible con neurosarcoidosis.

PREGUNTAS PARA ESTUDIAR POR CUENTA PROPIA

1. Hombre de 40 años de edad con sarcoidosis pulmonar conocida se presenta con antecedentes prolongados de cefaleas, deterioro de la sensibilidad olfativa, visión borrosa bilateral, pérdida de la libido y disfunción eréctil. En la oftalmoscopia se observa edema bilateral del nervio óptico. ¿Dónde localizaría la lesión que podría explicar todos sus síntomas? ¿Qué estructuras pueden estar directamente afectadas por el síndrome nefrótico en este paciente?

2. La RM cerebral muestra una amplia afectación de la bolsa hipofisaria en un paciente con sospecha de neurosarcoidosis. ¿Qué síntomas endocrinos deben consultarse específicamente con el paciente? ¿Qué hormonas hipofisarias se espera que estén suprimidas y cuáles se espera que estén elevadas en este paciente?

3. Mujer de 30 años de edad con sarcoidosis probada por biopsia refiere una fatiga intensa que interfiere en su funcionamiento diario. Identificar algunas de las causas de fatiga

potencialmente tratables relacionadas con la afectación sarcoidea de los pulmones, el corazón, las glándulas endocrinas y los tejidos nerviosos y musculares.

4. La NO o la mielopatía progresiva son dos síndromes comunes a la EM y la neurosarcoidosis. Nombre los síndromes clínicos y los hallazgos de neuroimagen que se observan en la neurosarcoidosis, pero no en la EM.

5. Nombre otras enfermedades autoinmunitarias multiorgánicas que pueden causar neuropatía óptica y mielopatía.

DESAFÍO

Mujer afroamericana de 25 años de edad, diagnosticada de sarcoidosis e hipopituitarismo, cumple con el tratamiento hormonal diario. Tras una intervención quirúrgica ambulatoria sin complicaciones, se queja de mareos, temblores y palpitaciones. Su presión arterial es muy baja a pesar de la administración de soluciones intravenosas. En la química sanguínea se observa concentración disminuida de la glucosa y sodio en la sangre. Explique el probable mecanismo fisiopatológico subyacente a su descompensación postoperatoria. ¿Cuál es el siguiente paso en el tratamiento?

BIBLIOGRAFÍA

Joubert B, Chapelon-Abric C, Biard L, et al. Association of prognostic factors and immunosuppressive treatment with long-term outcomes in neurosarcoidosis. *JAMA Neurol.* 2017;74(11):1336-1344.

Stern BJ, Royal W III, Gelfand JM, et al. Definition and consensus diagnostic criteria for neurosarcoidosis: from the Neurosarcoidosis Consortium Consensus Group. *JAMA Neurol.* 2018;75(12):1546-1553.

Misceláneos: trastornos del neuro-desarrollo, neuro-toxicología y neuro-oncología

Breve introducción a la sección de misceláneos: trastornos de neurodesarrollo, neurotoxicología y neurooncología

No se puede abarcar lo inabarcable.

Kozma Prutkov[*]

El vasto tema de la neurología clínica no se puede abarcar entre las tapas de un libro. No solo las enfermedades importantes, sino también subespecialidades enteras deben quedar forzosamente fuera de su ámbito. La última sección de nuestro libro ofrece una muestra de algunas alteraciones importantes de las áreas de la neurología que no han recibido atención hasta ahora.

Los trastornos del neurodesarrollo están representados con capítulos sobre el trastorno del espectro autista (TEA, cap. 96) y la parálisis cerebral (cap. 97), los dos síndromes más frecuentes en los niños con discapacidad. El TEA se caracteriza por una capacidad deficiente para comunicarse y relacionarse con los demás y por comportamientos repetitivos y estereotipados. La incidencia de los TEA ha aumentado drásticamente en los últimos años. Actualmente, 1 de cada 60 niños en los Estados Unidos tiene este diagnóstico. No está claro hasta qué punto este aumento se debe a que el TEA se está volviendo más frecuente y no a la relajación de los criterios de diagnóstico, a la mejora del reconocimiento a través de la detección temprana y al deseo de los padres de obtener servicios especiales para un niño con bajo rendimiento. Otros trastornos del neurodesarrollo en el diferencial del TEA (que a menudo coexisten con este) incluyen la discapacidad intelectual, los trastornos de la comunicación y los trastornos del aprendizaje. La parálisis cerebral (PC) es un grupo heterogéneo de trastornos motores discapacitantes y no progresivos. La PC es la causa más común de discapacidad motora en los niños y debe diferenciarse de los trastornos motores progresivos debidos a trastornos innatos del metabolismo y otras causas.

La neurotoxicología es un área muy amplia de la neurología, ya que cientos de sustancias pueden ocasionar daño en el sistema nervioso. La exposición a determinados grupos de toxinas da lugar a una constelación característica de síntomas conocida como *toxíndrome* o *síndrome toxicológico*. El síndrome neuroléptico maligno (SNM) y el síndrome serotoninérgico (cap. 98) son ejemplos de toxíndromes que no deben pasarse por alto, ya que pueden tratarse eficazmente mediante la interrupción del medicamento o medicamentos causantes y medidas de apoyo. Actualmente, más del 10% de la población estadounidense toma antidepresivos serotoninérgicos. Es probable que el síndrome neurosensitivo y el síndrome serotoninérgico sean más frecuentes a medida que los fármacos antidopaminérgicos y serotoninérgicos tengan un empleo médico todavía más amplio. La neurología de las drogas de abuso está representada por un capítulo sobre la intoxicación con opiáceos (cap. 99). La sobredosis de opiáceos no es un problema nuevo (Aleksei Konstantinovich Tolstoi [1817-1875], poeta y dramaturgo ruso, y uno de los creadores del personaje de Kozma Prutkov, murió de una sobredosis de morfina hace casi 150 años), pero en las últimas décadas ha alcanzado proporciones epidémicas. En el momento de escribir este artículo, las sobredosis de opiáceos causan una mayor pérdida de vidas en un año en los Estados Unidos que todas las pérdidas militares estadounidenses durante las dos décadas de la guerra de Vietnam.

---

[*]Kozma Prutkov es el seudónimo de un grupo de autores satíricos de la Rusia del siglo XIX. La cita es de una colección de aforismos denominada *Frutos del pensamiento*.

Este libro concluye con un capítulo sobre neurooncología. Por cuestión de brevedad, se destacan las cinco presentaciones más frecuentes de los tumores cerebrales en lugar de describir entidades específicas (cap. 100). Para citar otro aforismo de Prutkov: «mejor decir menos, pero bueno».

Trastorno del espectro autista

Trastorno del neurodesarrollo caracterizado por una sociabilidad deficiente y comportamientos estereotipados.

CARACTERÍSTICAS PRINCIPALES

1. La edad pico de diagnóstico es de 2-3 años.

   Los déficits sutiles (reducción del contacto visual, falta de respuesta al ser nombrado, retraso en el habla) suelen estar presentes antes de los 2 años, pero pueden no ser reconocidos. En aproximadamente un tercio de los pacientes, el diagnóstico de trastorno del espectro autista (TEA) viene precedido por una regresión del lenguaje y del comportamiento.

2. Habilidades deficientes de comunicación.

   La pragmática del lenguaje está deteriorada: el niño puede no entender cómo utilizar el lenguaje como herramienta para establecer la comunicación y alcanzar sus objetivos. Es posible que el niño no inicie interacciones ni responda adecuadamente a las propuestas sociales de los demás.

3. «Teoría de la mente» deficiente.

   Deterioro de la capacidad para descifrar las emociones, las intenciones, los pensamientos y las creencias de los demás, y de ver la situación desde la perspectiva del otro.

4. Inflexibilidad.

   Al niño no le gusta desviarse de las rutinas establecidas. Puede mostrar una preocupación excesiva por ciertos objetos o temas. Puede estar restringido en la elección de alimentos.

5. Juego repetitivo y ritualista, más que imaginativo.

   Por ejemplo, en lugar de fingir que conduce un coche, el niño hará girar las ruedas o alinear los coches de forma obsesiva. Los comportamientos estereotipados (agitar, girar, repetir palabras o frases) también son muy característicos del TEA.

SINOPSIS

El TEA es un grupo de trastornos complejos del neurodesarrollo que se definen por su deficiente sociabilidad y sus peculiaridades conductuales. El TEA suele ser concomitante con la discapacidad intelectual, y aproximadamente un tercio de los niños con TEA no hablan. Las capacidades intelectuales pueden no tener alteraciones o incluso estar sobredesarrolladas en ciertas áreas. Los diagnósticos neurológicos y de desarrollo comórbidos (trastorno de integración sensorial, síndrome de Tourette, epilepsia) son muy frecuentes. El TEA es altamente heredable. El riesgo de padecer TEA en un hermano de un niño con el trastorno es 10 veces mayor que en la población general. Sin embargo, no se han encontrado mutaciones genéticas específicas, excepto en el «autismo secundario» debido al complejo de esclerosis tuberosa, el síndrome del X frágil, el síndrome de Angelman y el síndrome de Rett. Otros factores de riesgo para el TEA son el nacimiento muy prematuro, el abuso de alcohol por parte de la madre y, en mucha menor medida, la edad avanzada de los padres. Se recomienda la detección del TEA en todos los niños y no solo en los que presentan factores de riesgo, ya que la afección es usual y la intervención temprana con programas adaptados, como el *Análisis de Conducta Aplicado*, mejora los resultados a largo plazo.

PREGUNTAS PARA ESTUDIAR POR CUENTA PROPIA

1. Una habilidad temprana esencial para establecer la comunicación social es la capacidad para iniciar y responder a la atención conjunta. ¿Cómo comprobaría la atención conjunta en un niño que no ha aprendido a hablar?

2. Unos padres preocupados llevan a su hija de 2 años de edad para que la evalúen en busca de TEA. El discurso de la niña se limita a palabras sueltas y difíciles de entender, y a menudo no responde cuando se le llama por su nombre. Por lo demás, su desarrollo no tiene hallazgos de importancia. Es sociable, le gusta jugar con otros niños y no tiene comportamientos raros. ¿Qué evaluación debe realizarse para descartar una causa reversible de retraso del lenguaje?
3. Tanto los tics como las estereotipias pueden describirse como movimientos o expresiones repetitivas sin propósito. ¿Cómo diferenciaría las estereotipias de los tics? ¿Qué preguntas le haría al paciente para determinar si los movimientos son más compatibles con tics o con estereotipias?
4. Aproximadamente el 10% de los TEA son secundarios a una enfermedad monogenética. La identificación de las causas genéticas tiene importantes implicaciones para el asesoramiento genético. Relacione estos trastornos genéticos que pueden manifestarse con un fenotipo de TEA con sus respectivas características clínicas:

Discapacidad intelectual, cabeza y orejas grandes, hipotonía, hiperextensibilidad articular. Solo afecta a los niños	Complejo de esclerosis tuberosa (entre el 5 y el 15% de los casos tienen TEA)
Microcefalia, retraso en el crecimiento, convulsiones, retorcimiento de la mano, regresión autista a la primera infancia. Solo afecta a las niñas	Síndrome del cromosoma X frágil (entre el 30 y el 50% de los casos tienen TEA)
Sin capacidad para hablar, sonrisas y risas frecuentes, marcha atáxica, convulsiones	Síndrome de Angelman
Manchas blancas en la piel en el examen con lámpara de Wood, angiofibromas faciales, resonancia magnética (RM) cerebral con displasia cortical focal y nódulos subependimarios	Síndrome de Rett

5. Se descubre que un niño con TEA tiene una variación del número de copias que se ha relacionado con dicho trastorno. ¿Cuáles son las implicaciones de este hallazgo con respecto al riesgo de TEA para los hermanos del paciente y sus futuros hijos?

DESAFÍO

Niño de 3 años de edad con TEA acude al servicio de urgencias con cojera y retraso en el desarrollo. La madre informa que tiene un repertorio restringido de comportamientos y vive a base de galletas y leche. En la exploración, tiene la encía inflamada y múltiples hematomas en la piel. Se niega a caminar pero parece tener una fuerza normal en las extremidades. ¿Cómo puede relacionar la presentación clínica del paciente con el diagnóstico subyacente (compare su respuesta con la de Ma NS, et al. *J Autism Dev Disord.* 2016;46(4): 1464-1470 [recurso en línea gratuito])?

BIBLIOGRAFÍA

Johnson CP, Myers SM; American Academy of Pediatrics Council on Children With Disabilities. Identification and evaluation of children with autism spectrum disorders. *Pediatrics.* 2007;120(5):1183-1215. [recurso en línea gratuito]

Rapin I, Tuchman RF. Autism: definition, neurobiology, screening, diagnosis. *Pediatr Clin North Am.* 2008;55(5):1129-1146, viii.

97 Parálisis cerebral

Grupo de trastornos no progresivos del neurodesarrollo que provocan una disfunción motora.

CARACTERÍSTICAS PRINCIPALES

1. Suele diagnosticarse antes de los 18 meses de edad.
   La parálisis cerebral (PC) ocurre por las lesiones cerebrales adquiridas en la etapa fetal o en la primera infancia y se manifiesta durante el desarrollo motor temprano.
2. Déficit de movimiento, tono muscular o control motor de suficiente gravedad como para interferir con las actividades diarias.
   Las variantes paréticas (hemiplejía, diplejía, tetraplejía) son las presentaciones más frecuentes. Las formas discinéticas (distonía, atetosis) y atáxicas son las variantes menos habituales de la PC.
3. Los déficits motores no son progresivos.
   Los déficits se hacen evidentes cuando el niño no alcanza los hitos motores esperados. Se recomienda la detección temprana de los déficits motores, especialmente en los niños con factores de riesgo de parálisis cerebral, ya que la rehabilitación temprana mejora los resultados a largo plazo.
4. En la resonancia magnética (RM) cerebral se observan las lesiones causantes en aproximadamente el 90% de los pacientes.
   La RM cerebral no es necesaria, pero resulta recomendable, ya que ayuda a aclarar la etiología y el pronóstico. La lesión más frecuentemente responsable de la PC es la leucomalacia periventricular, la lesión cerebral típica de la prematuridad. Otras lesiones son el accidente cerebrovascular isquémico o hemorrágico, las malformaciones cerebrales y los estigmas de las infecciones cerebrales. Excepcionalmente, la RM cerebral puede señalar una causa potencialmente remediable (hidrocefalia, malformación arteriovenosa cerebral, hematoma subdural).
5. Diagnósticos comórbidos de neurodesarrollo.
   La mitad de los pacientes con parálisis cerebral tienen discapacidad intelectual, y una minoría significativa tiene epilepsia y otros diagnósticos del neurodesarrollo.

SINOPSIS

La parálisis cerebral es el resultado de un daño cerebral adquirido antes de que se complete el desarrollo motor. Las causas se dividen tradicionalmente en prenatales (prematuridad), perinatales (lesión hipóxica durante el parto) y posnatales (infección del sistema nervioso central [SNC] en el período neonatal/infantil). Las lesiones son estáticas y, por lo tanto, la enfermedad no es progresiva, aunque puede parecerlo a medida que los niños se van quedando atrás en su desarrollo motor. Por lo tanto, no siempre es fácil diferenciar el desarrollo motor alterado debido a una lesión preexistente del desarrollo anómalo ocasionado por una enfermedad genética o neurodegenerativa progresiva. Además de los déficits de control motor, son muy frecuentes una serie de déficits cognitivos, conductuales, comunicativos, perceptivos, auditivos, visuales y musculoesqueléticos secundarios (desplazamiento de la cadera) que deben ser examinados. Las causas genéticas conocidas de la PC representan menos del 5% de los casos. Por lo tanto, actualmente no se recomienda el cribado genético de los trastornos mendelianos a menos que existan hallazgos clínicos o radiográficos que apunten a una causa genética específica (p. ej., cataratas, coriorretinitis, rasgos dismórficos, mioclonía, lisencefalia, esquizencefalia y paquigiria).

FIGURAS

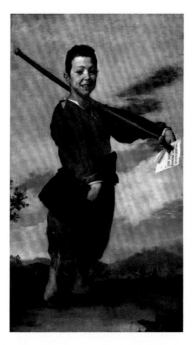

Este radiante retrato de Jusepe de Ribera muestra a un niño mendigo con el brazo girado internamente y la mano derecha flexionada y el pie derecho girado externamente, una postura congruente con la hemiparesia derecha. La nota en la mano izquierda sugiere que puede haber tenido dificultades para hablar. El diagnóstico de parálisis cerebral es plausible (© RMN-Grand Palais / Art Resource, NY).

PREGUNTAS PARA ESTUDIAR POR CUENTA PROPIA

1. Los recién nacidos tienen un repertorio limitado de movimientos y no obedecen órdenes. ¿Qué pruebas del examen neurológico de Dubowitz para el recién nacido de término podrían ayudar a determinar si un recién nacido tiene una debilidad focal? ¿Cuál es la prueba más sensible para predecir la PC en un bebé pequeño?

2. ¿Qué hallazgos de la RM cerebral predicen la presencia de PC en un recién nacido? ¿Cuáles son los factores predictivos en la RM cerebral sobre el estado ambulatorio frente al no ambulatorio en la parálisis cerebral?

3. ¿Qué antecedentes relacionados con el embarazo, el parto y el curso posnatal indican que un niño está en riesgo de experimentar PC?

4. ¿Qué pruebas de cribado de los déficits no motores son necesarias en un niño con PC (compare su respuesta con la referencia de Novak, et al. más abajo)?

5. La espasticidad, un problema frecuente en la PC, se trata con estiramientos, medicamentos antiespásticos orales, inyecciones de toxina botulínica tipo A y administración de baclofeno intratecal. Uno de los inconvenientes de la vía intratecal es que el fallo de la bomba puede precipitar el síndrome de abstinencia agudo de baclofeno. Describa los síntomas de abstinencia del baclofeno.

DESAFÍO

La «terapia de movimiento inducido por restricción» es una intervención basada en la evidencia para mejorar la función motora en niños con PC. El lado no afectado se sujeta durante semanas con un guante o un cabestrillo, mientras que la extremidad afectada se rehabilita intensamente. Describa cómo los conceptos de «aprendido sin uso» y neuroplasticidad pueden explicar en parte la eficacia de la terapia de movimiento inducido por restricciones (compare con Zatorre RJ, et al. *Nat Neurosci.* 2012;15(4):528-536 [recurso en línea gratuito]).

BIBLIOGRAFÍA

Dubowitz L, Ricciw D, Mercuri E. The Dubowitz neurological examination of the full term newborn. *Ment Retard Dev Disabil Res Rev.* 2005;11:52-60.

Novak I, Morgan C, Adde L, et al. Early, accurate diagnosis and early intervention in cerebral palsy: advances in diagnosis and treatment. *JAMA Pediatr.* 2017;171(9):897-907.

Rosenbaum P, Paneth N, Leviton A, et al. A report: the definition and classification of cerebral palsy April 2006. *Dev Med Child Neurol Suppl.* 2007;109:8-14.

Síndrome neuroléptico maligno y síndrome serotoninérgico

Toxíndromes asociados con estados de insuficiencia dopaminérgica (síndrome neuroléptico maligno [SNM]) y de hiperestimulación serotoninérgica (síndrome serotoninérgico) inducidos por vía iatrógena.

CARACTERÍSTICAS PRINCIPALES

	Síndrome neuroléptico maligno	Síndrome de la serotonina
1. Exposición a...	Antagonistas de los receptores de la dopamina (antipsicóticos y antieméticos) o abstinencia de agonistas dopaminérgicos («hiperpirexia parkinsoniana»). Inicio a los pocos días o semanas de la exposición	Fármacos serotoninérgicos (antidepresivos,[a] psicoestimulantes, opiáceos, antieméticos, litio, ácido valproico, cocaína, dietilamida del ácido lisérgico [LSD, *lysergic acid diethylamide*]). Comienzo generalmente en las horas siguientes a la iniciación, titulación o sobredosis
2. Disfunción autonómica	Temperatura a menudo > 42 °C, sudoración, taquicardia, presión arterial lábil	La taquicardia es frecuente; hipertensión y fiebre en los casos más graves
3. Alteración del estado mental	El delírium es la presentación más frecuente. Otras manifestaciones: psicosis, mutismo, estupor, coma	Suele haber delírium, hipomanía y agitación. Estupor y coma en los casos más graves
4. Manifestaciones motoras	Rigidez de «tubo de plomo» (aumento del tono con estiramiento pasivo), catatonia, distonía; pueden observarse temblores	Son muy característicos la hiperreflexia difusa, la mioclonía y la opsoclonía. El temblor es común. Rigidez solo en casos graves
5. Aumento de la concentración sérica de creatinina-cinasa	Muy frecuente, se correlaciona con la intensidad de la rigidez, las concentraciones suelen ser > 1 000 U/L	Raro

[a] AIRS, antagonistas e inhibidores de la recaptación de serotonina; ATC, antidepresivos tricíclicos; IMAO, inhibidores de la monoaminooxidasa; IRND, inhibidores de la recaptación de norepinefrina y dopamina; ISRS, inhibidores selectivos de la recaptación de serotonina; IRSN, inhibidores de la recaptación de serotonina y norepinefrina.

SINOPSIS

En el SNM se produce una alteración de las vías dopaminérgicas implicadas en la termorregulación central (hipertermia), de las vías nigroestriadas (síntomas extrapiramidales: rigidez y acinesia) y del sistema activador reticular ascendente (confusión y alteración del nivel de alerta). Las vías serotoninérgicas también desempeñan un papel en el mantenimiento del estado de alerta, el tono muscular y la termorregulación; de ahí que las manifestaciones clínicas del SNM y del síndrome serotoninérgico se superpongan. Tanto el síndrome neurológico como el serotoninérgico provocan fiebre, hiperactividad autonómica, alteración del estado mental y aumento del tono muscular. Sin embargo, también hay algunas diferencias: el inicio en el SNM es típicamente más lento que en el síndrome serotoninérgico, hay un mayor grado de acinesia y rigidez en el SNM y un mayor grado de hiperreflexia y mioclonía en el síndrome serotoninérgico; en el síndrome serotoninérgico, hay manifestaciones gastrointestinales prominentes (diarrea), pero ninguna en el SNM. El antecedente de una fuente de exposición relevante es una clave fundamental para diferenciar los dos síndromes de hipertermia. Se debe preguntar a los pacientes no solo sobre los medicamentos que toman actualmente, sino también sobre los que han dejado de tomar recientemente, los suplementos sin receta y las drogas de abuso. Las píldoras encontradas en el lugar de los hechos pueden identificarse fácilmente utilizando el sitio de identificadores de píldoras para control de intoxicaciones (https://pill-id.webpoisoncontrol.org/#/intro [recurso en línea gratuito]) o contactando directamente con el centro de control de intoxicaciones (https://www.poison.org/ [recurso en línea gratuito], un servicio gratuito, 24 h al día y 7 días a la semana, para urgencias toxicológicas).

El reconocimiento precoz del SNM y del síndrome serotoninérgico es esencial, ya que estos síndromes pueden poner en peligro la vida si no se tratan. El primer paso para un diagnóstico correcto es evitar la trampa del «cierre prematuro» al evaluar a un paciente con fiebre, confusión y leucocitosis. Esta tríada suele ser el resultado de una infección sistémica, pero incluye muchas otras causas: intoxicaciones (síndromes neurolépticos, serotoninérgicos, anticolinérgicos, simpaticomiméticos), síndrome de abstinencia (delírium de abstinencia por alcohol o benzodiazepinas), hipertermia maligna, golpe de calor y catatonia maligna, entre otras. Los primeros pasos en el tratamiento de un toxíndrome son los cuidados de apoyo (asegurar el soporte ventilatorio, enfriamiento, hidratación, corrección de los electrólitos) y la interrupción de los medicamentos nocivos. Los abordajes farmacológicos más específicos dirigidos al toxíndrome individual incluyen la reducción de la activación hiperadrenérgica con benzodiazepinas, el bloqueo de la serotonina en el síndrome serotoninérgico y la prevención de la degradación muscular con dantroleno en el SNM. Las técnicas más invasivas, como la terapia electroconvulsiva, la inducción del bloqueo neuromuscular y la intubación, se reservan para los casos más graves.

FIGURAS

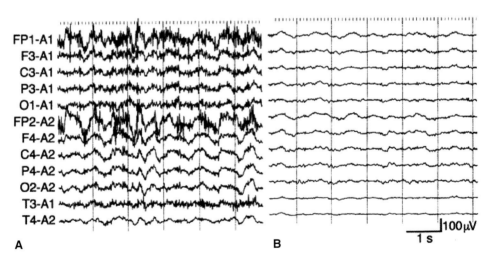

A. Esta electroencefalografía (EEG) en un paciente con SNM antes de la inyección de diazepam muestra actividades delta continuas y relativamente rítmicas, con artefactos generados por la discinesia bucolingual y el parpadeo. **B.** Inmediatamente después de la inyección, las actividades delta disminuyeron y la discinesia bucolingual también mejoró (reproducido con autorización de Ihara M, Kohara N, Urano F, et al. Neuroleptic malignant syndrome with prolonged catatonia in a dopa-responsive dystonia patient. *Neurology.* 2002;59(7):1102-1104).

PREGUNTAS PARA ESTUDIAR POR CUENTA PROPIA

1. Está evaluando a un paciente con confusión y fiebre. Describa cómo el movimiento pasivo del cuello en diferentes direcciones le permite diferenciar la rigidez nucal (un signo de meningismo) de la rigidez generalizada debida a un SNM.

2. Mujer de 50 años de edad presenta confusión, temblores y movimientos espasmódicos anómalos de los ojos tras una sobredosis de un fármaco desconocido. Actualmente está en tratamiento con sertralina y carbamazepina. ¿Cómo diferenciaría el opsoclono (un signo del síndrome serotoninérgico) del nistagmo (un signo de toxicidad por carbamazepina)?

3. Mujer de 75 años de edad con depresión leve que está bien controlada con paroxetina ha leído en una revista popular que el suplemento de venta libre, L-triptófano, es un «remedio natural» para la depresión. A las 4 h de empezar a tomar este suplemento, presenta fiebre, temblores, inquietud y confusión. ¿Cuál es el diagnóstico más probable? ¿Por qué corre el riesgo de padecer este síndrome? ¿Cuál es el mecanismo fisiopatológico?

4. Relacione el fármaco con el mecanismo más probable por el que causa la hiperactivación serotoninérgica:

Aumento de la síntesis de serotonina	Anfetaminas
Aumento de la liberación de serotonina	Triptanos (sumatriptán)
Agonista directo de los receptores de serotonina	ISRS (paroxetina, sertralina)
Inhibición de la recaptación de serotonina	Cocaína
Disminución del metabolismo de la serotonina	Inhibidores de la monoaminooxidasa B (selegilina)

5. ¿Qué toxíndrome clásico hace que el paciente se vuelva «ciego como un murciélago (pupilas dilatadas), seco como un hueso (piel seca), lleno como un frasco (no puede orinar), caliente como el infierno (fiebre), rojo como una remolacha (enrojecido) y loco como una cabra (confusión, alucinaciones)»? ¿Cuál es la explicación fisiopatológica de estos síntomas? ¿Qué tratamiento específico para el toxíndrome está indicado para revertir los síntomas?

DESAFÍO

¿Qué toxíndromes se caracterizan por un aumento de la presión arterial y del pulso, y cuáles por una disminución de la presión arterial y del pulso?

BIBLIOGRAFÍA

Francescangeli J, Karamchandani K, Powell M, Bonavia A. The serotonin syndrome: from molecular mechanisms to clinical practice. *Int J Mol Sci.* 2019;20(9):2288. [recurso en línea gratuito]

Rajan S, Kass B, Moukheiber E. Movement disorders emergencies. *Semin Neurol.* 201;39(1):125-136.

Sobredosis de opiáceos

El toxíndrome por opiáceos suele estar asociado con el consumo de drogas «recreativas».

CARACTERÍSTICAS PRINCIPALES

1. Estado mental deprimido.
   A dosis más bajas, los opiáceos provocan un estado de somnolencia y euforia, a dosis más altas, estupor y coma.
2. Respiración deprimida.
   La respiración superficial y lenta, menor de 12 respiraciones/min, en un paciente inconsciente sugiere fuertemente una intoxicación por opiáceos.
3. Pupilas pequeñas.
   Las pupilas mióticas pero reactivas («pupilas puntiformes») son un sello distintivo del consumo de opiáceos, pero su ausencia no descarta el diagnóstico de una sobredosis de opiáceos.
4. Ruidos intestinales disminuidos.
   El hipoperistaltismo inducido por los opiáceos se manifiesta como náuseas, vómitos, estreñimiento y disminución o ausencia de ruidos intestinales.
5. La rápida reversión de los síntomas con un antagonista de los opiáceos (naloxona) es diagnóstica de una sobredosis de opiáceos.
   A menudo se necesitan dosis crecientes de naloxona para lograr una frecuencia respiratoria adecuada. Dado que la naloxona tiene una vida media más corta que la mayoría de los opiáceos, los pacientes deben ser vigilados para detectar la resedación y la depresión respiratoria después de la mejora inicial.

SINOPSIS

Los opiáceos son componentes de las semillas de la amapola. Desde la Antigüedad se han reconocido ampliamente por sus propiedades analgésicas y eufóricas. Sin embargo, en ningún momento de la historia registrada el consumo de opiáceos ha alcanzado proporciones tan catastróficas como en la actualidad, con casi 50 000 muertes por sobredosis de opiáceos registradas en los Estados Unidos en 2017. Los opiáceos son drogas de abuso populares porque inducen la euforia, que probablemente está mediada por la liberación de dopamina en el sistema mesolímbico, y la ansiólisis, que probablemente está mediada por la estimulación de las neuronas noradrenérgicas en el locus cerúleo. El empleo repetido conduce a la tolerancia y a la necesidad de aumentar las dosis para obtener el «subidón». Los opiáceos son más mortíferos que otras drogas de abuso, como el alcohol o las benzodiazepinas, porque provocan depresión respiratoria y edema pulmonar a dosis relativamente bajas.

Los síntomas clásicos del «hombre caído» con respiración superficial y pupilas puntiformes no siempre están presentes en la intoxicación por opiáceos porque los pacientes pueden abusar de múltiples sustancias (sedantes o cocaína junto con opiáceos, lo que aumenta en gran medida el riesgo de un resultado letal) o consumir sustancias con propiedades opiáceas y no opiáceas (p. ej., el agonista opiáceo tramadol, que también inhibe la recaptación de serotonina). Además de los problemas ocasionados directamente por la intoxicación y el síndrome de abstinencia, los pacientes que abusan de las drogas corren el riesgo de sufrir trastornos afectivos y cognitivos crónicos, tal y como se cataloga en la sección de trastornos relacionados con sustancias y adicciones de la 5.ª edición del *Diagnostic and Statistical Manual of Mental Disorders* (DSM-5®). Las vías de administración intravenosa y subcutánea permiten la propagación de numerosas infecciones agudas y crónicas: hepatitis B y C, virus de la inmunodeficiencia humana (VIH), endocarditis infecciosa, abscesos cerebrales, espacio epidural o músculo; osteomielitis, tétanos, botulismo, virus linfotrópico de linfocitos T humanos de tipo 1 (HTLV-1, *human T-cell lymphotropic virus type 1*), etcétera.

FIGURAS

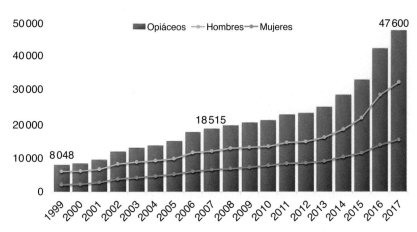

Registro de muertes en Estados Unidos por sobredosis con opiáceos
Todas las edades, por sexo, 1999-2017

Fuente: Centers for Disease Control and Prevention, National Center for Health Statistics. Multiple cause of death 1999-2017 en CDC WONDER online database, diciembre de 2018.

La epidemia del consumo de opiáceos se resume en el gráfico con tendencia al alza de las sobredosis mortales por estas drogas (reproducido con autorización de National Overdose Deaths Involving Any Opioid—Number Among All Ages, by Gender, 1999 to 2017. CDC WONDER).

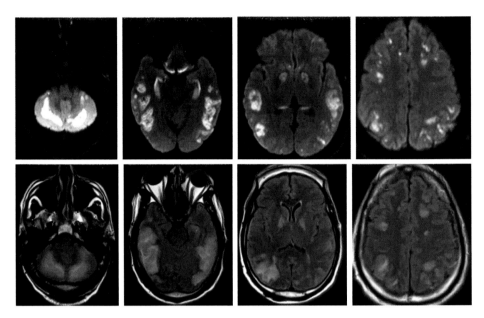

Hombre de 56 años de edad acude con agitación y confusión. Tenía un historial de inhalación diaria de heroína durante muchos años. Las RM ponderadas por difusión (*arriba*) y las de recuperación de inversión atenuada por fluidos (*abajo*) muestran una afectación difusa y mayoritariamente simétrica de la sustancia blanca cerebelosa, de la sustancia gris cortical y del globo pálido, así como de la sustancia blanca subcortical, compatible con una leucoencefalopatía tóxica, una complicación poco frecuente del consumo de heroína (leucoencefalopatía de «perseguir al dragón»).

PREGUNTAS PARA ESTUDIAR POR CUENTA PROPIA

1. Hombre de 25 años de edad es tratado eficazmente con altas dosis de naloxona por sobredosis de opiáceos. Posteriormente se vuelve inquieto e irritable y desarrolla taquicardia, hipertensión, lagrimeo, sudoración, calambres abdominales y diarrea. ¿Cuál es la explicación más probable de estos nuevos síntomas?

2. Mujer de 35 años de edad con sobredosis de drogas presenciada se presenta con coma, depresión respiratoria y pupilas puntiformes. Las dosis crecientes de naloxona no logran mejorar su estado mental. ¿Cuál es una causa frecuente de la falta de respuesta a la naloxona en un paciente con un cuadro clínico típico de sobredosis de opiáceos?

3. Mujer embarazada de 30 años de edad con antecedentes de abuso de opiáceos da a luz a un recién nacido de aspecto saludable. Dos días después, el recién nacido presenta fiebre baja, irritabilidad, mala alimentación y movimientos espasmódicos ocasionales de las extremidades. Las pruebas de laboratorio, incluyendo el hemograma completo, los electrólitos, la función hepática y tiroidea y el análisis del líquido cefalorraquídeo (LCR) no tienen alteraciones. ¿Qué diagnóstico debe considerarse en este contexto clínico?

4. Relacione estas drogas de abuso de uso frecuente con los respectivos síntomas y signos de intoxicación:

A. Cocaína (benzoilmetilecgonina)	Experiencia extracorporal, euforia, disartria, ataxia, hiperreflexia, nistagmo vertical
B. Anfetaminas	Delirios de grandeza, agresividad, alucinaciones táctiles
C. PCP («polvo de ángel», 1-(1-fenilci-clohexilo) piperidina)	Agitación, alucinaciones, convulsiones, sobrecarga simpática (sudoración, fiebre, hipertensión, taquicardia, midriasis)
D. Marihuana	Depresión de la consciencia, dificultad para hablar, ataxia, descoordinación, bradicardia, hipotensión
E. Barbitúricos	Vértigo, sensación de ralentización del tiempo, inyección conjuntival, aumento del apetito

5. La *drogadicción* («trastorno por abuso de sustancias» en la terminología del DSM-5®) es un trastorno crónico recurrente caracterizado por la compulsión a buscar y consumir drogas. Sin embargo, estas características no son suficientes para cumplir la definición de adicción. ¿Cuáles son los otros dos elementos esenciales de la definición de *adicción*? ¿Qué preguntas harías para obtener estas características clave de la adicción a las drogas en los casos sospechosos?

DESAFÍO

El análisis de drogas en orina para detectar opiáceos puede parecer la prueba más obvia para confirmar la sospecha de intoxicación; sin embargo, muchos expertos recomiendan no realizar un análisis rutinario de drogas en orina en caso de una posible sobredosis. Argumente a favor y en contra de la detección de drogas en casos de sospecha de intoxicación (compare sus respuestas con la discusión en Pastores SM, et al. *Crit Care Clin*. 2012;28(4):479-498 [recurso en línea gratuito]). ¿En qué casos se recomienda un examen toxicológico?

BIBLIOGRAFÍA

Boyer EW. Management of opioid analgesic overdose. *N Engl J Med*. 2012;367(2):146-155. [recurso en línea gratuito]

Holstege CP, Borek HA. Toxíndromes. *Crit Care Clin*. 2012;28(4):479-498.

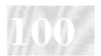

Tumores cerebrales

A continuación se enumeran cinco cuadros clínicos comunes de los tumores cerebrales.

CARACTERÍSTICAS PRINCIPALES

1. Crisis convulsivas de inicio focal.

   Aproximadamente un tercio de los pacientes con tumores cerebrales presentan crisis convulsivas. Dado que las convulsiones pueden ser un síntoma de presentación de un tumor cerebral, cualquier convulsión de nueva aparición y no provocada en un adulto justifica realizar estudios de neuroimagen con contraste. El riesgo de convulsiones es mayor si el tumor cerebral es un glioma, es de crecimiento lento y está localizado en los hemisferios cerebrales.

2. Cambios cognitivos.

   La ralentización psicomotora, los olvidos, los cambios de personalidad, la falta de iniciativa, la irritabilidad y la labilidad emocional son los síntomas más frecuentes que implican una disfunción cerebral global. Los síntomas corticales focales (afasia, apraxia, agnosia, amnesia) son menos habituales.

3. Síntomas y signos neurológicos focales.

   Los signos focales más frecuentes son debilidad y entumecimiento unilateral, afasia, defecto del campo visual homónimo y ataxia. La probabilidad de que se produzcan síntomas focales depende de la localización del tumor, de su tamaño, de su grado de destrucción, de si es discreto o infiltrativo y de su rapidez de crecimiento.

4. Cefalea.

   Se producen cefaleas en más de la mitad de los pacientes con tumores cerebrales, normalmente con «datos de alarma» asociados: signos neurológicos o sistémicos focales, cefalea al despertar, cambio en la calidad, gravedad y localización de una cefalea preexistente, y naturaleza incesante. La cefalea como única manifestación ocurre en una minoría de pacientes. Cuando la cefalea es consecuencia de una presión intracraneal (PIC) elevada, se asocia con náuseas, vómitos y papiledema, y suele ser resistente a los analgésicos.

5. Lesiones cerebrales en la RM.

   El aspecto típico de una neoplasia es el de una lesión hipointensa en T1, hiperintensa en T2, que realza, con edema vasogénico circundante y efecto de masa. A medida que crece la lesión, puede provocar la obstrucción del flujo de salida del LCR (hidrocefalia obstructiva) y síndromes de herniación (giro cingulado bajo la hoz = herniación subfalciana; uncus del lóbulo temporal a través de la tienda del cerebelo = herniación transtentorial; amígdalas cerebelosas a través del agujero magno = herniación amigdalina).

SINOPSIS

En los Estados Unidos, el riesgo de desarrollar un tumor cerebral primario a lo largo de la vida es del 0.5%, mientras que la probabilidad de morir por un cáncer no cerebral es de aproximadamente el 20%. Hasta el 30% de los pacientes con cáncer diseminado presentan afectación intracraneal en la autopsia. Por lo tanto, las metástasis cerebrales son, con mucho, la causa más frecuente de tumores cerebrales en la población general. Algunos tumores malignos, como el cáncer de pulmón y de mama y el melanoma, tienen una especial predilección por el cerebro. De los tumores primarios del SNC, aproximadamente el 75% son gliomas, que derivan de astrocitos y oligodendrocitos, o meningiomas, que derivan de células meníngeas. Los demás tumores derivan de las distintas células que se encuentran en el cerebro: neuronas, células precursoras neurogliales, linfocitos, pinealocitos, plexo coroideo y epéndimo. La clasificación tradicional de los tumores cerebrales, basada en el aspecto histológico de los núcleos y el citoplasma, el grado de actividad mitótica, la necrosis y la proliferación microvascular, se complementa cada vez más con una clasificación genética más objetiva. El defecto genético, más que la célula de origen, puede ser el factor determinante para elegir la quimioterapia. Por ejemplo, la pérdida de la actividad de la O-(6)-metilguanina ADN-metiltransferasa (MGMT) tumoral se correlaciona con la respuesta a la temozolomida y una mayor supervivencia. Como presagio de la nueva era, la U.S. Food and Drug Administration (FDA) aprobó en 2017 el primer tratamiento para el cáncer específico de una mutación que es independiente del tipo de tejido.

FIGURAS

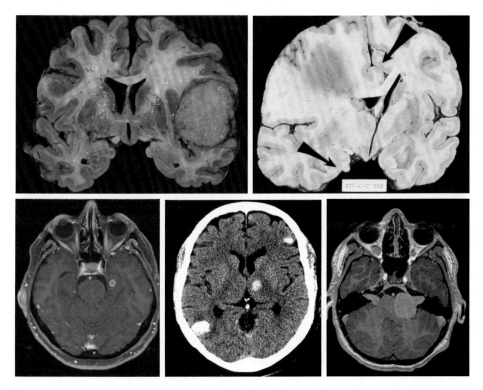

Ejemplos de tumores cerebrales. Imagen superior izquierda: la autopsia muestra un meningioma. Imagen superior derecha: un extenso tumor glial en el lóbulo frontal derecho con efecto de masa que provoca una hernia subfalcial y uncal (*flechas*). Imagen inferior izquierda: en la RM cerebral se muestra una pequeña lesión con realce anular en la unión gris-blanca en el lóbulo temporal mesial izquierdo, sospechosa de ser una metástasis en una mujer con cáncer de mama. Imagen inferior del centro: metástasis hemorrágica múltiple de melanoma. Imagen inferior derecha: mujer joven con neurofibromatosis de tipo 2 y schwannomas bilaterales.

PREGUNTAS PARA ESTUDIAR POR CUENTA PROPIA

1. La diplopía, los acúfenos, la discapacidad auditiva y la pérdida visual a veces pueden ser signos «falsos localizadores». ¿Qué significa este término? ¿Cuál es el mecanismo o mecanismos por los que se producen los signos de falsa localización?

2. Hombre de 60 años de edad con convulsiones de nueva aparición y dos lesiones anulares en el lóbulo frontoparietal con edema cerebral refiere pérdida de peso y sudores nocturnos desde hace unos meses. ¿Qué pruebas deben solicitarse como parte del estudio de estas lesiones cerebrales? ¿Qué causas no neoplásicas deben considerarse en el diferencial?

3. Hombre de 70 años de edad con adenocarcinoma de pulmón metastásico acude a urgencias con cefalea de inicio subagudo, visión doble y paresia facial. En la RM cerebral sin contraste no se observa ninguna lesión. ¿Cuál es el siguiente paso en el estudio? Suponiendo que los síntomas estén relacionados con la neoplasia subyacente, ¿cuál es el diagnóstico más probable? ¿Qué pruebas de laboratorio deben realizarse para confirmar su sospecha?

4. Mujer de 60 años de edad con linfoma de Hodgkin presenta un inicio subagudo de desequilibrio, náuseas y visión borrosa. En la exploración destaca el nistagmo multidireccional y la ataxia de las extremidades y del tronco. La RM del cerebro no tiene hallazgos relevantes. En el LCR se observa un recuento celular normal y un leve incremento en el contenido proteínico. En la citología de gran volumen y la citometría de flujo no hay presencia de células malignas. ¿Cuál es la causa más probable del síndrome cerebeloso adquirido en esta paciente con una neoplasia conocida?

5. La RM con espectroscopia (RME) permite la detección y cuantificación no invasiva de sustancias químicas relacionadas con la lesión neuronal (*N*-acetil aspartato), el recambio de membranas (colina), el almacén de energía celular (creatina) y la glucólisis anaeróbica (lactato). Explique cómo la RME puede ser útil para clasificar los tumores gliales, para evaluar la respuesta al tratamiento y para guiar el lugar de la biopsia cerebral. ¿Qué otras técnicas de imagen están disponibles para evaluar las cuatro «H malas» de los tumores: **h**ipercelularidad, alta (*high*) invasividad, **h**ipermetabolismo e **h**ipervascularidad?

DESAFÍO

Uno de los retos del tratamiento de los tumores cerebrales es que adquieren nuevas mutaciones oncogénicas (evolución genética) que los hacen más agresivos y menos sensibles al tratamiento con el tiempo. Piense en formas de seguir la evolución genética de los tumores cerebrales y ajustar el tratamiento en consecuencia sin tener que repetir la biopsia cerebral (compare con Miller AM, et al. *Nature*. 2019;565(7741):654-658 [recurso en línea gratuito]).

BIBLIOGRAFÍA

Grant R. Overview: brain tumor diagnosis and management/Royal College of Physicians guidelines. *J Neurol Neurosurg Psychiatry*. 2004;75(suppl 2):ii18–ii23. [recurso en línea gratuito]

Gupta A, Dwivedi T. A simplified overview of World Health Organization classification update of central nervous system tumors 2016. *J Neurosci Rural Pract*. 2017;8(4):629-641. [recurso en línea gratuito]

Jacobs AH, Kracht LW, Gossmann A, et al. Imaging in neurooncology. *NeuroRx*. 2005;2(2):333-347. [recurso en línea gratuito]

Recursos en línea de alta calidad y de libre acceso

1. https://www.ncbi.nlm.nih.gov/pmc/: compendio de artículos completos sobre ciencias biomédicas; contiene más de 2.5 millones de artículos desde el año 2000 hasta el presente.
2. https://www.ncbi.nlm.nih.gov/books/NBK1116/: revisiones actualizadas sobre trastornos genéticos con enlaces a recursos adicionales.
3. https://novel.utah.edu/: biblioteca virtual con recursos sobre neurooftalmología.
4. https://neuromuscular.wustl.edu/: compendio integral y bien organizado sobre trastornos neuromusculares.
5. https://www.cdc.gov/: sitio oficial de los Centers for Disease Control con recursos sobre enfermedades neuroinfecciosas y otros temas relacionados con infectología y salud pública.
6. https://www.poison.org/: sitio oficial del Poison Control Center; compendio de información sobre urgencias toxicológicas.
7. https://atlas.brain-map.org/: atlas detallado y anotado del cerebro humano.
8. https://stanfordmedicine25.stanford.edu/ y http://mskmedicine.com/clinical-skills/: recursos audiovisuales para mejorar las técnicas de exploración física.
9. https://www.drugbank.ca/: base de datos integral sobre fármacos.
10. www.medscape.org: excelente fuente de resúmenes sobre enfermedades y revisiones actualizadas.
11. https://www.statpearls.com/: miles de artículos breves revisados por pares.
12. https://www.merckmanuals.com/professional/neurologic-disorders: enciclopedia médica virtual.
13. Los sitios web de las sociedades de las distintas especialidades (https://americanheadachesociety.org/, https://www.epilepsy.com) y organizaciones de pacientes específicas por enfermedad (https://www.michaeljfox.org/ para la enfermedad de Parkinson, https://www.hda.org.uk/ para la enfermedad de Huntington, https://www.alz.org/ para la enfermedad de Alzheimer, https://rarediseases.org/ para enfermedades raras) a menudo contienen excelentes resúmenes y ofrecen listas con recursos para los pacientes y sus familias.

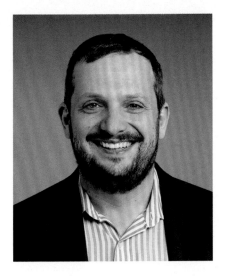

Ilya Kister, MD, FAAN es profesor asociado de Neurología en la NYU Grossman School of Medicine en Nueva York. Se especializa en neuroinmunología y es director del NYU Multiple Sclerosis Fellowship y del NYU Neuromyelitis Optica Treatment and Research Program. El Dr. Kister se graduó de la Icahn School of Medicine en Mount Sinai, completó su residencia en Neurología en el Albert Einstein College of Medicine and Neuroimmunology Fellowship en NYU Langone (todo ello en Nueva York). El Dr. Kister participa activamente en la investigación clínica y ha publicado más de 80 artículos y revisiones evaluadas por pares.

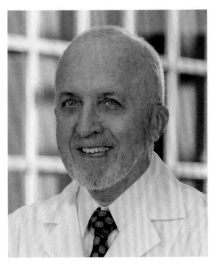

José Biller, MD, FACP, FAAN, FANA, FAHA es profesor de Neurología y Neurocirugía y director del Departamento de Neurología de la Loyola University Chicago Stritch School of Medicine. El Dr. Biller está certificado por la American Board of Psychiatry and Neurology (ABPN) (y recertificado, incluyendo el Combined Maintenance of Certification) en neurología y neurología vascular, y tiene un certificado de Headache Medicine (UCNS).

El Dr. Biller fue director de la ABPN de 1994-2001 y presidente de la ABPN en el 2001, y actualmente tiene el título de Director Emérito de la ABPN. Es editor del *Journal of Stroke & Cerebrovascular Diseases*, recientemente ha sido editor en jefe de *Frontiers in Neurology*, y es miembro del consejo editorial y revisor de una serie de otras revistas y publicaciones nacionales e internacionales. Ha publicado más de 350 artículos evaluados por pares, más de 145 capítulos de libros, ha editado 32 libros y ha dado más de 650 conferencias en todo el mundo. El Dr. Biller se licenció en Medicina en la School of Medicine de la Universidad de la República en Montevideo, Uruguay, donde completó su formación de posgrado en Medicina Interna. A continuación, terminó su residencia de Neurología en la Loyola University Chicago y una Cerebrovascular Research Fellowship en la Wake Forest University, Bowman Gray School of Medicine. El Dr. Biller recibió el premio A. B. Baker Lifetime Achievement in Neurologic Education Award de la American Academy of Neurology en el 2020.

Al Dr. Biller le gusta la historia, la ópera, el fútbol y es aficionado al cine. Le encanta pasar tiempo con sus tres nietos.

Abreviaturas

ACG	Arteritis de células gigantes
ACS	Arteria cerebelosa superior
ADC	Coeficiente de difusión aparente (*apparent diffusion coefficient*)
AINE	Antiinflamatorios no esteroideos
AKF	Anillo de Kayser-Fleischer
AQP-4	Acuaporina 4
AVAD	Años de vida ajustados por discapacidad
BHE	Barrera hematoencefálica
BOC	Banda oligoclonal
CAT	Cefaleas autonómicas trigeminales
CCA	Corteza cingulada anterior
CCDV	Canales de calcio dependientes de voltaje
CFNR	Capa de fibras nerviosas de la retina
CGRP	Péptido relacionado con el gen de la calcitonina
COF	Corteza orbitofrontal
CR	Cefalea en racimos
CTT	Cefalea de tipo tensional
DELP	Descargas epileptiformes lateralizadas periódicas
DM	Diabetes mellitus
DM2	Diabetes mellitus de tipo 2
DPAR	Defecto pupilar aferente relativo
DWI	Imágenes ponderadas por difusión (*diffusion-weighted imaging*)
ECJ	Enfermedad de Creutzfeldt-Jakob
ECN	Estudios de conducción nerviosa
EEG	Electroencefalograma
EET	Encefalopatías espongiformes transmisibles
EH	Enfermedad de Huntington
EVHS	Encefalitis por el virus del herpes simple
ELA	Esclerosis lateral amiotrófica
ELISA	Análisis de inmunoadsorción enzimática
EM	Esclerosis múltiple
EMAD	Encefalomielitis aguda diseminada
EMG	Electromiografía
EP	Enfermedad de Parkinson
EW	Encefalopatía de Wernicke
FAVD	Fístula arteriovenosa dural
FCC	Fístula carótido-cavernosa
FLAIR	Recuperación de la inversión atenuada de fluido (*fluid-attenuated inversion recovery*)
GMO	Glicoproteína de la mielina y de los oligodendrocitos
HC	Hemicránea continua
HIE	Hipotensión intracraneal espontánea
HII	Hipertensión intracraneal idiopática
HNT	Hidrocefalia normotensiva
HP	Hemicránea paroxística
IETE	Inmunoelectrotransferencia ligada a enzimas

IG	Inmunoglobulina
IGIV	Inmunoglobulina intravenosa
LCR	Líquido cefalorraquídeo
LMP	Leucoencefalopatía multifocal progresiva
LRP4	Proteína relacionada con el receptor de las lipoproteínas
MEG	Miopatía por enfermedades graves
MN	Medicina nuclear
MTA	Mielitis transversal aguda
MTLE	Mielitis transversa longitudinal extensa
NAMA	Neuropatía axonal motora aguda
NASMA	Neuropatía axonal sensitivomotora aguda
NB	Núcleos basales
NO	Neuritis óptica
NT	Neuralgia del trigémino
OIN	Oftalmoplejía internuclear
PAMC	Potencial de acción muscular compuesto
PCR	Reacción en cadena de la polimerasa (*polymerase chain reaction*)
PEG	Polineuropatía por enfermedad grave
PET	Tomografía por emisión de positrones (*positron emission tomography*)
PIC	Presión intracraneal
PIDA	Polineuropatía inflamatoria desmielinizante aguda
PIDC	Polineuropatía inflamatoria desmielinizante crónica
PLMS	Movimientos periódicos de las extremidades durante el sueño
PL	Punción lumbar
PND	Polineuropatía diabética sensitivomotora
RM	Resonancia magnética
SCC	Síndrome de la cola de caballo
SCM	Síndrome del cono medular
SGB	Síndrome de Guillain-Barré
SGPA	Sustancia gris periacueductal
SIDA	Síndrome de inmunodeficiencia adquirida
SIRI	Síndrome inflamatorio de reconstitución inmunitaria
SMLE	Síndrome miasténico de Lambert-Eaton
SNC	Sistema nervioso central
SNP	Sistema nervioso periférico
SPI	Síndrome de las piernas inquietas
SRIS	Síndrome de respuesta inflamatoria sistémica
SSC	Síndrome del seno cavernoso
SU	Servicio de urgencias
TAGMO	Trastorno asociado con la GMO
TARAA	Terapia antirretroviral de alta actividad
TARVC	Terapia antirretroviral combinada
TC	Tomografía computarizada
TCO	Tomografía de coherencia óptica
TDAH	Trastorno por déficit de atención e hiperactividad
TE	Temblor esencial
TENMO	Trastorno del espectro de la neuromielitis óptica
TNAV	Trastorno neurocognitivo asociado con el VIH-1
TNF	Trastorno neurológico funcional

UCI	Unidad de cuidados intensivos
UNM	Unión neuromuscular
VZV	Virus de la varicela zóster
WES	Secuenciación del exoma completo (*whole-exome sequencing*)

Índice alfabético de materias